エピドラスコピー

東京大学教授　花岡 一雄　監修
自治医科大学講師　五十嵐 孝　編

EPIDUROSCOPY

克誠堂出版

■ 執筆者一覧 (執筆順) ■

平林　由広	自治医科大学麻酔科学・集中治療医学講座助教授
大谷　晃司	福島県立医科大学整形外科助手
菊地　臣一	福島県立医科大学整形外科教授
細川　豊史	京都府立医科大学麻酔科助教授
山下　智充	国立舞鶴病院麻酔科医長
廣瀬　宗孝	京都府立医科大学麻酔科講師
表　　圭一	札幌医科大学麻酔科助教授
佐藤　哲雄	防衛医科大学校麻酔科教授
齋藤　和彦	自治医科大学麻酔科学・集中治療医学講座講師
五十嵐　孝	自治医科大学麻酔科学・集中治療医学講座講師
瀬尾　憲正	自治医科大学麻酔科学・集中治療医学講座教授
伊達　　久	石巻市立病院麻酔科部長

■ 監修者序文 ■

　光ファイバー技術の進歩により，硬膜外腔を内視鏡的に観察することが可能となり，慢性腰痛や坐骨神経痛などの治療として広く応用されるようになってきた。米国で1995年に臨床使用されて以来，我が国においても近年この技術が急速に普及しつつある。日本麻酔科学会第47回大会（2000年4月，東京都）において，ワークショップとしてエピドラスコピーを取り上げ，本編著者である五十嵐孝先生の司会のもと，米国エール大学Lloyd Sabeshi先生，福島県立医大整形外科大谷晃司先生，防衛医大麻酔科佐藤哲雄先生，京都府立医大山下智充先生，栃木県立下都賀総合病院麻酔科安部充二先生，自治医科大学麻酔科齋藤和彦先生らの基礎的，臨床的見解について御提示戴いた。会場ははちきれんばかりの聴衆で満杯となり，熱気ある討論が繰り広げられた。参加者のエピドラスコピーへの強い興味と，また討論としても十分に満たされない部分があると私自身感じて，エピドラスコピーに関する書物を企画し，今回，克誠堂出版から本書「エピドラスコピー」が刊行されることになった。著者の方々はワークショップで御発表になられた先生方を中心として，ワークショップで呈示しきれなかった話題を加えてある。まことに時期を得ており，編著者の五十嵐孝先生をはじめとする諸先生の努力に深く敬意を表したい。

　内容的には，エピドラスコピーの歴史からはじまって，腰痛や坐骨神経痛への診断と治療への応用など臨床的な適応，禁忌，偶発症とその対策，実際に使用する際の手術室での準備，手技，麻酔管理を含めた周術期患者管理，エピドラスコピーの所見呈示，硬膜外造影所見と放射線の取り扱いを含めたエピドラスコピーの保守など，本書はまさにエピドラスコピーの全てを網羅してある。これからエピドラスコピーに入門される先生方はもちろんのこと，既にかなりの域に達しておられる先生方にとっても，大変役立つ成書と確信する。

　今後，エピドラスコピーが，腰痛や坐骨神経痛を含む痛みやしびれの治療法の1つとして広く適応される可能性を秘めている。したがって保険適応を得るためには更に症例数を重ね，その適切な応用についての検討も必要である。日本臨床麻酔学会第20回大会（2000年11月，佐賀市）時に，第1回エピドラスコピー研究会を立ち上げた。米国から実地医家であるElliot Krames先生をお招きし，臨床の実際について御自身の経験を踏まえて，米国での現状をお話し戴いた。また，日本の現状については，本編著者である五十嵐孝先生に述べて戴いた。この研究会でも満席の盛況さで，多くの先生方の興味をそそった。

　本書が，エピドラスコピーの成書として，今後の痛み治療に大いに貢献できるものと確信する。

2001年春
花岡　一雄

■ 編集者序文 ■

　エピドラスコピーは難治性の腰下肢痛を有する患者に対する診断治療法の1つである．この方法の特長は，侵襲度の低い方法であること，硬膜外腔の肉眼的観察所見が得られること，直視下の潅流・洗浄・癒着剝離が行えること，病変部位への確実な薬剤投与が期待できること，本法施行後の硬膜外ブロックの十分な広がりが期待できることである．

　米国で始められたこの方法は，我が国をはじめ英国，独国，豪州，韓国などで難治性の腰下肢痛をもつ患者の診断治療に広く応用され，有効性が認められてきている．本法は今後重要な診断治療法になると思われるが，解決すべき研究課題も多く，未だ一般的な手技といえる状況ではない．

　本書は，痛みの治療に携わる整形外科，ペインクリニック科，麻酔科などの臨床医，研修医，学生にエピドラスコピーの知識を短時間で整理してもらい，日常の臨床で本書がただちに役立つことを目指して企画されたものである．内容は，エピドラスコピーの歴史的背景，腰下肢痛の診断，エピドラスコピーの実際，患者や機器管理の大きく4つに分かれ，通読することによりエピドラスコピーの全てが網羅できるような内容とした．また，通読する時間的余裕のない場合には，リファレンスブックとして必要な部分だけを読んでもただちに役立つ内容とした．

　執筆に御協力いただいた先生方は，エピドラスコピーに強い関心を持たれ，実際の臨床経験も豊富な先生方である．いずれの章にも，執筆者の経験からの意見や工夫が織り込まれており，役立つ記述がわかりやすく収められている．これからエピドラスコピーを行おうとしている先生方は勿論のこと，既にエピドラスコピーを行っている先生方にも，本書を役立てていただければ幸いである．

　最後に，本書の企画とご指導をいただいた花岡一雄先生に心から御礼を申し上げると共に，快く執筆のご協力をいただいた平林由広先生，大谷晃司先生，菊地臣一先生，細川豊史先生，山下智充先生，廣瀬宗孝先生，表圭一先生，佐藤哲雄先生，齋藤和彦先生，瀬尾憲正先生，伊達久先生に心から感謝いたします．また，本書の作製にご努力いただいた土田明氏をはじめ克誠堂出版の方々に深い謝意を表します．

2002年春

五十嵐　孝

■目 次■

I. エピドラスコピーの歴史 ─────────── 平林由広／1
1. 光源先端型内視鏡／2　　2. 硬性ファイバースコープ／3　　3. 軟性ファイバースコープ／8　　4. エピドラスコピー／12

II. 腰痛・坐骨神経痛の診断と評価 ─────────── 大谷晃司 ほか／17
はじめに／17　　1. 腰痛の定義と原因別分類／17　　2. 腰痛診断に必要な解剖学的事項／18　　3. 腰椎疾患の診断の手順／19　　4. 腰痛を生じる代表的な腰椎疾患／28　　5. 腰痛の自然経過／40　　6. 非器質性腰痛（心因性腰痛）／44　　7. 腰椎手術後成績不良例──いわゆる failed back syndrome, MOB（multiple operated back）─／47

III. エピドラスコピーの適応，禁忌，合併症とその対策 ─────────── 細川豊史 ほか／53
はじめに／53　　1. 適応／53　　2. 機序／53　　3. 腰椎椎間板ヘルニア／54　　4. 腰部脊柱管狭窄症／55　　5. Failed back syndrome（FBS）or multiple operated back（MOB）／56　　6. エピドラスコピーの有効性／56　　7. エピドラスコピーの禁忌／57　　8. 合併症および副作用と対策／57　　おわりに／66

IV. 手術室の準備 ─────────── 表 圭一／73
はじめに／73　　1. 手術室における機器類の配置／73　　2. 各機器類・必要材料の準備／74　　3. 薬剤類の準備／78　　4. エピドラスコープ施行のための準備／80

V. エピドラスコピーの手技 ─────────── 佐藤哲雄／81
1. エピドラスコピーに必要な機器／81　　2. エピドラスコピーに必要な人員／82　　3. 患者体位のとり方／83　　4. 透視装置の位置／83　　5. 患者の麻酔法／83　　6. ファイバースコープと点滴の用意／84　　7. 手技／84　　8. 合併症／89　　9. 現在までの成績／89　　10. 注意すべきこと／89

VI. 周術期の患者管理 ─────────── 齋藤和彦／91
1. エピドラスコピーと患者管理／91　　2. 術前の患者管理／91　　3. エピドラスコピー施行中の管理／98　　4. 術後管理／103　　5. 患者管理の実際／104

VII. エピドラスコピー所見 ─────────── 五十嵐孝 ほか／107
1. エピドラスコピー所見の意義／107　　2. 内視鏡の性能上の限界／108　　3. 硬膜外腔のオリエンテーション／109　　4. 硬膜外腔の正常所見／112　　5. 硬膜外腔の異常所見／113　　6.　　6. その他の所見／113

VIII. 仙骨硬膜外造影 ──────────────── 伊達 久／115

1. 仙骨硬膜外造影（lumbar peridurography）とは／115　2. 仙骨硬膜外造影の歴史的背景／115　3. 正常な仙骨硬膜外造影（解剖・手技）／115　4. X線造影剤／119　5. 正常な仙骨硬膜外造影所見／121　6. 術前の仙骨硬膜外造影所見／123　7. 術中の仙骨硬膜外造影所見／126　8. 術後の仙骨硬膜外造影所見とその変化／129　9. 合併症（造影剤の副作用とブロックの副作用）／133　10. 仙骨硬膜外造影の意味／136

IX. 放射線の取り扱い ──────────────── 伊達 久／139

1. 画像診断における放射線照射の指示／139　2. 放射線の尺度（単位）／139　3. 確定的影響と確率的影響／140　4. 実効線量と等価線量／140　5. 放射線被曝／141　6. 公衆被曝／141　7. 医療被曝／142　8. 透視における患者の被曝量／142　9. 職業被曝／144　10. 職業被曝を低減するための防護措置／144　11. 放射線による人体への影響／146　12. 放射線による遺伝的影響／147　13. 放射線による皮膚障害／147　14. 放射線と癌・白血病との関係／148

X. 内視鏡の保守 ──────────────── 五十嵐孝 ほか／151

1. 内視鏡の機種／151　2. 内視鏡取り扱い上の注意／151　3. 機器のトラブル，故障とその処理／153　4. 内視鏡と感染／154　5. 内視鏡の洗浄，消毒，滅菌／155　6. 滅菌を行う医療従事者の安全対策／157　おわりに／158

Epiduroscopy

I エピドラスコピーの歴史

　脊椎骨や脊髄疾患に伴う腰下肢痛患者の補助診断には，X線単純撮影をはじめとして，脊髄造影（myelography），椎間板造影（discography），硬膜外造影（epidurography）などの画像診断が用いられる。最近ではコンピュータ断層撮影（computed tomography：CT）や磁気共鳴画像（magnetic resonance imaging：MRI）が利用できるようになった。これらを駆使すれば脊柱の病変の大半は診断できる。しかし，これらはあくまでX線や磁力線を介して形成された画像であり，局所の炎症，瘢痕，血流障害といった軟部組織の微細な病変が100％描出されるわけではない。微細な病変は組織を直接観察することによってはじめて確実に診断できる。

　内腔をもつ器官に内視鏡を挿入して直接観察したり，試験的に標本を採取したり，あるいは各種の操作を行う方法は医療のさまざまな分野で行われている。脊髄腔においても同様であり，内視鏡を用いて硬膜外腔やくも膜下腔（硬膜嚢内）を観察するさまざまな試みが行われてきた。今日の「エピドラスコピー」と称する内視鏡を用いた腰下肢痛の診断・治療が行えるようになるまでには，豆電球を光源とした初期の内視鏡から始まり，ファイバーグラスの応用，硬性鏡から軟性鏡への改良，さらにその細径化と操作性の向上といった内視鏡器具そのものの技術開発を必要とした。脊髄腔の

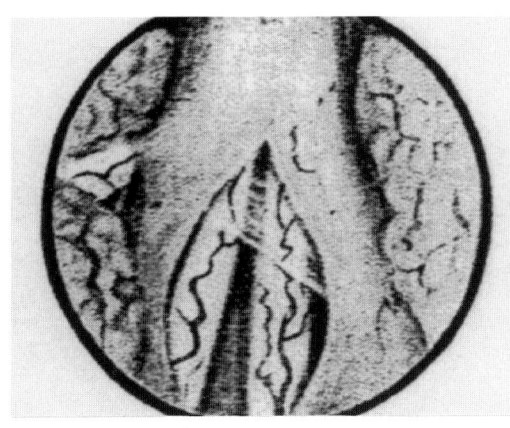

図 I・1　正常硬膜外腔およびくも膜下腔のスケッチ
　両側に硬膜外腔の脂肪，左側に硬膜外腔の左神経根，正中で開かれた硬膜，くも膜の一部，表面に細い血管を伴った神経根が見える。

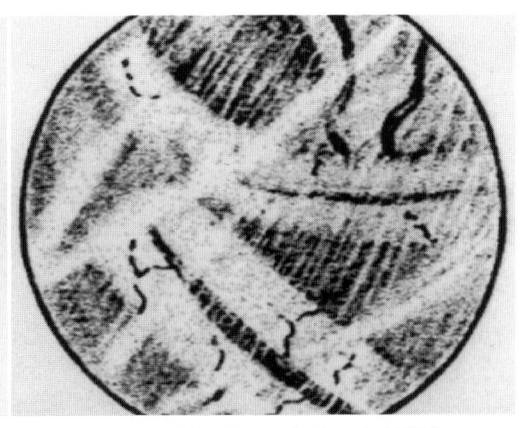

図 I・2　くも膜を通して観察した神経根のスケッチ
　椎間孔の方向（右）へ彎曲する神経根が見える。神経根それぞれに血管を伴っている。

（Pool JL：Myeloscopy：Intraspinal endoscopy. Surgery 11：169-182, 1942 より引用）

直接観察は内視鏡器具の開発の歴史とともに歩んできたといえる。

1. 光源先端型内視鏡

内視鏡で脊髄腔を直接観察する初めての試みは70年前に遡る。1931年，Hospital for Joint Disease（New York）の整形外科医であるBurmanが当時関節鏡として使用していた内視鏡を利用して世界で初めて脊髄腔の観察を試みた[1]。死後まもない11名の遺体の脊柱に内視鏡を挿入した。内視鏡は光源として先端に豆電球が装着され，外径が太かったため，すべての遺体に挿入することはできなかった。しかし，内視鏡がうまく挿入できれば，脊髄の後面が観察でき，その表面から血管が出ている様子が直視下に観察できた。Burmanはこの手技を「myeloscopy」として生体における応用を期待した。しかし，当時の技術ではその願いは叶わなかった。

1936年，Clinic for the Relief of Intractable Pain, Sydenham Hospital (Department of Anatomy, Columbia University, New York)のSternは「spinascope」と名づけた内視鏡を自ら開発し，脊髄腔を直接観察できる可能性を発表した[2]。内視鏡の外径は椎間から挿入するのに十分な細さを誇った。Sternが人体に応用したかどうかは明らかではないが，椎間から内視鏡を挿入する具体的な手技を示した。外套管とともにspinascopeを硬膜外腔まで挿入し，さらに硬膜を穿刺して内視鏡をくも膜下腔まで誘導する基本的な手順が確立さ

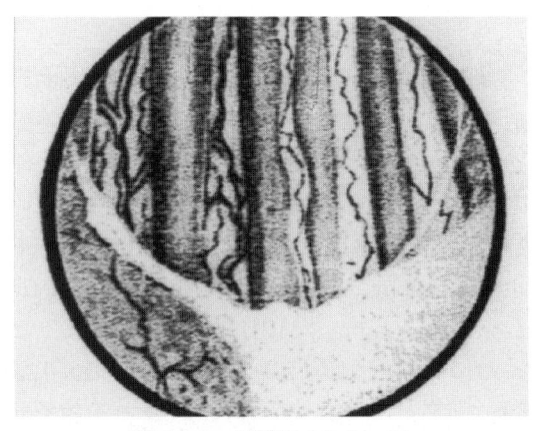

図 I・3　神経炎のスケッチ
左側の2本の神経根が炎症を起こしている。右側の2本の神経は正常である。
(Pool JL : Myeloscopy : Intraspinal endoscopy. Surgery 11 : 169-182, 1942 より引用)

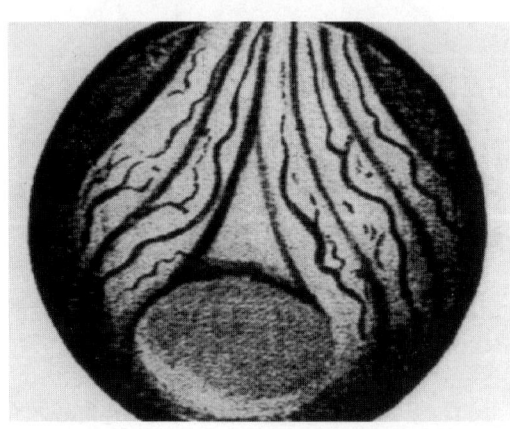

(a)横方向に膨らんだ黄色の隆起性病変がヘルニアによる圧迫である。

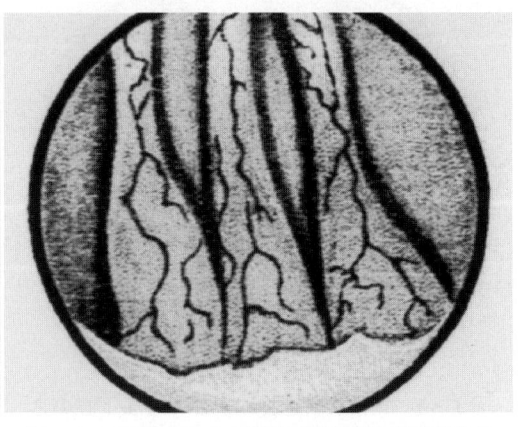

(b)ヘルニア脱出による隆起性病変は直接観察できないが，圧迫によって神経が偏平化し，色が薄くなっている。

図 I・4　椎間板ヘルニアのスケッチ
(Pool JL : Myeloscopy : Intraspinal endoscopy. Surgery 11 : 169-182, 1942 より引用)

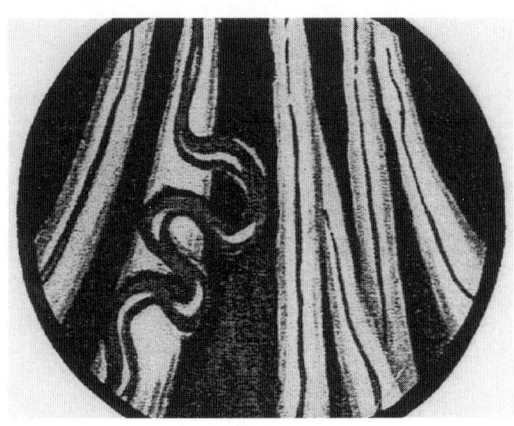

図I・5 黄靱帯の肥厚による坐骨神経痛症例のスケッチ

黄靱帯の肥厚によって片側の坐骨神経痛を生じた症例。黄靱帯の肥厚そのものは確認できないが、黄靱帯の肥厚によって椎間孔近くで圧迫されたため、血管が著明に怒張し、ねじれている。

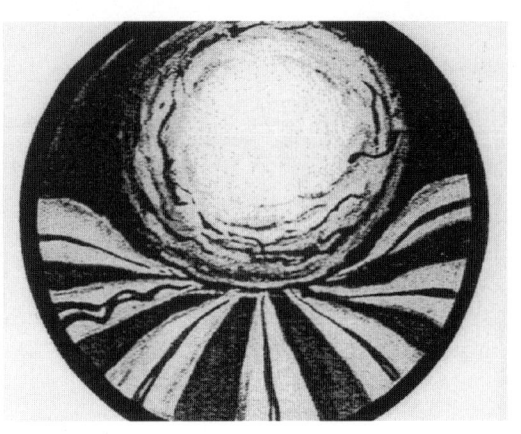

図I・6 馬尾神経に発生した神経上皮腫のスケッチ

左から2本目の神経根から発生した腫瘍。該当神経の血管が軽度怒張し、ねじれている。

(Pool JL：Myeloscopy：Intraspinal endoscopy. Surgery 11：169-182, 1942 より引用)

れた。Stern は spinascope によって神経根を直接観察することによって、脊髄膜の炎症や癒着、脊髄表面の静脈瘤、腫瘍が診断できると予想した。さらに、難治性疼痛患者の脊髄後根の切断術や慢性筋緊張疾患における脊髄前根の切断術が内視鏡下に行われ、外科的に開創しなくても治療ができる可能性を示した。

1937年、Columbia Presbyterian Hospital (New York) の Pool によって生体の脊髄腔が初めて直接観察された[3)4)]。自ら開発した先端に豆電球を装着した直径3.2 mm の内視鏡を椎間から脊髄腔へ挿入した。もちろん、現在の内視鏡に比べると性能が著しく劣り、写真撮影も不可能であった。Pool は4年間で400例近い症例を観察し、それらをまとめて「myeloscopy」と題して、写生画とともに1942年に報告した[5)]。硬膜外腔に脂肪組織が存在すること (図I・1)、正常の脊髄では、くも膜を透かして馬尾神経が観察でき、このそれぞれに血管を伴っていることを明らかにした (図I・2)。病的所見として、局所感染に引き続く馬尾神経炎では該当神経根に発赤と充血が認められた (図I・3)。その他、脱出した椎間板の圧迫に

よる所見 (図I・4-a, b)、黄靱帯の肥厚によって生じた所見 (図I・5)、脊髄腫瘍 (図I・6)、脊髄内の静脈瘤 (図I・7)、癒着性くも膜炎 (図I・8)、神経根の萎縮 (図I・9) を詳細な写生画で示した。

その後、この試みは技術的に困難な面があり行われなくなったようである。文献的にも脊髄腔の直接観察の報告は途絶する。

2. 硬性ファイバースコープ

1960年代に入ると内視鏡にファイバーグラスが応用されるようになる。ファイバーグラスは赤外線を吸収して可視光線を全反射する特性をもつ。これにより熱光源を用いても冷光源に変換できるようになり、熱による組織傷害の心配がなくなった。内視鏡が大きく進歩した時期であり、写真撮影を含めて脊髄腔の観察が再び行われるようになった。

1967～1990年にかけて整形外科医である大井 (東京大学、のちに自治医科大学) らのグループは、鼻鏡として開発された硬性ファイバースコープに改良を加えた「myeloscopy」を使用して、300名

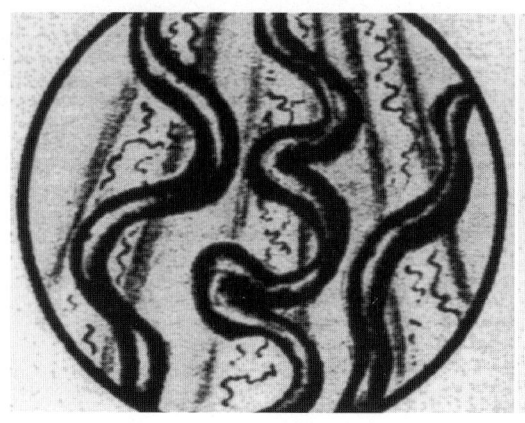

図Ⅰ・7　脊髄内静脈瘤のスケッチ
馬尾神経付近の先天性静脈瘤。神経根に伴う血管とは別に曲がりくねった静脈瘤が存在している。

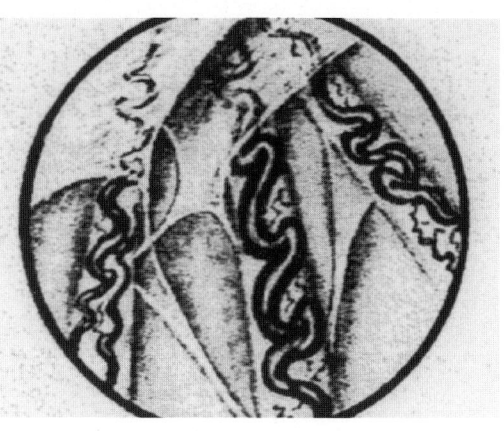

図Ⅰ・8　慢性癒着性くも膜炎のスケッチ
くも膜の癒着を伴った静脈瘤。不規則にくも膜が癒着している様子と，怒張し曲りくねった血管が見える。

(Pool JL：Myeloscopy：Intraspinal endoscopy. Surgery 11：169-182, 1942 より引用)

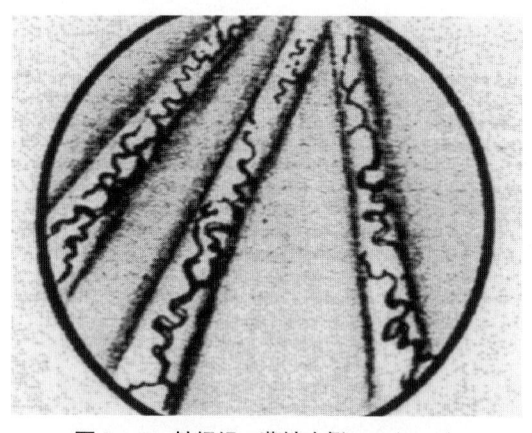

図Ⅰ・9　神経根の萎縮症例のスケッチ
萎縮した神経根と微細なねじれた血管が観察できる。
(Pool JL：Myeloscopy：Intraspinal endoscopy. Surgery 11：169-182, 1942 より引用)

以上の患者の脊髄腔を観察した[6)〜11)]。大井らの使用したファイバースコープの直径は，開発当初は2.8 mm であったが，その後1.8 mm まで細くなっている。2.5 mm の内視鏡では85％の症例で脊髄腔の観察に成功し，1.8 mm では100％の成功率を誇った。棘間靱帯（図Ⅰ・10），黄靱帯（図Ⅰ・11），硬膜外腔（図Ⅰ・12），硬膜嚢（図Ⅰ・13），馬尾神経（図Ⅰ・14-a，b），椎間板ヘルニア（図Ⅰ・15），硬膜の炎症（図Ⅰ・16），硬膜外腔の瘢痕組織（図Ⅰ・17）の写真撮影に成功した。また，大井らはくも膜下腔の観察を積極的に行い，馬尾神経の血流の変化と腰下肢痛との関係に注目した。間欠的跛行を訴える脊柱管狭窄症患者25名において，くも膜下腔にファイバースコープを挿入したままトレッドミル検査歩行器で運動負荷を与えた。下肢痛の発現とともに硬膜外腔の血管と馬尾神経の血管が怒張することを明らかにした（図Ⅰ・18-a〜c）。

1975 年，脳神経外科医である Fukushima ら（Klinikum Steglitz der Freien Universitat, Berlin）は直径 1.7 mm の硬性ファイバースコープを用いて，犬の実験に引き続き，6 名の外傷後水頭症の患者の脊髄腔を観察した。ファイバースコープによる脊髄腔の観察の有用性を報告している[12)]。

1985 年，スウェーデンの麻酔科医である Blomberg は外径 1.7〜2.2 mm の硬性ファイバースコープで脊髄腔を観察した。硬膜外麻酔と脊椎麻酔に必要な穿刺操作を内視鏡で観察することを意図した。30 例の遺体の椎間からファイバースコープを脊髄腔に挿入し，28 例の硬膜外腔と 5 例のく

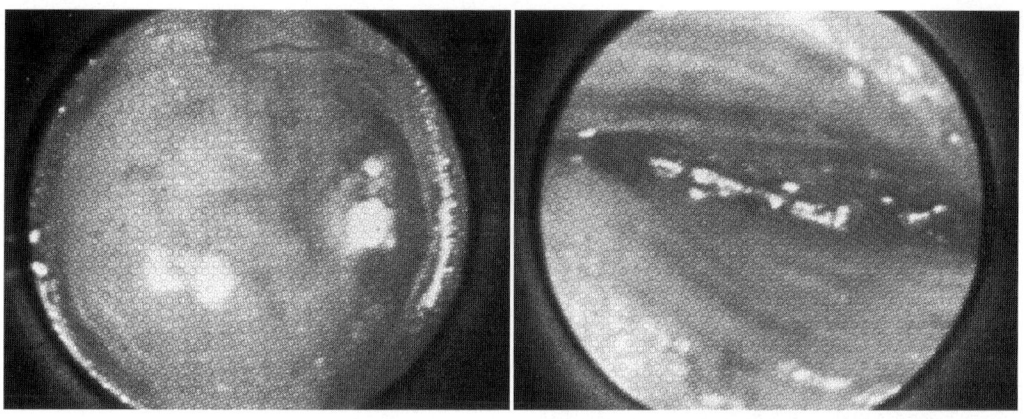

図 I・10　棘間靱帯部の硬性鏡所見　　　　　図 I・11　黄靱帯部の硬性鏡所見

(大井淑雄,渡辺道泰,森崎直木:腰部硬膜内内視鏡について(第1報).臨床整形外科 4:295-297, 1969 より引用)

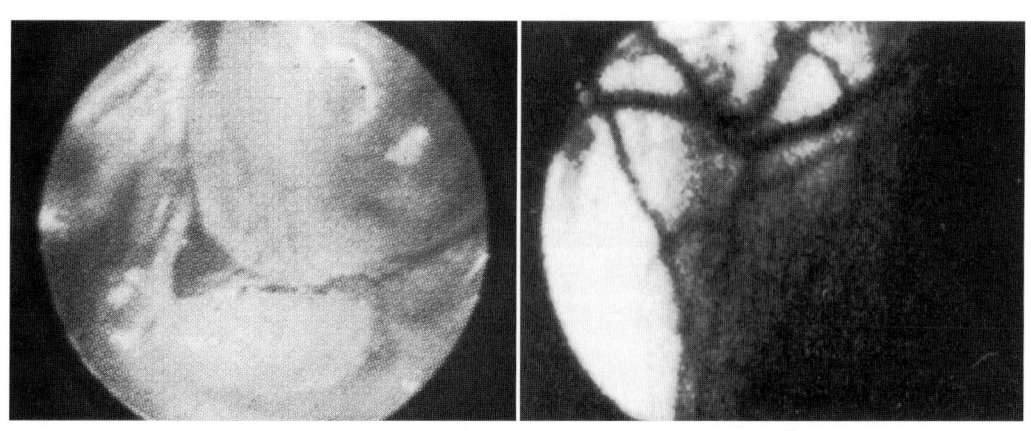

図 I・12　硬膜外腔組織(脂肪組織)の硬性鏡　　図 I・13　硬膜表面の硬性鏡所見
　　　　　所見

(大井淑雄,渡辺道泰,森崎直木:腰部硬膜内内視鏡について(第1報).臨床整形外科 4:295-297, 1969 より引用)

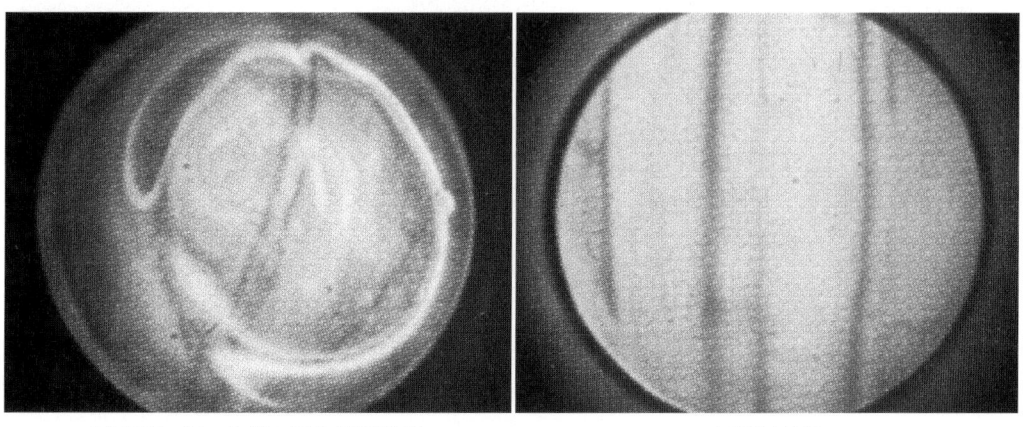

(a)表面に細い血管を伴う馬尾神経　　　　　　　　　　(b)馬尾神経
図 I・14　くも膜下腔の馬尾神経の硬性鏡所見

(大井淑雄,渡辺道泰,森崎直木:腰部硬膜内内視鏡について(第1報).臨床整形外科 4:295-297, 1969 より引用)

も膜下腔の観察に成功した[13]。隣接した椎間から Tuohy 針を通してカテーテルを挿入し，カテーテルが硬膜外腔に留置される様子を直視下に観察した。Tuohy 針の針先に接した硬膜がカテーテル先端によってテント状に陥没することを明らかにした（図 I・19）。2 症例において，生検用の鋏子をファイバースコープの側孔から挿入し，硬膜外腔内でカテーテルの把持に成功した。くも膜下腔の観察では，くも膜下腔に刺入された脊椎麻酔の針先と馬尾神経とが極めて近接する事実を写真で示した（図 I・20）。1986 年には硬膜外腔の構造，とりわけ，硬膜と黄靱帯を結ぶ線維性の結合組織（dorsomedian connective tissue）の存在を 48 例の死体で確認した[14]。48 例中 46 例では結合組織によって硬膜が牽引され襞（dural fold）が形成されていると報告した（図 I・21）。隣接した椎間から Tuohy 針を通してカテーテルを硬膜外腔へ挿入すると，48 例中 45 例でそのカテーテルを視認することができた。48 例中 2 例では膜状の dorsomedian connective tissue によって硬膜外腔が完全に左右に分離され，その隔壁によって硬膜外カテーテルが一方の空間に偏位する様子が観察できた（図 I・22）。1989 年には患者で同様の観察を行っている[15]。手術予定の腰椎椎間板ヘルニア患者 10 例において，全身麻酔後，椎間から硬性ファイバースコープを硬膜外腔に挿入した。生体における硬膜外腔は潜在的な空間であり，少量の空気を注入することによってはじめて視野が確保でき，10 名中 8 名で硬膜外腔が観察できた。観察できた 8 例すべてで硬膜と黄靱帯を結ぶ結合組織を確認した。

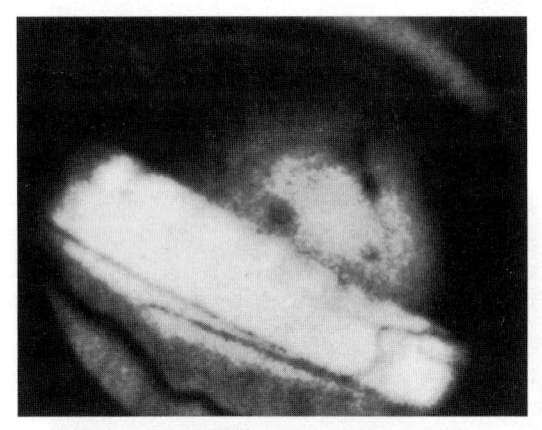

図 I・15　椎間板ヘルニアの硬性鏡所見
脱出ヘルニアにより圧迫された硬膜を内側から見る。
(Ooi Y, Satoh Y, Sugawara S, et al：Myeloscopy. Int Orthop 1：107-111, 1977 より引用)

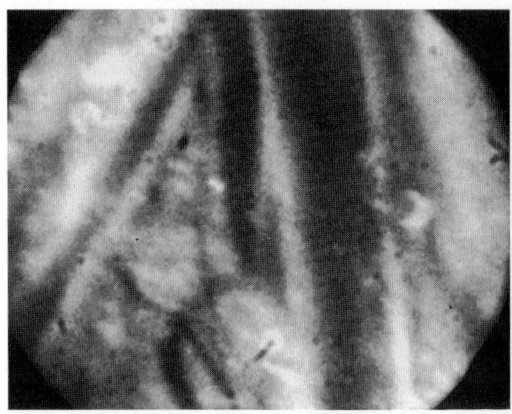

図 I・16　充血した硬膜表面の血管
充血した血管が硬膜の表面に不規則に走行している。一方，馬尾神経に伴う血管は神経と平行に走行している。

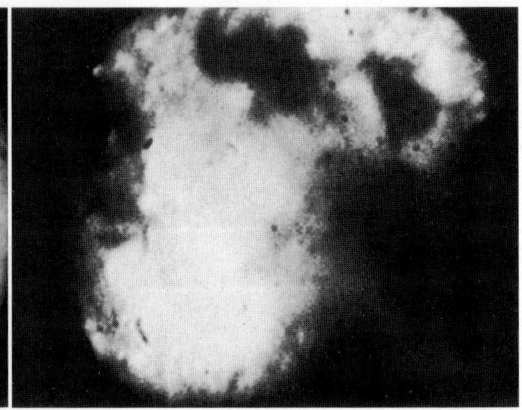

図 I・17　硬膜外腔の瘢痕組織

(Ooi Y, Satoh Y, Inoue K, et al：Myeloscopy, with special reference to blood flow changes in the cauda equina during Lasegue's test. Int Orthop 4：307-311, 1981 より引用)

Ⅰ. エピドラスコピーの歴史　7

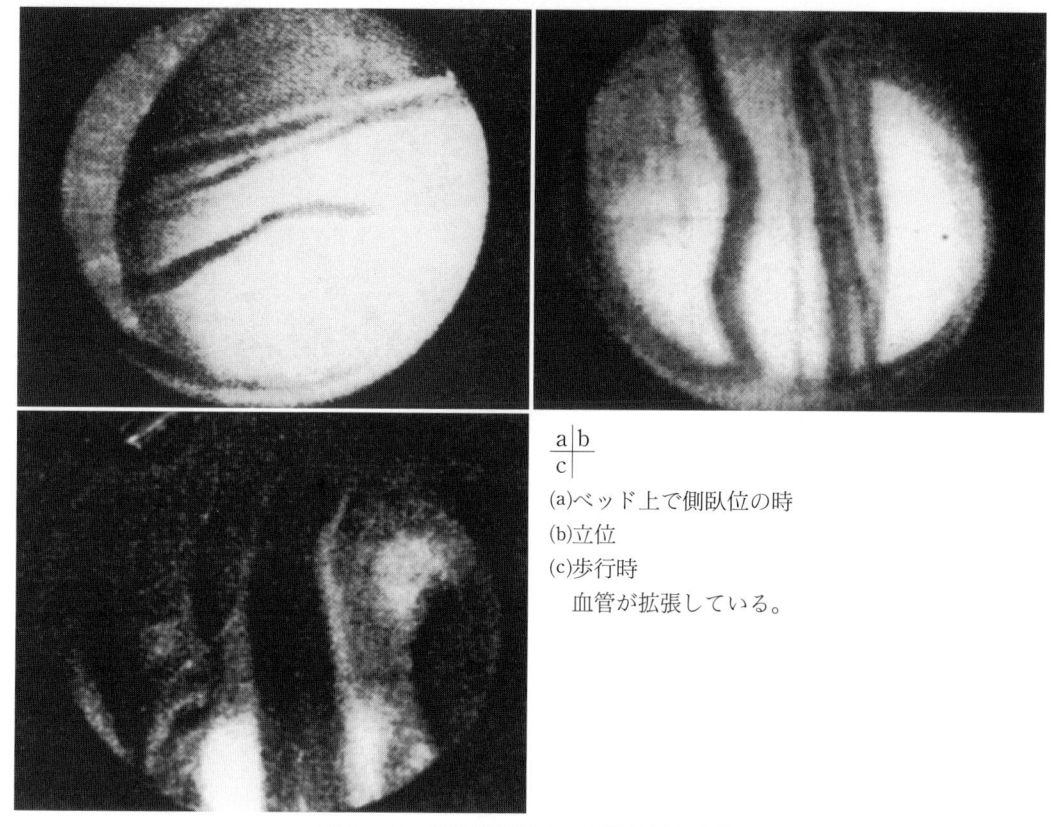

a	b
c	

(a)ベッド上で側臥位の時
(b)立位
(c)歩行時
　血管が拡張している。

図Ⅰ・18　脊柱管狭窄症の馬尾神経と血管
(Ooi Y, Mita F, Satoh Y：Myeloscopic study on lumbar spinal canal stenosis with special reference to intermittent claudication. Spine 15：544-549, 1990 より引用)

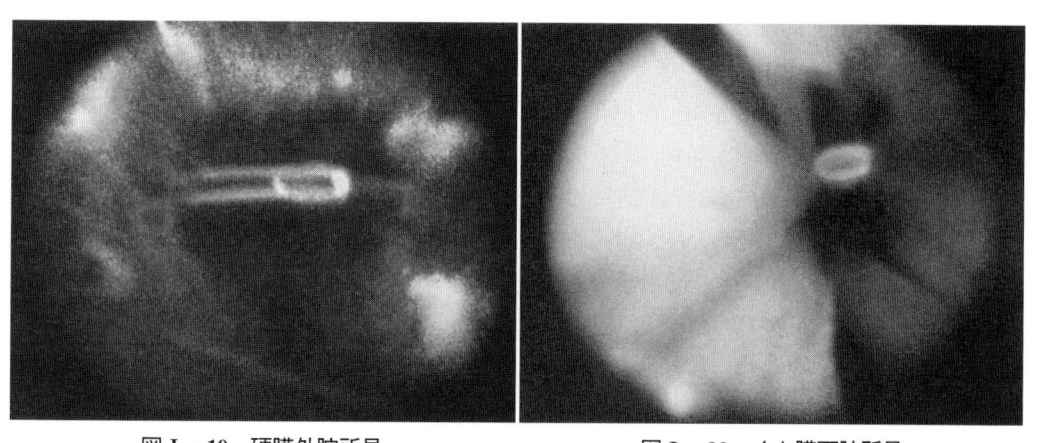

図Ⅰ・19　硬膜外腔所見
　硬膜外腔に刺入された硬膜外針（Tuohy針）を通してカテーテルが硬膜外腔へ挿入されている。カテーテル先端が硬膜（図左）を押している。

図Ⅰ・20　くも膜下腔所見
　くも膜下腔まで刺入された脊椎麻酔針。針先端と馬尾神経との距離が極めて短い。

(Blomberg R：A method for epiduroscopy and spinaloscopy：Presentation of preliminary results. Acta Anaesthesiol Scand 29：113-116, 1985 より引用)

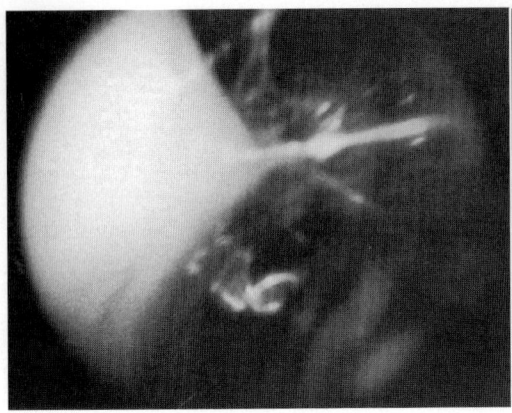

図Ⅰ・21 Dorsomedian connective tissue band と dural fold

線維性結合組織が黄靱帯（図右）と硬膜（図左）を結んでいる。その線維に牽かれるように硬膜に襞が形成されている。

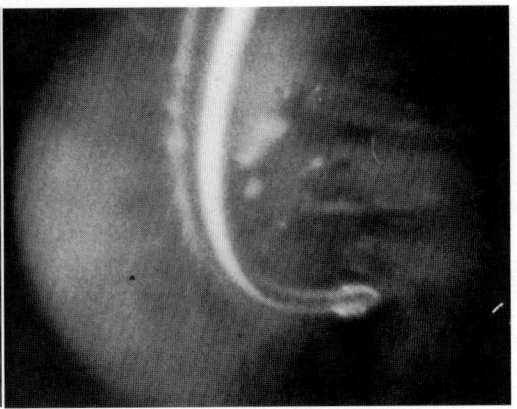

図Ⅰ・22 硬膜外カテーテルと dorsomedian connective tissue band

隔壁のようになった線維性結合組織。硬膜外カテーテルはその一方の空間を走行している。

(Blomberg R：The dorsomedian connective tissue band in the lumbar epidural space of humans：An anatomical study using epiduroscopy in autopsy cases. Anesth Analg 65：747-752, 1986 より引用)

1995年，Holmström らは硬膜外腔を硬性ファイバースコープで観察した。Tuohy 針を通してカテーテルを硬膜外腔に留置する時に誤って硬膜を破ってくも膜下腔にカテーテルが迷入する様子を検討した[16]。15名の死体で，外径4 mm のファイバースコープを硬膜外腔に挿入し，内視鏡の側孔から空気あるいは生食を注入しながら25回の観察を行い，20回のビデオ撮影に成功した。Needle through needle 法で Tuohy 針の内腔を通じて25G あるいは26G 脊椎麻酔針で硬膜穿刺を行い，その直後に硬膜外カテーテルを挿入して，意図的にくも膜下腔への迷入を試みた。脊椎麻酔針で硬膜に穴を開ける時に意図的に多数の穴を1カ所に集中させた状態でも，Tuohy 針から出たカテーテルの先端がこれらの硬膜の穴に引っかかる確率は25%であった。実際にカテーテルがくも膜下腔へ迷入した症例は5%であった（図Ⅰ・23-a～c）。細い脊椎麻酔針で開けられた1カ所の硬膜の穴には硬膜外カテーテルは迷入し難く，むしろ，Tuohy 針先端で硬膜が傷つけられた場合にカテーテルがくも膜下腔に迷入しやすいことを明らかにした

（図Ⅰ・23-d, e）。

3．軟性ファイバースコープ

1980年，ドイツの Pick らは，頚椎損傷の患者管理で適切な首の位置を決めるために CT 画像と内視鏡を利用した研究を報告した[17]。彼らは外径5 mm の軟性ファイバースコープで死体の硬膜外腔の写真を得ているが，どのような経路でファイバースコープを硬膜外腔まで挿入したかは明らかではない。

細い軟性ファイバースコープは1991年 Heavner らにより，ウサギ，犬，そして人（遺体）に応用された[18]。同じく1991年，新潟大学の下地らは，細い軟性ファイバースコープで生体のくも膜下腔を観察した[19]。0.5 mm, 0.9 mm あるいは1.4 mm のファイバースコープを用いてビデオ撮影に成功した。腰下肢痛の患者10名において，L5-S1椎間から刺入した Tuohy 針を通してファイバースコープを挿入している。そのうち5名では，ファイバースコープを小脳延髄槽あるいは脚間槽まで

Ⅰ．エピドラスコピーの歴史　9

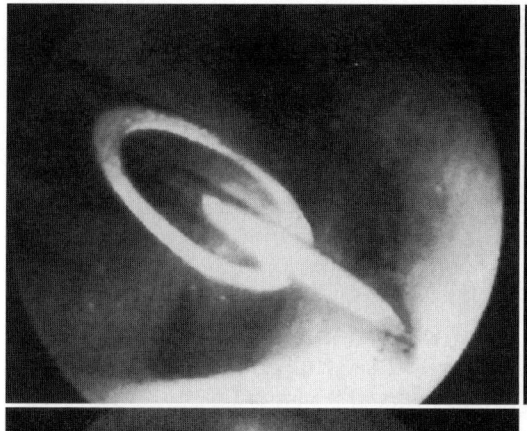

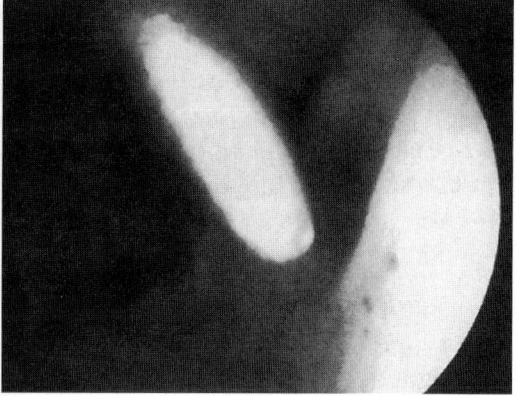

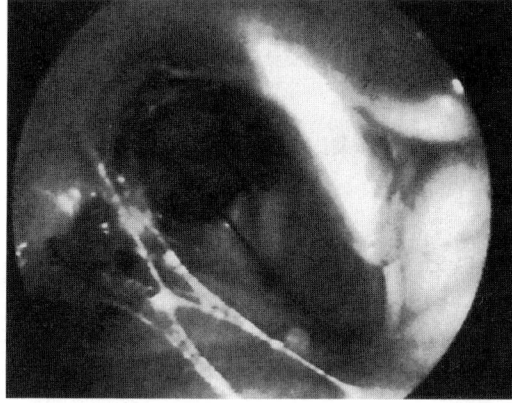

a	b
c	

(a)硬膜外腔に刺入された硬膜外針（Tuohy 針）とその硬膜外針を通して硬膜に刺入された脊椎麻酔針

(b)脊椎麻酔針の貫通によって生じた硬膜の穴（複数）

(c)硬膜外針（Tuohy 針）を通して挿入された硬膜外カテーテル
　硬膜外カテーテルが硬膜を押しながら硬膜外腔へ挿入されている。脊椎麻酔針で開いた穴（図では見えない）には迷入していない。

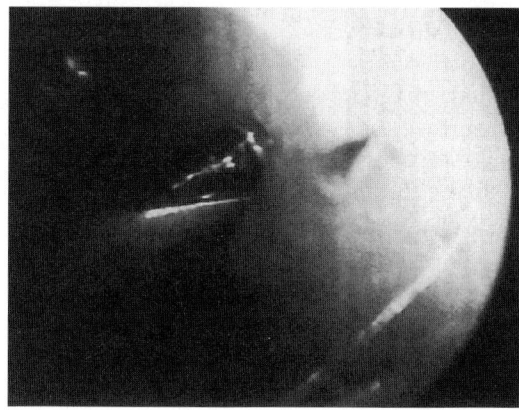

(d)硬膜外針（Tuohy 針）によって開けられた硬膜の穴

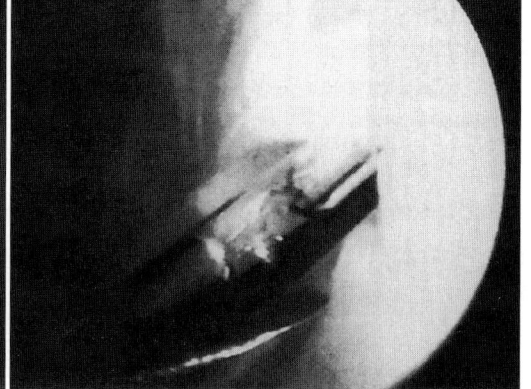

(e)くも膜下腔へ迷入した硬膜外カテーテル
　硬膜外カテーテルが挿入しにくく，数回の挿入を試みた結果，カテーテルが硬膜の穴からくも膜下腔へ迷入した。

図Ⅰ・23　1 カ所穿刺法による脊椎・硬膜外麻酔時の内視鏡所見
(Holmström B, Rawal N, Axelsson K, et al：Risk of catheter migration during combined spinal epidural block：Percutaneous epiduroscopy study. Anesth Analg 80：747-753, 1995 より引用)

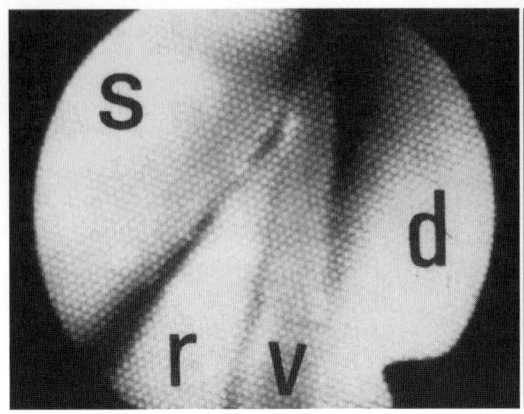

図Ⅰ・24 細径軟性鏡によるくも膜下腔の所見
s：脊髄神経，r：脊髄神経根，v：血管，d：硬膜

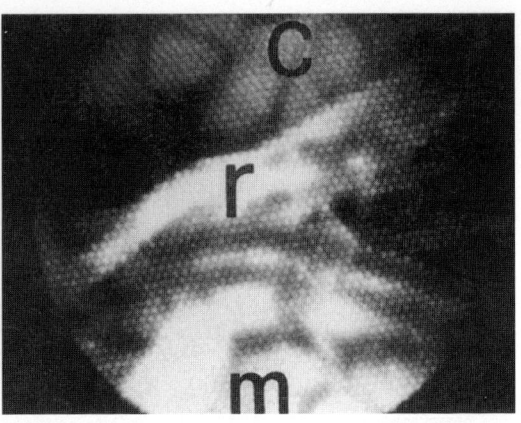

図Ⅰ・25 細径軟性鏡による小脳延髄槽の所見
c：小脳，r：脊髄後根と血管，m：延髄

(Shimoji K, Fujioka H, Onodera M, et al：Observation of spinal canal and cisternae with the newly developed small-diameter, flexible fiberscopes. Anesthesiology 75：341-344, 1991 より引用)

挿入した．くも膜下腔における内視鏡所見(図Ⅰ・24)，小脳延髄槽の所見(図Ⅰ・25)，硬膜外腔の所見(図Ⅰ・26)を鮮明な写真で示した．無菌性くも膜炎や癒着性くも膜炎の患者では，くも膜における線維の増生や癒着が確認されている．この内視鏡検査後，癒着性くも膜炎患者5名のうち1名は疼痛が消失し，2名では40〜60％にまで疼痛が減少したことは注目に値する．

細い軟性ファイバースコープによる硬膜外腔の観察は1994年スウェーデンのRosenbergらによる報告に始まる[20]．麻酔犬の硬膜外腔に外径2.3 mmのファイバースコープを挿入し，直視下に硬膜外腔の中でファイバースコープを上下に動かせることを確認した．内視鏡を挿入する時より抜去する時の方が視野を確保できると報告した．

1996年，日本医科大学の北村らは，外径0.75 mmの軟性ファイバースコープを18名の患者において，腰部（12名）あるいは胸部（6名）の椎間から硬膜外腔へ挿入した[21]．硬膜外麻酔の既往のない患者はファイバースコープを挿入する時にまったく苦痛を訴えることはなかったが，硬膜外麻酔の既往のある患者では63％で痛みを訴えた．硬膜外麻酔の既往のある患者の内視鏡所見は，硬

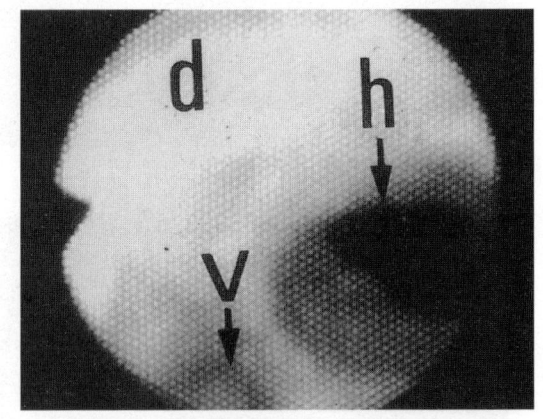

図Ⅰ・26 細径軟性鏡による硬膜外腔の所見
d：硬膜，v：血管，h：内視鏡の挿入で形成された空間

(Shimoji K, Fujioka H, Onodera M, et al：Observation of spinal canal and cisternae with the newly developed small-diameter, flexible fiberscopes. Anesthesiology 75：341-344, 1991 より引用)

膜外麻酔の既往のない患者に比べて，出血や充血など炎症に関連する反応のあることを明らかにした．

同じく1996年，自治医科大学の五十嵐らは外径0.5〜0.8 mmの軟性ファイバースコープを椎間

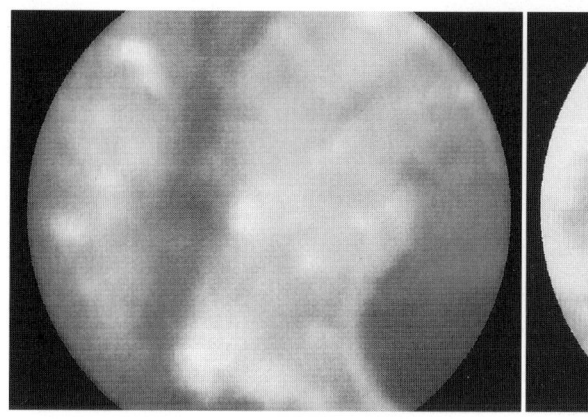

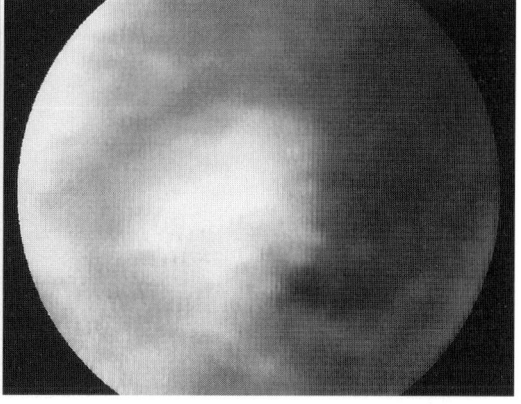

図Ⅰ・27 硬膜外麻酔後に生じた線維性結合組織の不規則な増生

図Ⅰ・28 硬膜外麻酔後に生じた顆粒状組織の増生

(Igarashi T, Hirabayashi Y, Shimizu R, et al：Inflammatory changes after extradural anaesthesia may affect the spread of local anaesthetic within the extradural space. Br J Anaesth 77：347-351, 1996 より引用)

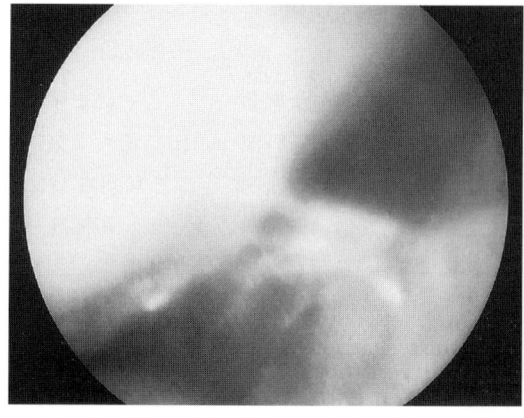

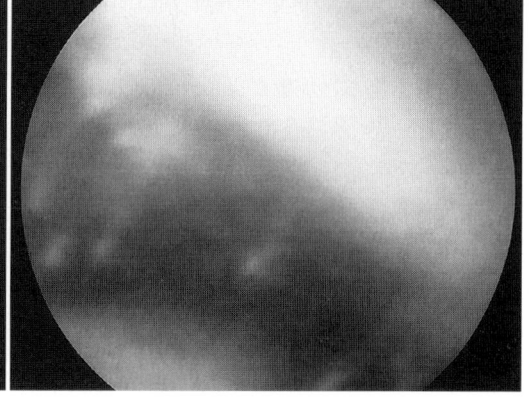

(a)26歳，男性の硬膜外腔。一定量の空気を硬膜外腔に注入した時に生じた硬膜外腔の空間は比較的狭い。硬膜外腔は脂肪組織に富んでいる。

(b)77歳，男性の硬膜外腔。一定量の空気を硬膜外腔に注入した時に生じた硬膜外腔の空間は比較的広い。硬膜外腔の脂肪組織は少ない。

図Ⅰ・29 年齢と硬膜外腔の内視鏡所見との関係

(Igarashi T, Hirabayashi Y, Shimizu R, et al：The lumbar extradural structure change with increasing age. Br J Anaesth 78：149-152, 1997 より引用)

から硬膜外腔に挿入して，内視鏡所見と硬膜外麻酔の広がり，病理学的，生理学的あるいは解剖学的変化との関係について精力的に検討した[22]〜[26]。正常に管理された硬膜外麻酔においても硬膜外腔に変化が生じることを画像で捉えることに成功した[22]。491名の患者で硬膜外麻酔の既往が硬膜外麻酔の広がりを制限する因子であることを臨床的に証明した。さらに32名の患者の内視鏡所見から，広がりを制限する因子として，無菌性炎症の結果として生じる結合組織の増生（図Ⅰ・27）と黄靱帯の顆粒状組織の増生を挙げた（図Ⅰ・28）。これらの変化はたった1回の硬膜外麻酔でも起こり，さらに硬膜外麻酔の回数を重ねるにしたがって変化の程度が増大することを示した。

(a) 55歳，男性の胸部硬膜外腔。一定量の空気(5 ml)を硬膜外腔に注入した時に生じた硬膜外腔の空間は比較的広い。硬膜外腔の脂肪組織は少ない。

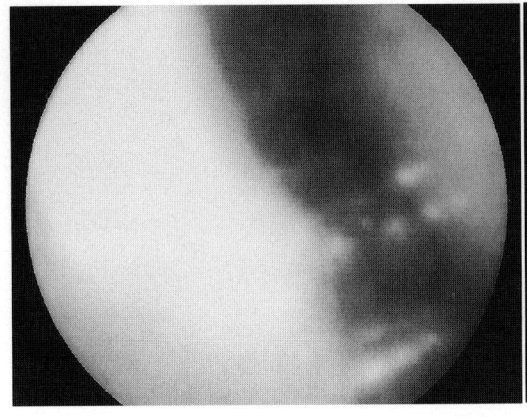

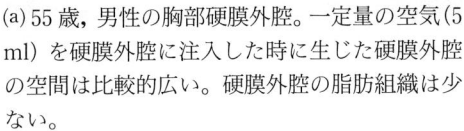

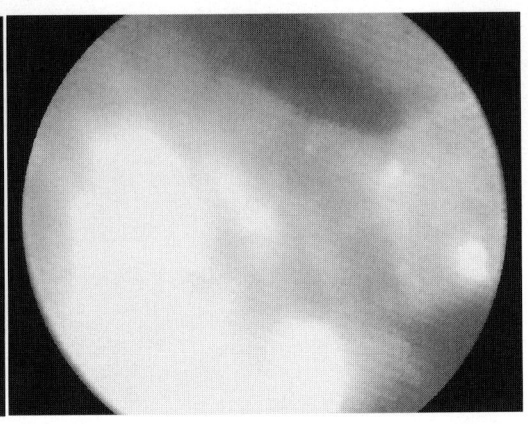

(b) 57歳，男性の腰部硬膜外腔。一定量の空気(5 ml)を硬膜外腔に注入した時に生じた硬膜外腔の空間は比較的狭い。硬膜外腔の脂肪組織は多い。

図Ⅰ・30　硬膜外腔の内視鏡所見

(Igarashi T, Hirabayashi Y, Shimizu R, et al：Thoracic and lumbar extradural structures examined by extraduroscope. Br J Anaesth 81：121-125, 1998 より引用)

1997年，五十嵐らは加齢による硬膜外腔の内視鏡所見の変化を74名の患者で検討した[23]。一定量の空気を硬膜外腔に注入した時に生じる硬膜外腔の空間の大きさは年齢とともに増大する。硬膜外腔に存在する脂肪組織の量は加齢とともに減少することを示した。硬膜外腔における結合組織の多寡や血管の多寡は年齢と関係がないと報告した(図Ⅰ・29-a，b)。

1998年にはさらに胸部硬膜外腔と腰部硬膜外腔の内視鏡所見の違いを113名の患者で検討した[24]。一定量の空気を硬膜外腔に注入した時に生じる硬膜外腔の空間が腰部より胸部の方が広いことを確認した。腰部硬膜外腔に比べて胸部硬膜外腔では脂肪や線維性組織の量が少ないことを明らかにした（図Ⅰ・30-a，b)。これは胸部と腰部での硬膜外麻酔の広がり方の違いに関連する所見である。

翌1999年には胸部硬膜外腔の内視鏡所見に対する呼吸の影響を報告した[25]。20名の患者においてファイバースコープをT 7-T 10間のいずれかの椎間から硬膜外腔へ挿入した状態で深呼吸運動をさせた。一定量の空気を注入した時に生じる硬膜外腔の空間が最大吸気をとることによってさらに大きくなった（図Ⅰ・31-a，b)。最大吸気時には硬膜外腔の血管が虚脱することも明らかにした（図Ⅰ・32-a，b)。硬膜外カテーテルが挿入しづらい時に深呼吸を行わせるとカテーテルが入りやすくなる事実と関連付けた。

ついで2000年には妊娠に伴う硬膜外腔の変化を報告した[26]。73名の女性患者において腰部硬膜外腔を0.7 mmのファイバースコープで観察した。一定量の空気を注入した時に生じる硬膜外腔の空間の大きさは妊娠後期で狭くなる。硬膜外腔の血管は妊娠初期から充血し始め，妊娠後期の著明な怒張を明らかにした（図Ⅰ・33-a～c)。

4．エピドラスコピー

本書のタイトルである「エピドラスコピー」という硬膜外内視鏡の手技は The Yale Center for Pain Management (The Yale School of Medicine, Conneticut, USA) のSerberskiらによって一般化された[27]。柔軟性のある細径内視鏡を仙骨裂孔から挿入し，硬膜外腔の灌流，洗浄，癒着剥

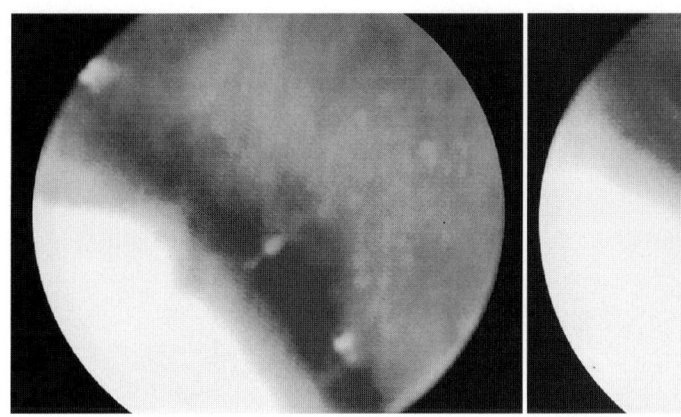

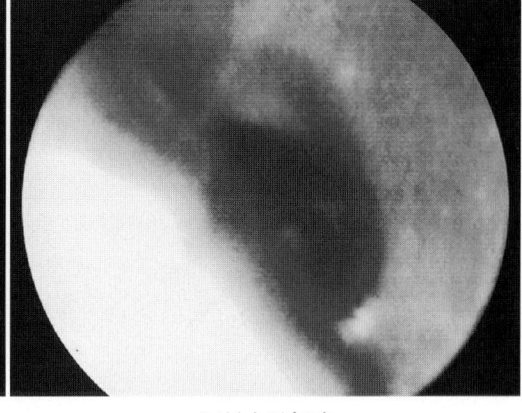

(a)安静呼吸時　　　　　　　　　　　(b)最大吸気時
一定量の空気(5 ml)注入によって開存した硬　　最大吸気で硬膜外腔の空間が大きくなっている。
膜外腔の空間

図 I・31　胸部硬膜外腔の内視鏡所見（68歳，男性），呼吸の影響
(Igarashi T, Hirabayashi Y, Shimizu R, et al：The epidural structure changes during deep breathing. Can J Anesth 46：850-855, 1999 より引用)

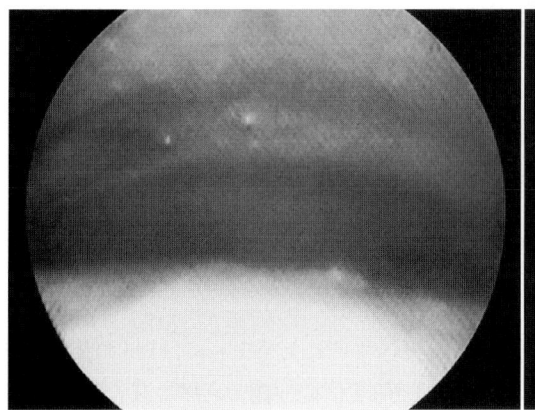

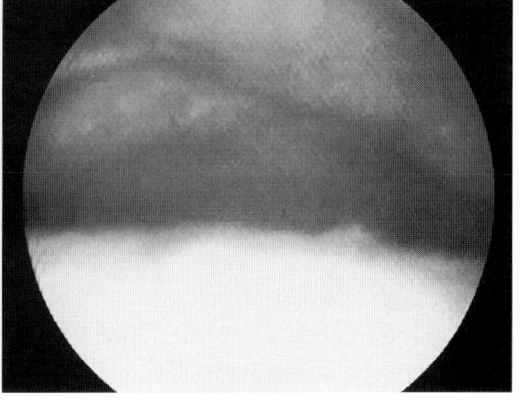

(a)安静呼吸時　　　　　　　　　　　(b)最大吸気時
脂肪組織中の血管が見える。　　　　　　最大吸気で血管が細くなっている。

図 I・32　胸部硬膜外腔の内視鏡所見（65歳，女性），呼吸の影響
(Igarashi T, Hirabayashi Y, Shimizu R, et al：The epidural structure changes during deep breathing. Can J Anesth 46：850-855, 1999 より引用)

離，薬剤投与を行うものである。ファイバースコープの外径は0.8 mmで，ビデオガイドカテーテルという内視鏡ガイドを使用して操作性を向上させている。さらにこのガイドカテーテルは2つの作業用ポートを提供した。症例報告として，10カ月に及ぶ頑固な右腰痛を訴える30歳の患者のエピドラスコピー治療を1995年に報告した。MRIでは異常所見に乏しいが，L5神経で神経伝達速度の遅延を認めた症例である。内視鏡所見は，右のL5神経根が線維性組織と綿状組織で包まれ，発赤を伴っていた。この結合組織を生食の灌流で取り去り，ステロイドを病変部位に正確に投与した結果，6カ月間の完解が得られた。アメリカではこのような患者10,000名に対してエピドラスコ

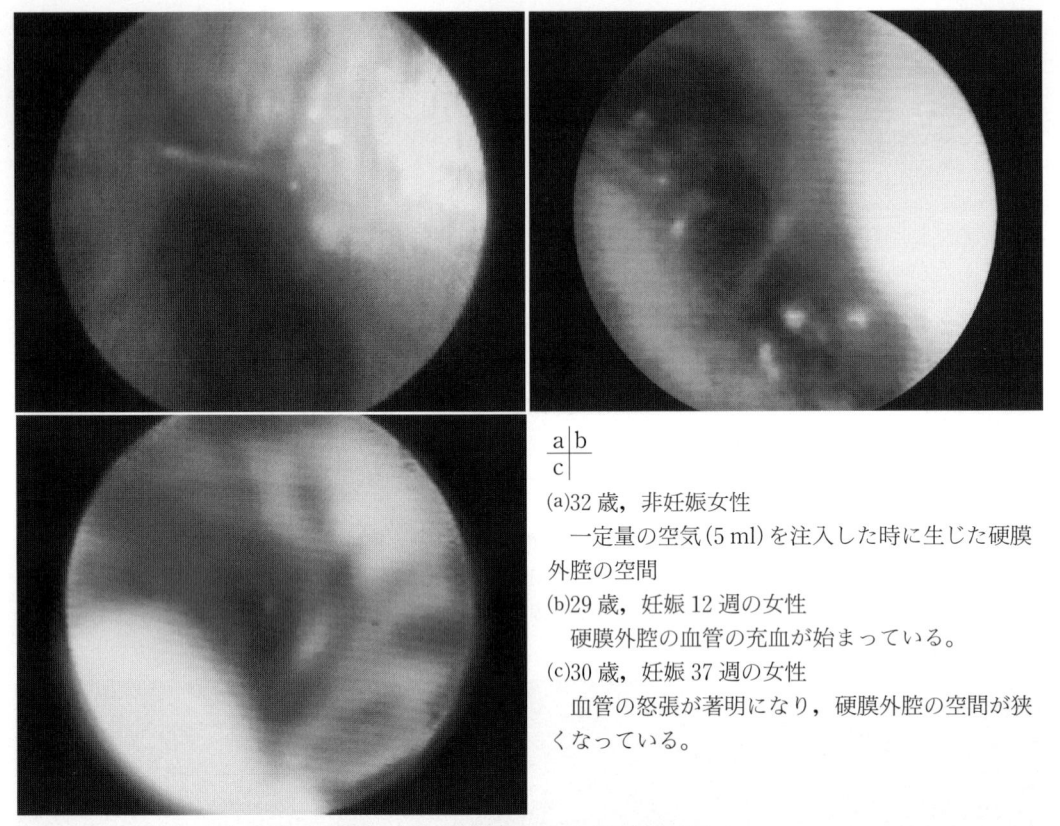

(a)32歳，非妊娠女性
　一定量の空気(5 ml)を注入した時に生じた硬膜外腔の空間
(b)29歳，妊娠12週の女性
　硬膜外腔の血管の充血が始まっている。
(c)30歳，妊娠37週の女性
　血管の怒張が著明になり，硬膜外腔の空間が狭くなっている。

図I・33　腰部硬膜外腔の内視鏡所見
(Igarashi T, Hirabayashi Y, Shimizu R, et al：The fiberscopic findings of the epidural space in pregnant women. Anesthesiology 92：1631-1636, 2000 より引用)

ピー治療がすでに行われているが，系統的な治療成績の報告は現在までなされていない。

　1999年，MERIT (Microendoscopy, Endoscopy, Research, Innovation and Training Centre, Bradford Royal Infirmary, UK) のRichardsonはBritish Journal of AnaesthesiaのEditorialで自ら経験した26名の患者におけるエピドラスコピー治療の成績を発表している[28]。追跡期間は6カ月である。患者はすべて根症状を伴った腰痛患者で，半数が脊椎手術の術後患者であった。エピドラスコピーによる観察では癒着組織が多く認められ，脊椎手術の既往の有無とは関係がなかった。癒着の程度は，ゴダニウム造影によるMRI所見よりはるかに著明であった。生食の灌流を行い，癒着を剝離し，正確に病変部位へステロイドを投与することによって，1/3の症例で6カ月間の完解，1/3の症例で疼痛が減少した。残りの1/3では疼痛は変化しなかった。症状の悪化例はなく，副作用も認められなかった。この成績は仙骨硬膜外ブロックや腰部硬膜外ブロックに比べてはるかに治療効果が高いと報告している。

　本邦のエピドラスコピー治療は，自治医科大学の五十嵐らがビデオガイドカテーテルを用いて10名の慢性腰下肢痛の患者に対し治療を行ったのが始まりである[29]。五十嵐らはその後，ペインクリニック誌上の画像診断コーナーにおいてビデオガイドカテーテルで得られた硬膜外腔の正常所見と異常所見を発表している[30]。また，同グループから保存療法に抵抗する腰椎椎間板ヘルニアの腰下肢痛に対する治療経験が2000年に報告され[31]，

ついで画像所見に乏しい慢性腰下肢痛患者[32]，failed back surgery syndrome[33]に対するエピドラスコピー治療の有効性が発表されている。

引用文献

1) Burman MS : The direct visualization of the spinal canal and its contents. J Bone Joint Surg 13 : 695-666, 1931
2) Stern EL : The spinascope : A new instrument for visualizing the spinal canal and its contents. Medical Record 143 : 31-32, 1936
3) Pool JL : Myeloscopy : Diagnostic inspection of the Cauda Equina by means of an endoscope (Myeloscope). Bull Neurol Inst New York 7 : 178-189, 1938
4) Pool JL : Direct visualization of dorsal nerve roots of the cauda equina by means of a myeloscope. Arch Neurol Psychiat 39 : 1308-1312, 1938
5) Pool JL : Myeloscopy : Intraspinal endoscopy. Surgery 11 : 169-182, 1942
6) 大井淑雄，渡辺道泰，森崎直木：腰部硬膜内内視鏡について（第1報）．臨床整形外科 4 : 295-297, 1969
7) Ooi Y, Satoh Y, Morisaki N : Myeloscopy, possibility of observing lumbar intrathecal space by use of an endoscope. Endoscopy 5 : 90-96, 1973
8) Ooi Y, Satoh Y, Sugawara S, et al : Myeloscopy. Int Orthop 1 : 107-111, 1977
9) Ooi Y, Satoh Y, Hirose K, et al : Myeloscopy. Acta Orthop Belg 44 : 881-894, 1978
10) Ooi Y, Satoh Y, Inoue K, et al : Myeloscopy, with special reference to blood flow changes in the cauda equina during Lasegue's test. Int Orthop 4 : 307-311, 1981
11) Ooi Y, Mita F, Satoh Y : Myeloscopic study on lumbar spinal canal stenosis with special reference to intermittent claudication. Spine 15 : 544-549, 1990
12) Fukushima T, Schramm J : Klinischer versuch der endoskopie des spinalkanals : Kurzmitteilung. Neurochirurgia 18 : 199-203, 1975
13) Blomberg R : A method for epiduroscopy and spinaloscopy : Presentation of preliminary results. Acta Anaesthesiol Scand 29 : 113-116, 1985
14) Blomberg R : The dorsomedian connective tissue band in the lumbar epidural space of humans : An anatomical study using epiduroscopy in autopsy cases. Anesth Analg 65 : 747-752, 1986
15) Blomberg RG, Olsson SS : The lumbar epidural space in patients examined with epiduroscpy. Anesth Analg 68 : 157-160, 1989
16) Holmström B, Rawal N, Axelsson K, et al : Risk of catheter migration during combined spinal epidural block : Percutaneous epiduroscopy study. Anesth Analg 80 : 747-753, 1995
17) Pick Chr-Fr, Bockhorn J, Schumacher M : Endoskopische und computertomographische untersuchungen zur lagerungsbehandlung acuter halswirbelsaulenverletzungen. Arch Orthop Traumat Surg 97 : 43-49, 1980
18) Heavner JE, Chokhavatica S, Kizelshteyn G : Percutaneous evaluation of the epidural and subarachnoid space with a flexible fiberscope. Reg Anesth 15 (S) : 85, 1991
19) Shimoji K, Fujioka H, Onodera M, et al : Observation of spinal canal and cisternae with the newly developed small-diameter, flexible fiberscopes. Anesthesiology 75 : 341-344, 1991
20) Rosenberg PH, Heavner JE, Chokhavatia S, et al : Epiduroscopy with a thin flexible and deflectable fiberscope. Br J Anaesth 72 (S) : 121, 1994
21) Kitamura A, Sakamoto A, Aoki S, et al : Epiduroscopic changes in patients undergoing single and repeated epidural injections. Anesth Analg 82 : 88-90, 1996
22) Igarashi T, Hirabayashi Y, Shimizu R, et al : Inflammatory changes after extradural anaesthesia may affect the spread of local anaesthetic within the extradural space. Br J Anaesth 77 : 347-351, 1996
23) Igarashi T, Hirabayashi Y, Shimizu R, et al : The lumbar extradural structure change with increasing age. Br J Anaesth 78 : 149-152, 1997
24) Igarashi T, Hirabayashi Y, Shimizu R, et al : Thoracic and lumbar extradural structures examine by extraduroscope. Br J Anaesth

81:121-125, 1998
25) Igarashi T, Hirabayashi Y, Shimizu R, et al: The epidural structure changes during deep breathing. Can J Anesth 46:850-855, 1999
26) Igarashi T, Hirabayashi Y, Shimizu R, et al: The fiberscopic findings of the epidural space in pregnant women. Anesthesiology 92:1631-1636, 2000
27) Saberski LR, Kitahara LM: Direct visualization of the lumbosacral epidural space through the sacral hiatus. Anesth Analg 80:839-840, 1995
28) Richardson J: Realizing visions. Br J Anaesth 83:369-371, 1999
29) 五十嵐孝, 鈴木英雄, 福田博一ほか:硬膜外腔鏡を用いた慢性腰下肢痛の治療. 日臨麻会誌 19:S 202, 1999, 2000
30) 五十嵐孝, 平林由広, 清水禮壽ほか:Epiduroscopy. ペインクリニック 21:99-102, 2000
31) 斎藤和彦, 五十嵐孝, 平林由広ほか:腰椎椎間板ヘルニアに対する内視鏡的硬膜外形成術. 日本ペインクリニック学会誌 7:420-423, 2000
32) 斎藤和彦, 五十嵐孝, 平林由広ほか:画像所見に乏しい慢性腰下肢痛に対する硬膜外腔鏡. 麻酔 50:1257-1259, 2001
33) 斎藤和彦, 五十嵐孝, 平林由広ほか:Failed Back Surgery Syndrome に対し硬膜外腔鏡による治療が著効した1症例. ペインクリニック 22:1589-1590, 2001

(平林由広)

II 腰痛・坐骨神経痛の診断と評価

Epiduroscopy

はじめに

　腰痛や坐骨神経痛は，生涯のうちにこれらを経験しないものはいないというほど日常的によく発生する症状である．しかし，腰痛や坐骨神経痛と一口にいっても，その病態はさまざまである．本稿では，まず腰痛や坐骨神経痛患者の診断について述べ，エピドラスコピーが対象とする退行性疾患を概説する．また，エピドラスコピーが禁忌であるが鑑別診断上重要である疾患についても触れる．さらに，いわいる MOB (multiple operated back, 多数回手術) を含む failed back syndrome や心因性腰痛と呼ばれる非器質性腰痛についても概説する．

1．腰痛の定義と原因別分類

　腰痛と坐骨神経痛は，症状として別々に発生する時もあれば，同時に発生する時もある．また，同じ疾患でも，腰痛だけを生じるときがあれば，下肢痛だけを生じるときもある．本稿では，腰痛

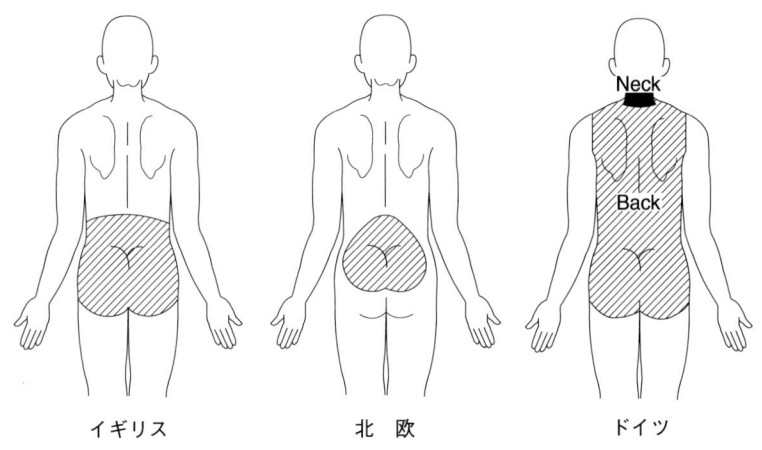

イギリス　　　　北　欧　　　　ドイツ

図Ⅱ・1　腰痛の局在―国による多様性―

一口に"腰痛"といっても，地域によって，その意味する範囲が異なる．このことは，患者それぞれによって腰痛の部位が異なる可能性を示している．したがって，腰痛を主訴とする患者を診察する際には，腰痛の部位と性状を詳細な問診によって確認することが重要である．
(菊地臣一：続・腰痛をめぐる常識のウソ．東京，金原出版，1998，pp 44-46 より引用)

表 II・1 腰痛の原因別分類

1. 内臓性腰痛
    - 泌尿器：尿管結石など
    - 婦人科：子宮内膜症など
    - 消化器：膵臓癌，直腸癌など
2. 血管性腰痛
    - 解離性大動脈瘤
    - 下肢動脈閉塞
3. 心因性腰痛
4. 神経性腰痛
    - 脊髄・馬尾腫瘍
5. 脊椎性腰痛
    - 椎間板ヘルニア
    - 腰部脊椎症
    - 変性すべり症
    - 分離・分離すべり症
    - 骨粗鬆症
    - いわゆる腰痛症（急性，慢性）
6. その他
    - 骨盤輪不安定症
    - 変形性股関節症

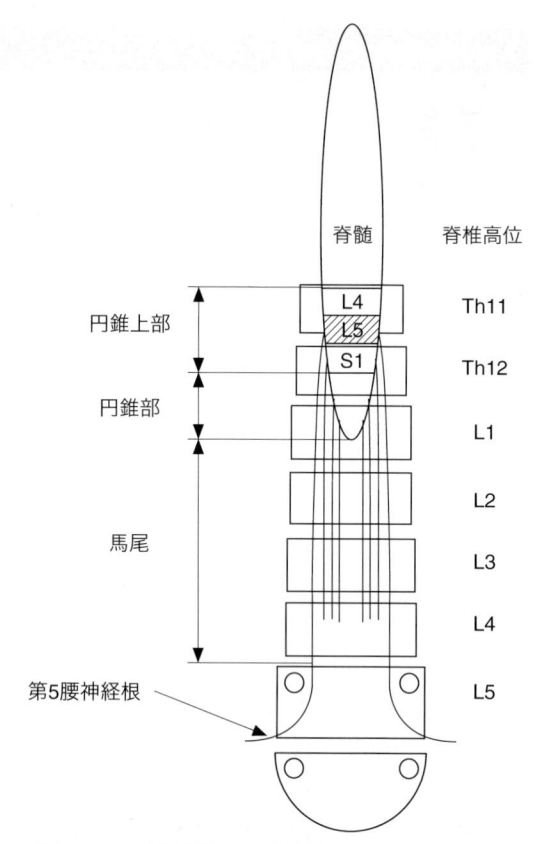

図 II・2 脊髄髄節と馬尾神経・神経根の関係

脊椎高位から考えると，脊髄は頚椎から胸腰椎移行部までに存在する。第2，または第3仙髄以下は下肢ではなく，外陰部や肛門周囲を支配する。この部位は，非常に小さく，脊髄円錐（spinal conus）と呼ばれる。また，それより上部の第4腰髄，第5腰髄，第1仙髄は，脊髄円錐上部（spinal epiconus）と呼ばれる。胸腰椎移行部から腰椎と仙椎では末梢神経である馬尾が存在する。一般に，硬膜内の脊髄神経を馬尾と呼び，硬膜の分岐部から後根神経節の末梢までの部分を神経根と呼ぶことが多い。
（大谷晃司，菊地臣一：腰・下肢症状を呈する椎間板ヘルニアの種々相．マニピュレーション 12：8-13，1997 より引用）

の定義を「腰に関わる症状により日常生活に支障が生じている状態，すなわち，腰椎に由来する腰痛または下肢症状」とし，腰痛は，腰痛単独，下肢痛単独，両者の合併の三者を含むものとする。この定義に従えば，狭義の"腰痛"は下肢痛を除く"腰痛単独"ということになるが，ある人は臀部痛も腰痛と表現したり，ある人は臀部痛を腰痛に含まなかったり，あるいは胸腰椎移行部から胸椎にかけても腰痛と表現する人もいる（図 II・1）[1)2)]。したがって，"腰痛"ということばを使って話をするときは，その腰痛の範囲について確認すべきである。

腰痛の原因となる疾患は，腰椎由来の骨・関節疾患だけではない（表 II・1）。このうち，エピドラスコピーが対象とする腰痛は，脊椎性腰痛に分類される疾患である。

2．腰痛診断に必要な解剖学的事項

脊椎は，脊椎の集合体である脊柱管の内部に中枢神経系の一部である脊髄を有している。出生後，

(a) 脊柱管内椎間板ヘルニア　　　　(b) 椎間孔部または椎間孔外椎間板ヘルニア

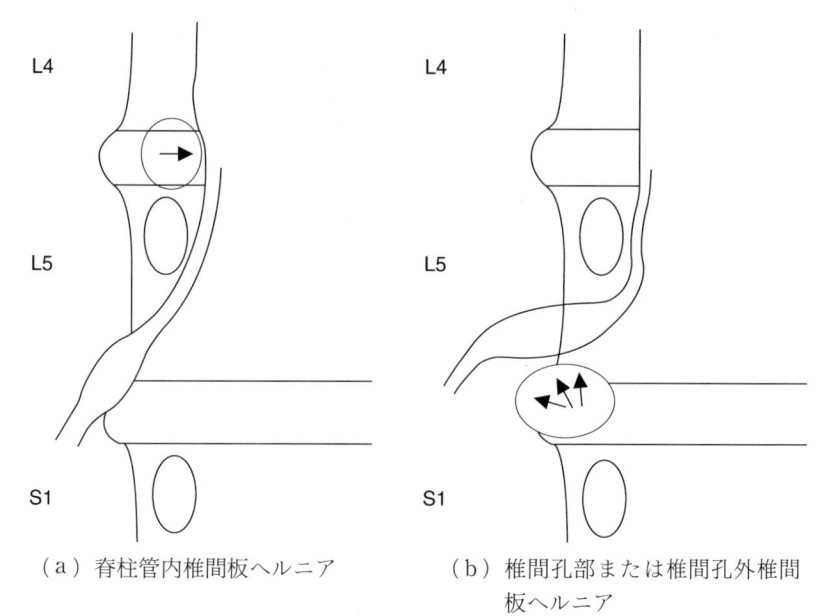

図Ⅱ・3　脊柱管内椎間板ヘルニアと椎間孔部あるいは椎間孔外椎間板ヘルニア

　大多数の椎間板ヘルニアによる第5腰神経根障害は，L4/5からの脊柱管内椎間板ヘルニアである(a)。しかし，L5/S1からの椎間孔部または椎間孔外椎間板ヘルニアも存在する (b)。
(大谷晃司，菊地臣一：腰・下肢症状を呈する椎間板ヘルニアの種々相．マニピュレーション 12：8-13, 1997 より引用)

脊椎の発育に比べて脊髄の発育が遅く，発育の不均衡が生じる。このために，脊髄の下端は胸腰椎移行部付近に位置する。このような脊椎に対する脊髄の相対的な短縮の結果，短縮を補うように腰椎，仙椎高位では，前根と後根が硬膜内で延びて馬尾と呼ばれる特異な構造を形成する。すなわち，脊椎高位から考えると，脊髄は頚椎から胸腰椎移行部までに存在し，胸腰椎移行部から腰椎と仙椎では末梢神経である馬尾が存在する(図Ⅱ・2)。一般に，硬膜内の脊髄神経を馬尾と呼び，硬膜の分岐部から後根神経節の末梢までの部分を神経根と呼ぶことが多い[3]。

　このような解剖学的特徴により，脊椎疾患では，神経の障害部位により，脊髄障害，神経根障害，馬尾障害，そして各神経組織の合併障害に分けられる。例えば，臨床で最も経験する第5腰神経障害は，この解剖学的特徴により，脊髄である円錐上部や馬尾神経の高位での病変でも，第5腰神経障害が生じる可能性がある。例えば，椎間板ヘルニアの場合，通常第5腰神経障害は，L4/5における脊柱管内椎間板ヘルニアであることが多いが，L5/S1における椎間孔部あるいは椎間孔外椎間板ヘルニアによる第5腰神経障害であることも少なくない(図Ⅱ・3)。また，まれではあるが，胸腰椎移行部ヘルニアによる脊髄円錐上部症候群としての第5腰髄障害(図Ⅱ・4-a, b)やL3/4における硬膜内脱出ヘルニアによる第5腰神経障害[4)5)]も存在する。

3．腰椎疾患の診断の手順 (表Ⅱ・2)

　腰椎疾患の診断は，問診や理学所見により病態を把握し，画像診断や臨床検査といった補助的診断法により，原因疾患を明らかにしていく。まず，

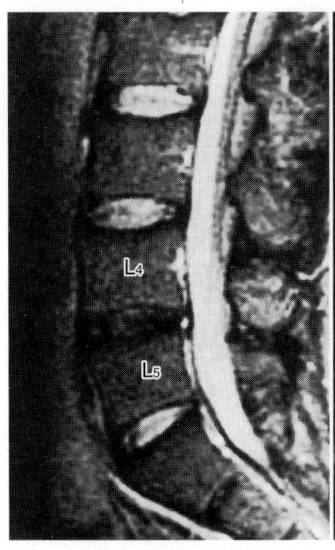

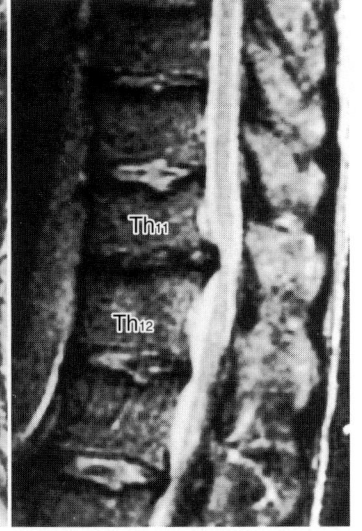

(a) 腰椎部 MRI T2強調画像（矢状面像）
腰椎部では，明らかな硬膜管の圧迫は認められなかった。

(b) 胸腰椎部 MRI T2強調画像（矢状面像）
Th 11/12 椎間高位で，前方からの硬膜管の圧迫を認める。

図II・4　Th 11/12 椎間板ヘルニアによる脊髄円錐上部症候群（44歳，男性）
主訴は，右下肢のしびれと下垂足であった。神経学的所見からは右第5腰神経根障害が疑われた。経過中に左下肢にも軽度ながらしびれと筋力低下が出現してきた。

表II・2　腰椎疾患の診断の手順

1. 問診と理学所見：病態の把握
   a. 退行性疾患
      腫瘍・炎症性疾患
      非器質性腰痛（心因性腰痛）の関与の有無
   b. 神経障害の存在の有無
2. 臨床検査と画像検査：予想した病態の確認
   問診・理学所見と検査所見との整合性の有無

詳細な問診と理学所見により，病態の推定は可能である。臨床検査や画像検査は，あくまでも病態が説明できるかどうかの確認手段である。

詳細な問診と理学所見により退行性疾患か重篤な疾患（腫瘍・炎症性疾患など）であるかを予測する。特に退行性疾患の場合には，神経症状が存在しているかどうかを見極めることが重要である。また，特に慢性腰痛患者に対しては，心因性腰痛の関与も念頭におきながら診察しなければならない。臨床検査や画像検査は補助的な診断手段であり，問診と理学所見によって予測した病態を説明できる所見があるかどうかの確認手段であることに留意しなければならない。

このような手順で診断を進めていくと，診断名は，原因疾患と病態の併記となる。例えば腰部脊椎症による椎間関節性腰痛，変性すべり症による下肢症状（馬尾障害），腰椎椎間板ヘルニアによる下肢症状（神経根障害）といった具合になる[6]。

a．診察の前に

診察室に入ってくるときの歩行状態や姿勢に注意を払う必要がある。これらの観察により疼痛の程度や下肢の筋力低下の程度を推察することがで

きる。

b．問　診

罹病期間や症状の経過を聞くだけではなく，以下の点を確認しておく必要がある。

1）疼痛の部位

ひとくちに"腰痛"といっても，背中や臀部の痛みを"腰痛"と訴えている場合があるので，疼痛の存在部位を正確に確認しておく必要がある（図II・1）[1)2)]。また，腰痛のみなのか，腰痛に下肢痛を伴っているのか，あるいは下肢痛のみなのかを確認しておくことも重要である。

2）発症の誘因

尻もちや転落などの外傷（椎体骨折，椎間板損傷など）や重量物挙上などの動作（椎間板ヘルニアなど）といった誘因があるかどうかを確認しておく必要がある。発症の誘因が明らかでない場合には，炎症性あるいは腫瘍性疾患の可能性を念頭において診察を進める必要がある。

3）疼痛の経過

疼痛が時間の経過とともに増強しているのか軽減しているのかを確認する。一般に，退行性疾患による疼痛は，時間の経過とともに軽快していくことが多い。

治療をすでに受けている場合には，一時的にせよ治療に反応しているのかどうかを確認する。これにより，炎症や腫瘍との鑑別の他に，器質的腰痛（椎間板ヘルニアといった腰痛の原因となる疾患によって引き起こされた腰痛）と非器質的腰痛（腰痛の原因となるような身体的要素によらない心因性の腰痛）との鑑別に役立つ。

4）疼痛の性質

安静時痛の有無は，退行性変化による病態と炎症や腫瘍（転移性脊椎腫瘍など）を鑑別する有効な手がかりである。一般に，退行性疾患による疼痛は，動作や姿勢により変化する。一方，安静時痛や夜間痛が存在すれば，炎症や腫瘍といった重篤な疾患を疑わなければならない。

腰痛が，朝の起床時や動き始めにあるが，動き慣れてくるにつれ消失するようであれば，腰部脊椎症による腰痛が考えられる。

5）間欠跛行の有無

間欠跛行とは，安静時には症状がないかあっても軽微ではあるが，歩行により歩行障害となるような症状が新たに出現したり，悪化したりして，歩行の継続ができなくなる状態をいう。そして，短い休息で再び歩行が可能になるのが特徴である。間欠跛行は，病態により脊柱管狭窄による神経性と下肢の閉塞性動脈硬化症による血管性の2つに分類される。さらに神経性では，馬尾性，神経根性，脊髄性の3つに細別される。間欠跛行の鑑別診断を表II・3に示す[7)]。

6）直腸・膀胱・性機能障害の有無

頻尿，残尿感，便秘，あるいはインポテンツの存在は，馬尾障害を疑わせる。これらの症状は患者自らが訴えることは少なく，積極的な問診によってのみ確認が可能となる。

c．理学所見のポイント

1）視　診

着衣は原則として下着のみとし，局所病変の見逃しを防ぐことが必要である。まず，患者を立たせて背部の視診を行う。側弯（器質的側弯と疼痛性側弯がある）の有無，棘突起配列の階段状変形（脊椎すべりで認められる）の有無を確認する。臀筋や下肢筋の萎縮の有無も見のがしてはならない（椎間板ヘルニアなどで臀筋や下肢筋の限局性萎縮が認められることがある）。皮膚に cafe-au-lait 斑があれば von Recklinghausen 氏病（中枢神経や末梢神経での多発性腫瘍を伴うことが多い）を考慮する必要がある。

2）触　診

棘突起の配列を触診する。これにより，側弯や階段状変形の有無が確認できる。また，棘突起の叩打痛の有無も確認しておく。叩打痛が認められれば，その高位での椎体骨折や炎症の可能性に留意する必要がある。傍脊柱筋に限局した圧痛がある場合には，筋・筋膜性腰痛や椎間関節性腰痛の

表II・3 間欠跛行の鑑別診断

	神経性		脊髄性	動脈性（血管性）
	馬尾性	神経根性		
跛行の状態				
(1) 誘発	歩行（姿勢性要素あり）	歩行（姿勢性要素あり）	歩行（姿勢に無関係）	歩行（姿勢に無関係）
(2) 症状				
性質	しびれ，冷感，灼熱感などの異常感覚	疼痛	重苦しい，だるい，つれるなどの異常感覚．疼痛は特徴的でない	疼痛が主体
部位	両側性が多く，下肢後面　しびれの拡大や移動（sensory march）があることもある	片側が多く，ときに両側性で下肢後面	両側性が多く下肢全体	片側性で下腿後面より足部
(3) 麻痺症状	多根性の運動・知覚障害，ときには排尿障害が誘発されたり悪化したりする	単根性の運動・知覚障害	痙性麻痺が誘発されたり悪化したりする	なし
理学的所見				
(1) 脊椎症状	後屈制限が多い	後屈制限が多い	なし	なし
(2) 緊張徴候	なし	(−) か軽度 (＋)	なし	なし
(3) 麻痺症状	(−)から多根性の高度弛緩性麻痺まで多彩	(−)から単一神経根の麻痺	(−)から痙性麻痺まで	なし
(4) 下肢動脈拍動	正常	正常	正常	欠如（または弱化）
X線所見	脊椎症性変化，椎体のすべりなどあり	脊椎症性変化，椎体のすべりなどあり	異常でも無関係	異常でも無関係
決め手となる補助診断法	脊髄造影，MRI	脊髄造影，MRI　神経根造影・ブロック	選択的脊髄血管造影？　MRI	動脈撮影

存在が考えられる．

下肢症状を有する患者では，末梢動脈（足背動脈と後脛骨動脈）の拍動と坐骨神経に沿った触診を忘れてはならない．末梢動脈の拍動の消失や左右差が認められる場合には，間欠跛行の有無や随伴症状について，より診断的問診を追加して行うべきである．また，坐骨神経は臀部から大腿部の深部を走行しているので，触診により坐骨神経腫瘍を見のがさないようにする．

3）脊柱所見

患者に前屈，後屈，側屈，および回旋を行わせる．このときに，患者の主訴となっている症状が誘発されるかどうかを確認する．前屈制限があれば椎間板ヘルニアが，後屈制限があれば脊柱管狭窄が疑われる．患者の膝関節の伸展を保持させつつ，体幹を疼痛側に側屈させたままで後屈させて下肢痛が誘発される場合（Kemp徴候陽性）（図II・5）には，脊柱管狭窄，中でも外側陥凹狭窄による神経根圧迫が強く疑われる．

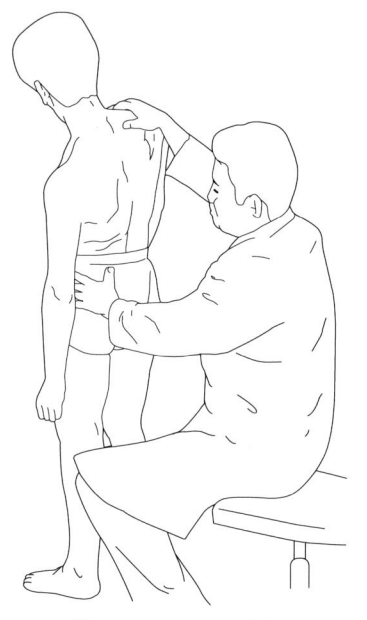

図Ⅱ・5　Kemp徴候
疼痛が誘発された場合には，外側陥凹狭窄による神経根圧迫が強く疑われる。
(菊地臣一編：理学所見．整形外科外来シリーズ　腰椎の外来，東京，メジカルビュー社，1997，p 35 より引用)

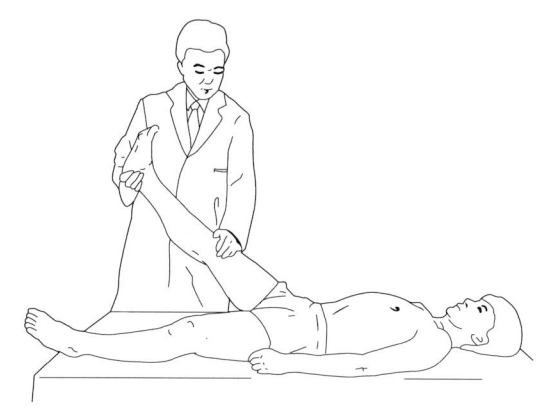

図Ⅱ・6　下肢伸展挙上テスト
疼痛が誘発された場合は，L 4/5 あるいは L 5/S 1 椎間板ヘルニアが強く疑われる。
(菊地臣一編：理学所見．整形外科外来シリーズ　腰椎の外来，東京，メジカルビュー社，1997，p 35 より引用)

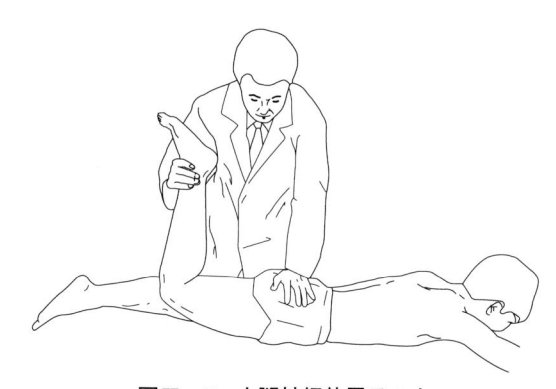

図Ⅱ・7　大腿神経伸展テスト
疼痛が誘発された場合は，L 3/4 椎間板ヘルニアが疑われる。
(菊地臣一編：理学所見．整形外科外来シリーズ　腰椎の外来，東京，メジカルビュー社，1997，p 35 より引用)

4) 神経緊張徴候

a) 下肢伸展挙上テスト (straight leg raising test：SLRテスト) (図Ⅱ・6)

下位腰椎椎間板ヘルニアによる神経根障害に対する最も重要な疼痛誘発試験である。患者をベッド上に仰臥位にする。検者は患者の横に立ち，検査をする下肢を股関節中間位として，一方の手を踵の下におき，他方の手を膝関節を伸展位に保持するために膝蓋骨の上におく。膝関節伸展位を保ったまま下肢を挙上していくと，正常では70°以上まで疼痛なしに下肢挙上が可能であるが，70°未満の角度で坐骨神経に沿った大腿から下腿後面の疼痛が誘発された場合を陽性とする。陽性の場合には，L 4/5 あるいは L 5/S 1 椎間板ヘルニアが強く疑われる。

b) 大腿神経伸展テスト (femoral nerve stretch test) (図Ⅱ・7)

上位椎間板ヘルニアによる神経根障害に対する疼痛誘発試験である。患者をベッド上に腹臥位にする。検者は患者の下腿を上方に引き上げることにより股関節を伸展させる (この方法は原法と若干異なるが，膝の可動域制限がある場合でも行うことができる)。このとき大腿神経に沿った大腿前

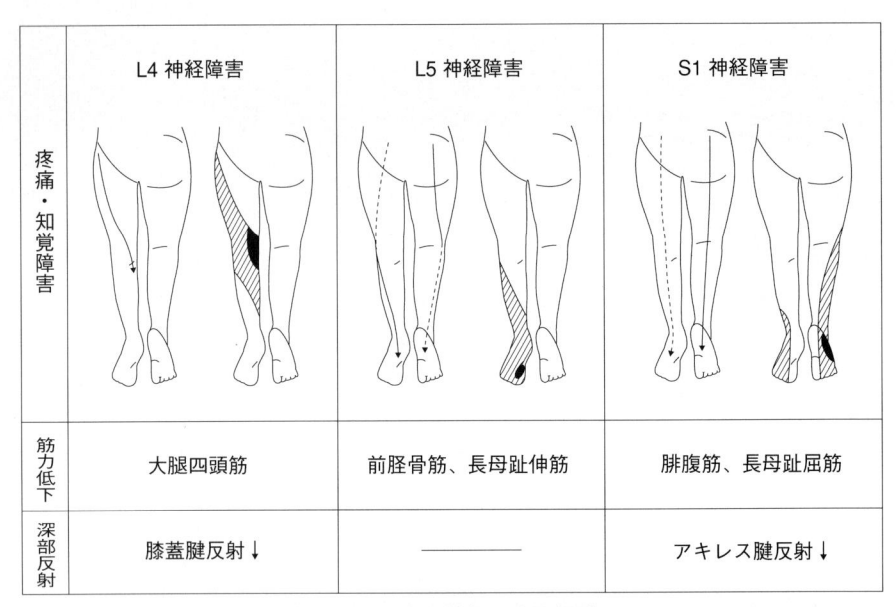

	L4 神経障害	L5 神経障害	S1 神経障害
疼痛・知覚障害			
筋力低下	大腿四頭筋	前脛骨筋、長母趾伸筋	腓腹筋、長母趾屈筋
深部反射	膝蓋腱反射↓	―	アキレス腱反射↓

図Ⅱ・8 脊髄神経の支配領域
矢印は放散痛,斜線は知覚障害の範囲,黒塗りは固有知覚領域である。
(大谷晃司,菊地臣一:腰・下肢症状を呈する椎間板ヘルニアの種々相.マニピュレーション 12:8-13,1997 より引用)

面部痛が誘発された場合を陽性とする。陽性の場合には,L3/4 椎間板ヘルニアなどの上位の椎間板ヘルニアが疑われる。

5)神経学的所見(図Ⅱ・8)

腰椎における病変では,しばしば神経根や馬尾の圧迫症状を伴うため,下肢の神経学的検査は必ず行う。深部反射,知覚および筋力を調べることで病変の存在する高位を推察することができる[8)9)]。

a)深部反射

膝蓋腱反射の低下は,主に第4腰神経根障害を疑わせる。また,アキレス腱反射の低下は,主に第1仙骨神経根障害が疑われる。

両側性の下肢深部反射の亢進は,中枢神経障害を疑うべきである。両側性の下肢深部反射の低下は馬尾障害を疑わせる。ただし,高齢者では健常者でも両側の下肢深部反射の低下が認められる場合があるので注意を要する[10)]。

b)知 覚

知覚には,表在知覚(触覚と痛覚)と深部知覚(位置覚と振動覚)がある。腰仙椎部神経根障害の場合には,図Ⅱ・8 に示すような知覚障害(主として触覚や痛覚の鈍麻)が認められる。ストッキング型の知覚障害が認められる場合には,中枢神経障害や糖尿病性末梢神経炎といった他の末梢神経障害を考える必要がある。解離性知覚障害(触覚や深部知覚と痛覚のいずれかがより強く障害されている)を認める場合には,脊髄空洞症や髄内腫瘍を考える。

c)筋 力

徒手筋力テストで評価する。判定を表Ⅱ・4に示す。腸腰筋は,患者をベッドの端に座らせ大腿を上げさせて調べる。大腿四頭筋は,患者をベッドの端に座らせて膝を完全伸展位にして調べる。前脛骨筋は,足関節を背屈させて調べる。長母趾伸筋は母趾を,長趾伸筋は第2~第5趾を背屈させて調べる。下腿三頭筋は,足関節を底屈させて調べる。長母趾屈筋は母趾を,長趾屈筋は第2~第5趾を底屈させて調べる。

簡単に患者の筋力を評価する方法としては,爪先立ちが可能かどうかで下腿三頭筋の筋力を,踵立ちが可能かどうかで前脛骨筋の筋力を評価す

表II・4　徒手筋力テストによる筋力評価

筋力評価		
5	(Normal)	強い抵抗に抗す正常な筋力
4	(Good)	ある程度の抵抗に抗し，全可動域を動かしうる
3	(Fair)	重力に抗し全可動域を動かしうるが，抵抗を加えると動かせない
2	(Poor)	重力を除けば全可動域を動かしうる
1	(Trace)	筋収縮は認められるが，関節の動きは認められない
0	(Zero)	まったく筋収縮が認められない

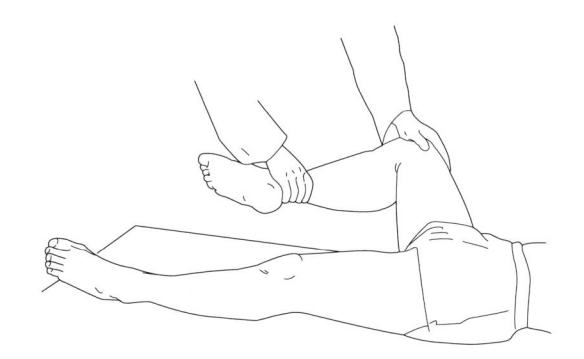

図II・9　Fabere test
疼痛が誘発される場合には，股関節疾患が疑われる。
(菊地臣一編：鑑別診断．整形外科外来シリーズ腰椎の外来，東京，メジカルビュー社，1997，p 40 より引用)

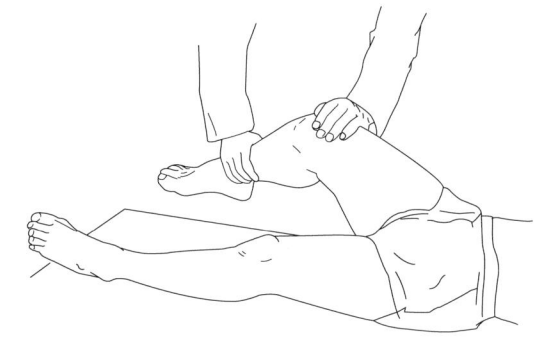

図II・10　Fadire test
疼痛が誘発される場合は，仙腸関節の障害が疑われる。
(菊地臣一編：鑑別診断．整形外科外来シリーズ腰椎の外来，東京，メジカルビュー社，1997，p 41 より引用)

る。

d．鑑別診断のための診察手技

腰仙椎部の脊椎疾患は，しばしば骨盤部疾患や股関節疾患と間違われやすい。このためさまざまな鑑別手技が用いられている。

1）Fabere test（図II・9）

患者をベッド上に仰臥位とし，膝関節軽度屈曲位で膝と下腿を把持する。股関節を屈曲（flexion），外転（abduction），外旋（external rotation）させた後，伸展（extension）を強制する。疼痛が誘発される場合は，股関節疾患が疑われる。

2）Fadire test（図II・10）

Williams test とも呼ばれる。患者をベッド上に仰臥位とし，膝関節軽度屈曲位で膝と下腿を把持する。股関節を屈曲（flexion），内転（adduction），内旋（internal rotation）させた後，伸展（extension）を強制する。疼痛が誘発される場合は，仙腸関節の障害が疑われる。

3）Newton test（図II・11）

3つの手技からなる。

第1手技：患者を仰臥位とし，上前腸骨棘に両手でゆっくりと後方に圧迫を加える。

第2手技：仰臥位で患者の上前腸骨棘を両手ではさむようにして，正中方向へゆっくりと圧迫を加える。

第3手技：患者を腹臥位とし，仙骨部を手掌でゆっくりと全体重をかけるように圧迫する。これらの手技で疼痛が誘発される場合には，仙腸関節の障害が疑われる。

(a) 第1手技　　　　　　　　　　　　　　(b) 第2手技

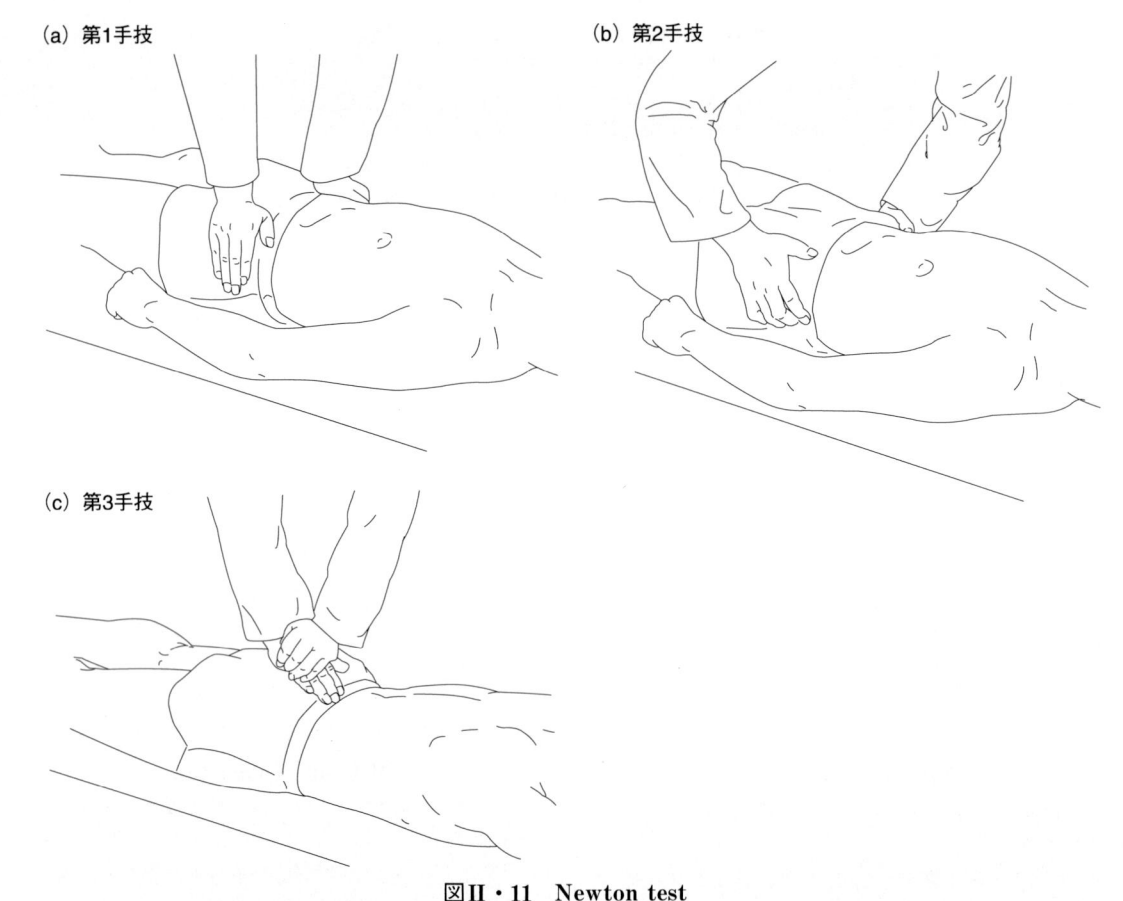

(c) 第3手技

図II・11　Newton test
疼痛が誘発される場合は，仙腸関節を含む骨盤輪の障害が疑われる。
(菊地臣一編：鑑別診断．整形外科外来シリーズ　腰椎の外来，東京，メジカルビュー社，1997，p 43
より引用)

e．非器質的腰痛との鑑別のための診察手技

腰痛には，多かれ少なかれ情動的要素といった非器質的要素の加重が見られる。この関与の有無や程度を評価することは，腰痛の診察には極めて重要となる。

1）Flip test（図II・12）

患者を検査台の端に両足を下垂させて座らせて，できるだけ腰を垂直にさせる。検者は，一方の手を患側の大腿遠位（膝蓋骨上方）部において検査台に大腿を押し付けるようにする。そこで，他方の手を踵の下におき，徐々に膝を伸展させる。患者が膝の角度が45°を越えるあたりで後方に倒れそうになり，検査台に手をついて体を支える場合が陽性である。下肢伸展挙上テスト（SLRテスト）が陽性で，本手技が陰性の場合には，非器質的腰痛が疑われる。すなわち，椎間板ヘルニア様症状を呈している患者に対する非器質的要素の関与を評価するのに有用である。

2）Burn's test（図II・13）

患者を検査台の上にできるだけ遠くを見るようにひざまずかせる。検者は，患者の後ろで足関節後部を押さえ，指先を床につけるように指示をする。急性腰痛症や高度の変形性股関節症や膝関節疾患を伴わない限り，通常はこの動作は可能である。非器質性腰痛の場合には，やろうともせずに不可能であると訴えたり，後ろに体重をかけながら床に指先をつけるが，すぐに元に戻り不可能で

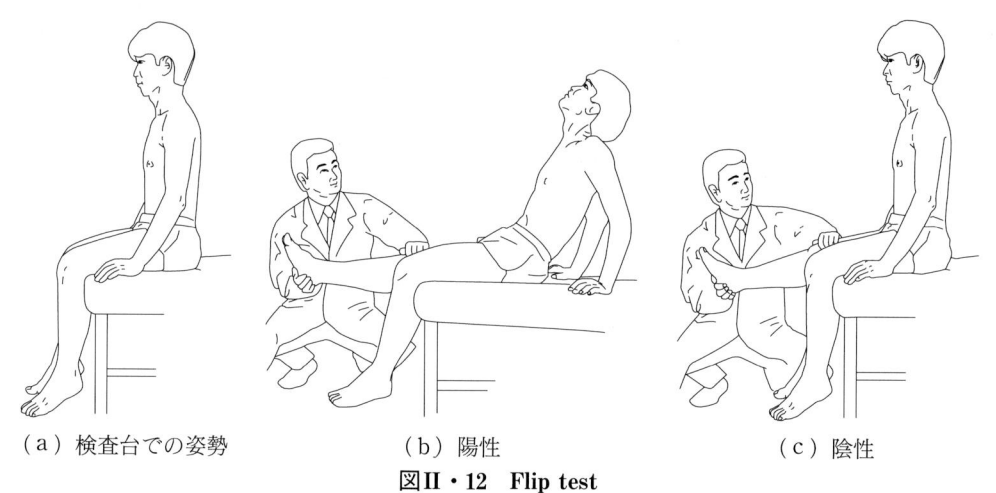

（a）検査台での姿勢 　　　　（b）陽性 　　　　　　（c）陰性
図Ⅱ・12　Flip test
　SLRテストが陽性で，本テストが陰性の場合は，非器質性腰痛が疑われる。
（菊地臣一編：鑑別診断．整形外科外来シリーズ　腰椎の外来，東京，メジカルビュー社，1997, p 43 より引用）

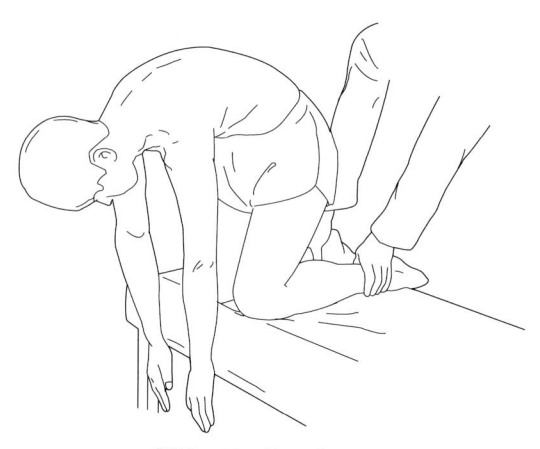

図Ⅱ・13　Burn's test
　非器質性腰痛の場合には，やろうともせずに不可能であると訴えたり，後ろに体重をかけながら床に指先をつけるが，すぐにもどり不可能であると訴えたりする。
（菊地臣一編：鑑別診断．整形外科外来シリーズ　腰椎の外来，東京，メジカルビュー社，1997, p 42 より引用）

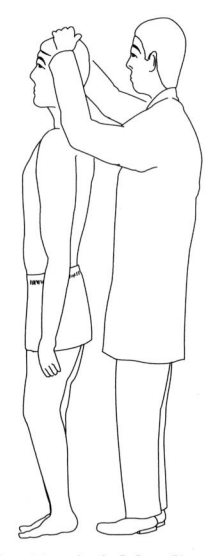

図Ⅱ・14　Axial loading test
　Axial loading test 陽性の場合は，非器質的腰痛の存在を考慮する。
（田口敏彦：心因性腰痛．脊椎脊髄 13：550-554, 2000 より引用）

あると訴えたりする。Burn's test 陽性の場合は，非器質的腰痛の存在を考慮する。

3）Non-organic tenderness (skin tenderness)
　皮膚を摘んだだけで腰痛を訴える場合を skin tenderness といい，通常の tenderness とは異なる。Skin tenderness 陽性の場合は，非器質的腰痛の存在を考慮する。

4）Axial loading test（図Ⅱ・14）
　立位の患者の頭を押さえ付けて，腰痛があるか

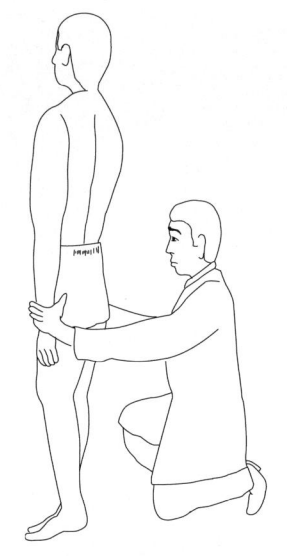

図Ⅱ・15　Rotation test
Rotation test 陽性の場合は，非器質的腰痛の存在を考慮する．
(田口敏彦：心因性腰痛．脊椎脊髄 13：550-554, 2000 より引用)

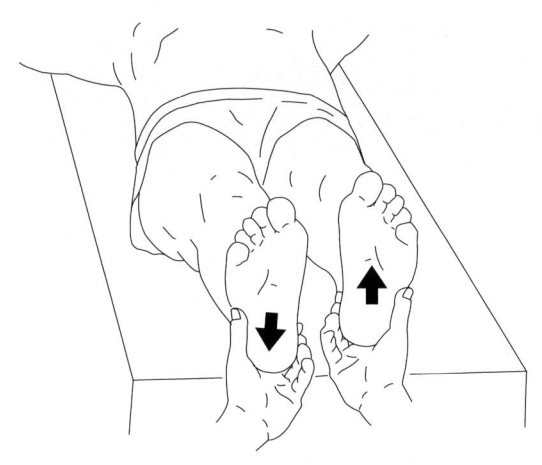

図Ⅱ・16　Hoover test
正常では，挙上しようとする反動で，反対側の手掌に力が加わるのが検者に感じられる．
(菊地臣一編：鑑別診断．整形外科外来シリーズ 腰椎の外来，東京，メジカルビュー社，1997，p 146 より引用)

どうかを見る．頭部を押さえ付けても腰椎までは負荷を加えることはできないので，axial loading test 陽性の場合は，非器質的腰痛の存在を考慮する．

5）Rotation test（図Ⅱ・15）

患者を立位で両肩と骨盤を同一平面上にある姿勢にして，他動的に両肩と骨盤を同一平面上にあるままで身体を捻らせる．脊椎と骨盤は同一平面上にあるので，腰椎に捻りは加わらない．Rotation test 陽性の場合は，非器質的腰痛の存在を考慮する．

6）Hoover test（図Ⅱ・16）

患者を仰臥位とし，両側の踵に手をあてがい，片側の下肢の挙上を指示する．挙上をしようとする反動で，反対側にあてがった検者の手に力が加わることを感じる．片側の下肢の挙上を試みない場合には，反対側にあてがった検者の手に力は感じられない．

4．腰痛を生じる代表的な腰椎疾患

本項では，腰痛を生じる代表的な腰椎疾患について，成因，自覚症状，理学所見および鑑別診断について述べる．

a．腰椎椎間板ヘルニア

1）成　因

椎間板は髄核，線維輪，軟骨板から成る．椎間板（髄核）が本来の位置から周囲へ向かって突出した状態を椎間板ヘルニアと呼ぶ．椎間板が後方あるいは後側方へ突出し，神経根を圧迫することで症状が惹起される（図Ⅱ・17）．

2）自覚症状

下部腰椎の場合には，腰椎前屈により一側下肢へ疼痛が惹起される．しびれを伴っていることも多い．この疼痛やしびれは，運動により増強し，安静で軽快するのが普通である．

3）理学所見

　a）脊柱所見

下部腰椎の椎間板ヘルニアでは前屈制限が認め

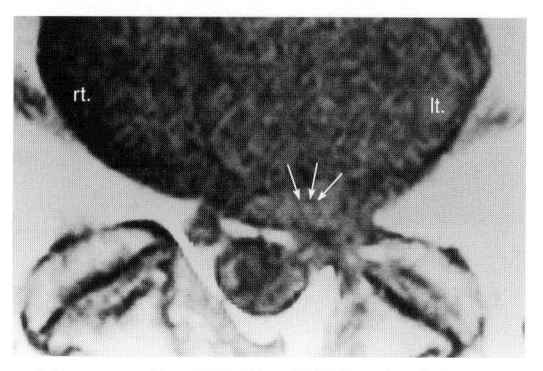

図Ⅱ・17　第5腰椎/第1仙椎（L5/S1）椎間板ヘルニアのMR像（T1強調画像）
左後方に突出した椎間板（矢印）が，左第1仙椎神経根を圧迫している。

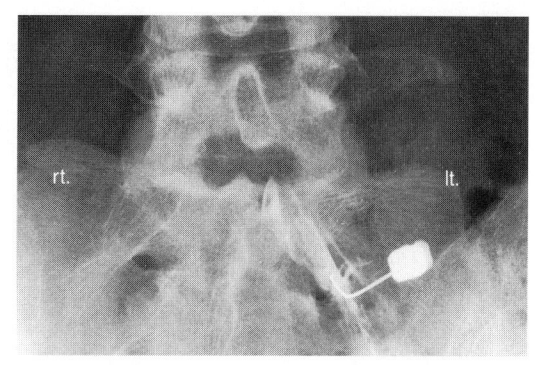

図Ⅱ・18　右S1神経根造影前後像
造影剤が，S1の上関節突起を越え，L5/S1椎間板高位で途絶している。

られる。

　b）神経学的所見

神経根刺激徴候と脱落徴候に分けられる。刺激徴候としては，下肢伸展挙上テスト（**図Ⅱ・6**）と大腿神経伸展テスト（**図Ⅱ・7**）がある。下肢伸展挙上テストが陽性の場合には，L4/5あるいはL5/S1椎間板ヘルニアが強く疑われる。また，大腿神経伸展テストが陽性の場合には，上位椎間板ヘルニア，特にL3/4椎間板ヘルニアが疑われる。

脱落徴候として，知覚，筋力，および深部反射を評価する（**図Ⅱ・8**）。

4）画像診断

　a）単純X線像

腰椎椎間板ヘルニアに特徴的な単純X線所見はない。

　b）MRI

椎間板が後方あるいは後側方へ突出し，硬膜管あるいは神経根を圧迫しているのが観察される（**図Ⅱ・17**）。

　c）神経根造影・ブロック

神経根を直接描出し，造影剤の途絶部位を解析することで，神経根への圧迫部位を推定することができる（**図Ⅱ・18**）。また，同時に局麻剤によるブロックを行い，一時的に症状の消失が確認されれば，責任神経根の高位が判定できる機能的診断もあわせて行うことができる。

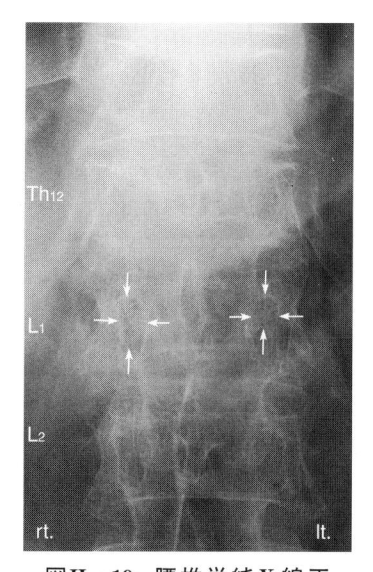

図Ⅱ・19　腰椎単純X線正面像
第1腰椎椎弓根の左右差を認める。

5）鑑別診断

下肢症状を生じる腰部脊柱管狭窄や脊髄（馬尾）腫瘍が鑑別疾患として重要である。脊髄（馬尾）腫瘍の疼痛の特徴は，安静時痛や夜間痛の存在である。また，多根性の障害や膀胱・直腸障害を呈することが多い。単純X線像で椎弓根距離の拡大や椎体後縁の陥凹（scalloping），椎弓根の左右差（**図Ⅱ・19**）などが認められることがある。画像で

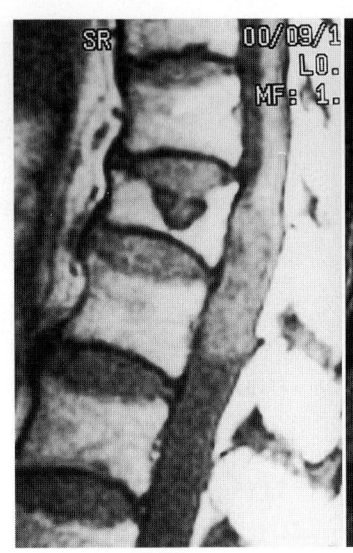

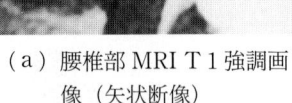

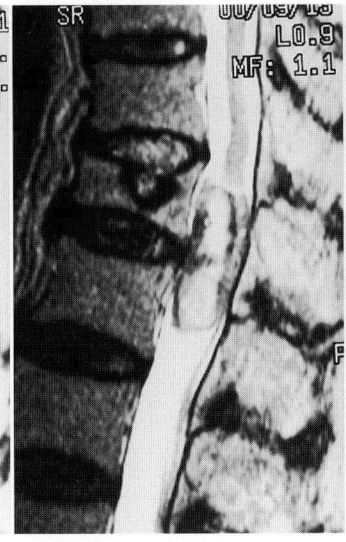

(a) 腰椎部 MRI T1強調画像（矢状断像）　　(b) 腰椎部 MRI T2強調画像（矢状断像）　　(c) 腰椎部 MRI 造影T1強調画像（矢状断像）

図II・20　馬尾神経鞘腫

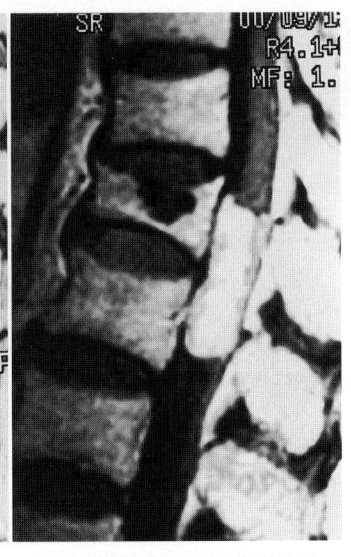

境界は明瞭で，T1強調画像で低信号，T2強調画像で辺縁部は等信号，中心部は高信号，造影T1強調画像で辺縁部の造影効果を認める。

腫瘍の存在が証明される（図II・20-a～c）。

b．腰部脊柱管狭窄

1）成因

神経組織と周囲組織の不均衡により，神経に対する周囲組織の狭小化を来している状態をいう（図II・21-a～c）。腰部脊柱管狭窄という名称は，このように病態をあらわしているのであり，さまざまな疾患が含まれていることに留意する必要がある。

2）自覚症状

腰部脊柱管狭窄では，しばしば間欠跛行を呈する。また，腰椎部における神経性間欠跛行は，馬尾型，神経根型，そして両者の合併の混合型に分類できる（表II・5）[11]。

a）症状の性質

馬尾障害では，しびれや絞扼感，灼熱感といった異常感覚を訴える。神経根障害では，臀部や下肢の疼痛，ときにしびれを訴える。馬尾障害と神経根障害が合併すると両者が混合した症状になる。

b）症状の部位

馬尾障害では，異常感覚が両下肢，臀部，そして会陰部に拡がる。神経根障害は第5腰神経根の単根性の障害であることが多いので，片側，または両側の臀部痛や下肢痛であることが多い。

c）姿勢の影響

乳母車を押すように腰椎を前屈した姿勢で歩くと歩行時間が長くなる。歩行後の休息では，腰掛けたりしゃがみ込むと症状が楽になる（姿勢性要素あり）。腰椎の前弯が減少する自転車に乗るような姿勢では，症状の発現はない（bicycle test）[12]。長くは歩けないが，自転車であればどこまでも行けると患者は言う。

d）直腸・膀胱障害

馬尾障害例では，便秘，残尿感，あるいは頻尿といった症状を呈する症例が多い。歩行により，便意や尿意を感じたり，陰茎が勃起する症例も存在する。

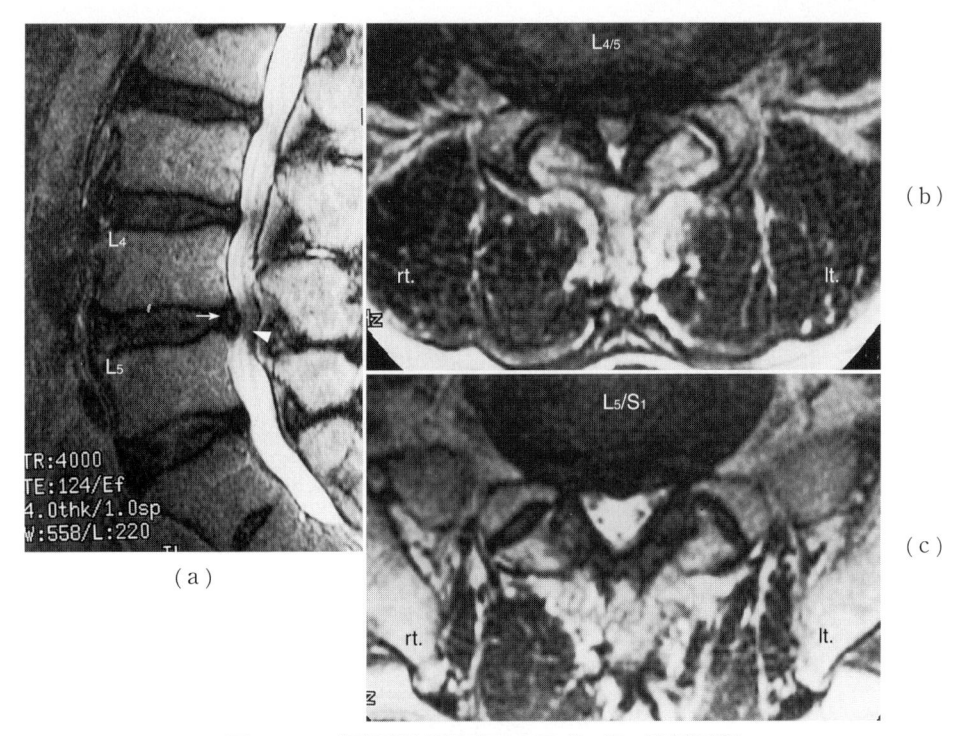

図Ⅱ・21 腰部脊柱管狭窄のMR像（T2強調画像）
（a）矢状断像
　第4腰椎/第5腰椎（L4/5）椎間レベルで，腹側からは変性椎間板（矢印），背側からは黄色靱帯（矢頭）により硬膜管が圧排されている。
（b，c）横断像
　脊柱管狭窄の存在しないL5/S1椎間レベルでは，中央に硬膜管が確認され，硬膜管内の馬尾神経も1本1本が確認できる。一方L4/5椎間レベルでは，変性椎間板，椎間関節，黄色靱帯によって，硬膜管が狭窄しているのが観察される。

表Ⅱ・5 腰椎部における神経性間欠跛行の機能的分類

神経障害型式	自覚症状	他覚所見
馬尾型	下肢・臀部・会陰部の異常知覚	多根性障害
神経根型	下肢・臀部の疼痛	単根性障害
混合型	馬尾型＋神経根型	多根性障害

3）理学所見
a）脊柱所見
　神経根障害例では，後屈制限やKemp徴候（図Ⅱ・5）を認めることが多い。椎間板ヘルニア合併例では，前屈制限も合併する。

b）神経学的所見
　神経根障害例では，腰椎椎間板ヘルニアと同様な脱落所見を呈する。馬尾障害では，多根性の筋力低下や知覚障害を示し，両側のアキレス腱反射が低下または消失していることが多い。安静時には神経脱落所見はなく，歩行負荷後に初めて認められる症例も存在することに留意すべきである。

4）画像診断
a）単純X線像
　前後像で燕尾様あるいはW型椎弓，あるいは椎間関節の内方偏位や関節症性変化による巨大化と矢状面化が認められる。変性側弯や椎体側方すべりが認められる。側面像では，脊柱管前後径や上切痕距離の短縮が観察される（図Ⅱ・22-a，b）。

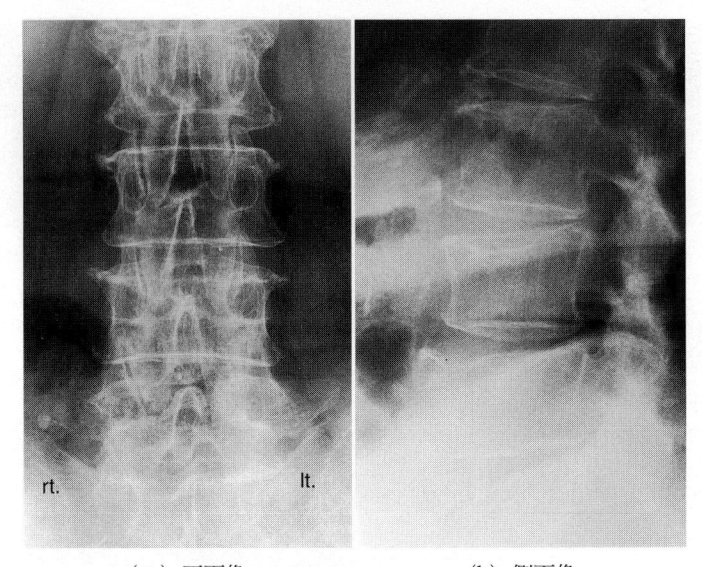

　　　　(a) 正面像　　　　　　(b) 側面像
図Ⅱ・22　脊椎症による腰部脊柱管狭窄症の単純 X 線写真

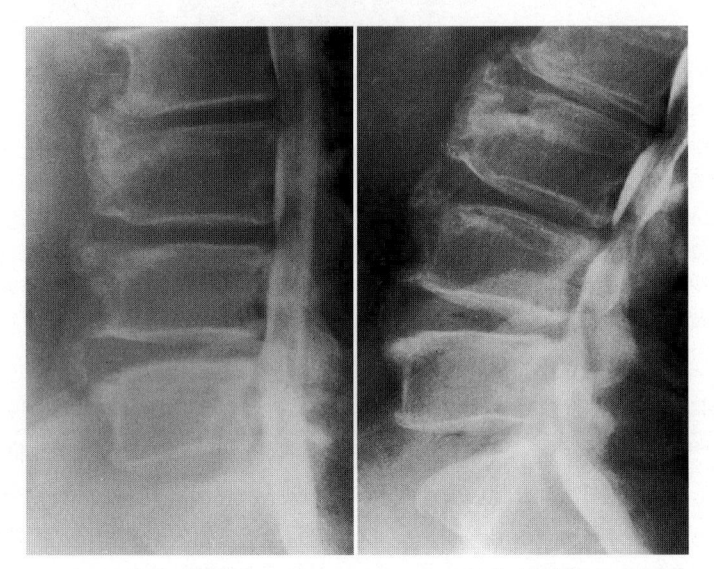

　　　　(a) 前屈位　　　　　　(b) 後屈位
図Ⅱ・23　脊椎症による腰部脊柱管狭窄症の脊髄造影側面像
前屈位では，硬膜管の明らかな圧迫は認められない。一方，後屈位では，椎間板レベルでの硬膜管の圧迫が認められる。

b) MRI

硬膜管や神経根が変性椎間板，椎間関節，黄色靱帯などによって圧迫されている状態が観察される（図Ⅱ・21）。

c) 脊髄造影

脊髄造影の最大の利点は，側面での前後屈位で硬膜管の圧迫状態の変化を捉えることができることである（図Ⅱ・23-a, b）。

d）神経根造影・ブロック

臨床的意義は，腰椎椎間板ヘルニアのそれと同様である。

5）鑑別診断

下肢症状を有する腰椎椎間板ヘルニアと閉塞性動脈硬化症（arteriosclerosis obliterans：ASO）との鑑別が重要である。腰椎椎間板ヘルニアでは，脊柱所見は前屈制限であるのに対し，腰部脊柱管狭窄では後屈制限を示す。また，腰椎椎間板ヘルニアでは，神経緊張徴候を認める症例が多いが，腰部脊柱管狭窄では認められないことが多い。一方，腹部大動脈や下肢の主要動脈のASOでも間欠跛行を呈する（血管性間欠跛行）。しかし，血管性間欠跛行は痛みが主体であり，姿勢による症状の緩解や増悪はなく，脊柱所見や神経脱落所見は認められない。下肢の動脈拍動の減弱または消失が観察される（表Ⅱ・3）。ただし，末梢動脈の拍動の消失が必ずしもASOによる間欠跛行を意味していないことに留意する必要がある[13]。

c．腰部脊椎症（変形性脊椎症）

1）成因

退行性変化により，椎間板，椎体，および椎間関節などの変性性変化が生じて発症する。しかし，これらの変化自体は加齢的変化であり，生理的現象である。したがって，画像上加齢的変化があるからといって，この変化が主訴の原因か否かには，慎重な判断が必要である。

2）自覚症状

誘因なく，徐々に発症する慢性腰痛が多い。朝の起床時や動き始めの腰痛が特徴的な症状である。しかし，動き慣れてくるにつれ消失することが多い。また，神経根障害や馬尾障害による下肢症状が主訴である症例も少なくなく，このような場合には腰部脊柱管狭窄と捉えるのが妥当である。腰部脊椎症は腰部脊柱管狭窄の変性性狭窄の原因疾患として最も多い。

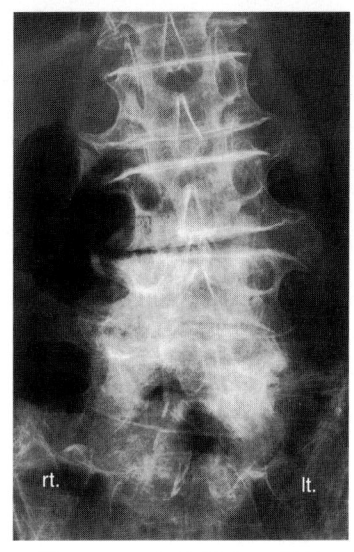

図Ⅱ・24　変性側弯の単純X線写真正面像

3）理学所見

a）脊柱所見

腰椎の後屈や回旋で腰痛や下肢痛を認めることが多い。神経根障害を有する症例では，Kemp徴候が陽性となることが多い。Kempの手技で，伸展側の腰痛が誘発されることがある。これは，伸展側の椎間関節由来の腰痛と考えられる。

b）神経学的所見

腰部脊柱管狭窄を伴う場合は，神経根障害や馬尾障害を呈する。

4）画像診断

a）単純X線像

椎体の骨棘形成と椎間腔狭小化が特徴的である。変性側弯を認めることもある（図Ⅱ・24）。

b）MRI，CT，脊髄造影，神経根造影・ブロック

臨床的意義は，腰部脊柱管狭窄のそれと同様である。

5）鑑別診断

腰椎椎間板ヘルニアとの鑑別のポイントは，腰部脊柱管狭窄で述べた通りである。脊椎炎あるいは転移性脊椎腫瘍との鑑別のポイントは，安静時痛や夜間痛の有無である。脊椎炎や転移性脊椎腫瘍では，安静時痛や夜間痛を訴える症例は多いが，

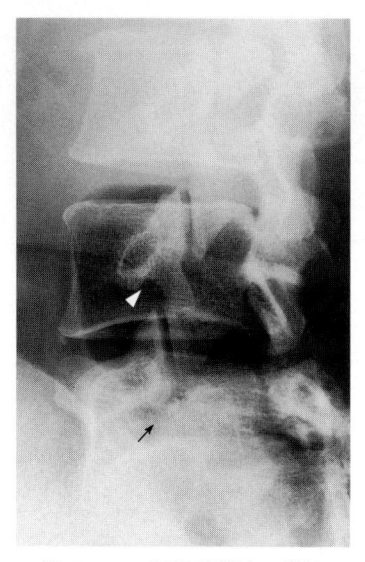

図Ⅱ・25　腰椎分離症の単純X線写真斜位像
第5腰椎の関節突起間部の分離を認める（矢印）。一方、第4腰椎では、同部の分離は認められない（矢頭）。

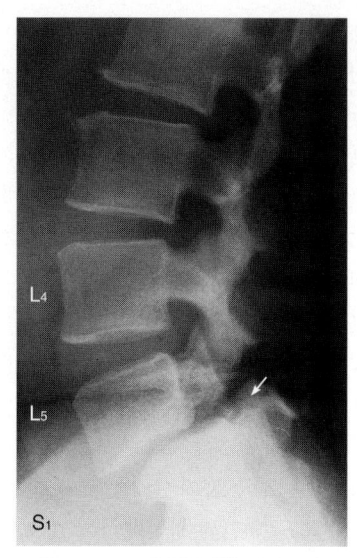

図Ⅱ・26　腰椎分離すべり症の単純X線写真中間位側面像
第5腰椎の椎弓分離部は明瞭である（矢印）。第5腰椎（L5）は、第1仙椎（S1）に対して前方に30％移動している。

変性疾患である腰部脊椎症では，疼痛は運動時に増強するが，安静時には軽減または消失するのがふつうである。

d．腰椎分離・分離すべり症

1）成因

日常生活やスポーツ活動により腰椎下部に負荷が集中して，椎弓の関節突起間部に疲労骨折を生じ，裂隙形成（椎弓分離）が形成されるためと考えられている。椎弓分離のみの場合を脊椎分離症，脊椎分離症にすべり（椎体が下位椎体に対して前方に移動）が合併している場合を脊椎分離すべり症という。成長期の激しいスポーツ活動がその発症に大きく関与しているといわれている。

2）自覚症状

主訴は腰痛であることが多い。関連痛として大腿後面までの疼痛を訴えたり，根性疼痛や間欠跛行を訴える症例もある。通常は，動作により疼痛は増強し，安静により軽快する。特に，同一姿勢の保持や重量物挙上で腰痛が増強すると訴えることが多い。

3）理学所見

a）脊柱所見

一般に，腰椎の前弯が増強している。また，分離すべり症では，視診または触診で階段状変形が認められる。後屈やKempの手技で腰痛や下肢痛が誘発されることが多い。棘突起や傍正中部（分離部）に圧痛が認められることが多い。

b）神経学的所見

神経学的脱落所見はないか，あってもごく軽度である。神経根障害が生じることがあっても，馬尾障害が生じることはない。

4）画像診断

a）単純X線像

一般には，斜位像が分離の診断に有用である（図Ⅱ・25）。中間位側面像で分離のある椎体が下位椎体に対して前方に5％以上移動している場合を「すべりあり」と定義する（図Ⅱ・26）。

b）MRI

　単純X線像で診断できない分離発生初期の診断に有用である。分離椎弓はT1強調画像で低信号域として観察される。

　c）CT

　分離部の形態を観察するのに有用である。

　d）骨シンチグラム

　単純X線像で診断できない分離発生初期の診断に有用である。分離部での核種の集積が観察される。

5）鑑別診断

　典型的な椎弓分離の画像所見が認められれば，診断は容易である。しかし，画像所見と症状との関連性については，十分に評価判定することが必要である。

e．変性すべり症

1）成　因

　椎弓の分離がなく，椎体が前方にすべっている状態を変性すべり症と呼ぶ。本症の発症機序としては，後方支持要素（椎弓角，椎間関節傾斜角）の水平化に前方支持要素の機能破綻（椎間不安定性）が加わり椎体すべりが発生すると考えられている。大多数は第4腰椎の変性すべり症である。

2）自覚症状

　誘因なく，徐々に発症する慢性腰痛が多い。しかし，神経根障害による根性疼痛や馬尾障害によるしびれといった下肢症状や間欠跛行を主訴とする症例も少なくない。特に，馬尾障害を呈する頻度が高い。変性すべり症は，腰部脊椎症とともに腰部脊柱管狭窄の変性性狭窄の原因疾患として重要である。

3）理学所見

　a）脊柱所見

　腰椎の後屈や回旋で腰痛や下肢痛を認めることが多い。神経根障害を有する症例では，Kemp徴候が陽性となることが多い。階段状変形は，分離すべり症ほど明らかではない。

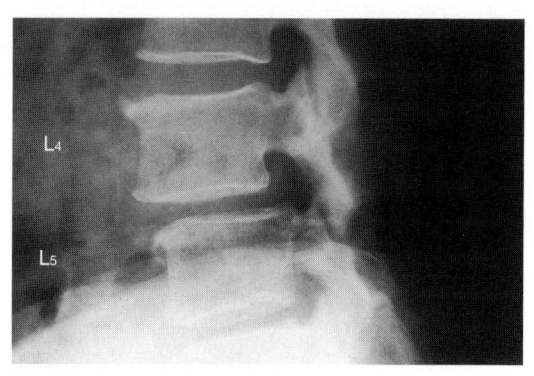

図II・27　第4腰椎変性すべり症の単純X線写真中間位側面像
第4腰椎（L4）は，第5腰椎（L5）に対して前方に12％移動している。

　b）神経学的所見

　腰部脊柱管狭窄を伴う場合は，神経根障害や馬尾障害を呈する。腰部脊椎症に比べて，馬尾障害を呈する症例の頻度が高い。下肢のしびれなどの自覚症状だけで，安静時の神経学的所見に異常が見られない症例でも，立位あるいは歩行負荷により神経学的脱落所見が顕在化することが多い。

4）画像診断

　a）単純X線像

　中間位側面像で椎体が下位椎体に対して前方に5％以上移動している場合をすべりありと定義する（図II・27）。

　b）MRI

　硬膜管や椎間孔の狭窄状態の観察に有用である。

　c）CT，脊髄造影，神経根造影・ブロック

　臨床的意義は，腰部脊柱管狭窄のそれと同様である。

5）鑑別診断

　脊椎分離症・分離すべり症と同様に，画像所見と症状との関連性を十分に確かめることが必要である。安静時での足のしびれは，糖尿病性末梢神経障害などの末梢神経炎でも出現する。脊柱所見や立位・歩行負荷により，腰椎の姿勢の関与の有無を観察すべきである。また，末梢神経伝導速度

の測定も鑑別診断に有用である。

f．骨粗鬆症

1）成　因

骨粗鬆症とは，骨量が減少し，かつ骨組織の微細構造が変化し，それにより骨が脆くなり骨折しやすくなった病態と定義される．骨粗鬆症による腰痛は，軽微な外傷による脊椎圧迫骨折（急性腰痛）と腰椎の前弯減少，あるいは後弯変形から生じてくる慢性腰痛に大別される．

2）自覚症状

圧迫骨折の場合は，激しい腰背部痛であり，体動困難で寝返りすら打てないことが多い．一方，慢性腰痛では，腰背部の鈍痛や疲労感を訴え，腰痛性間欠跛行（表II・6）[14)15)]を呈する症例が多い．

3）理学所見

a）脊柱所見

圧迫骨折の急性期では，腰痛による運動制限や棘突起の叩打痛が認められる．慢性腰痛では，腰椎の前弯が減少，あるいは消失している．後弯変形を呈している症例も少なくない．

b）神経学的所見

一般に，骨粗鬆症を基盤とした椎体骨折で，神経障害が発生することは極めて少ない．むしろ神経障害が発生するのは，椎体骨折後の進行性圧壊による遅発性神経障害であることが多い．

4）画像診断

a）単純X線像

椎体骨折による椎体変形は，楔状椎，魚椎および扁平椎に分類される（図II・28）．

b）MRI

T1強調画像における低信号域は，骨折を疑わせる（図II・29-a～c）．

表II・6　腰痛性間欠跛行の定義

・腰痛は立位または歩行の持続により発生する鈍痛であり，その症状は腰椎の後屈により軽減または消失する．
・同一姿勢での持続的な歩行は困難であり，途中で腰部の伸展を繰り返しながら歩行する．
　1．腰痛性間欠性跛行を呈する．
　2．安静時痛はない．腰痛性間欠性跛行を呈する．
　3．その腰痛は腰椎後屈により速やかに消失する．
　4．下肢症状はない．

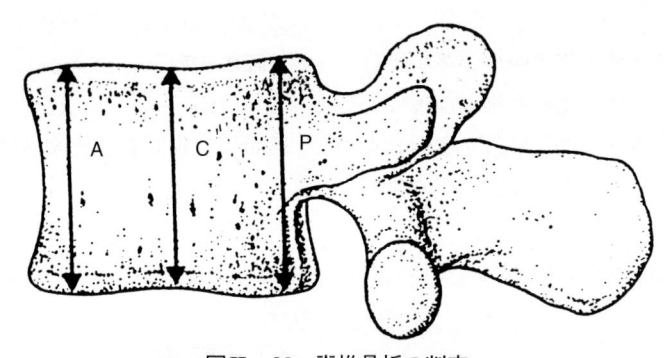

図II・28　脊椎骨折の判定

楔状椎：A/P＜0.75，魚椎：C/A＜0.80，扁平椎：判定椎体の上位あるいは下位のA，C，Pよりおのおの20％以上減少

骨折の急性期には椎体高の減少が診断基準以下であっても，局所での脊椎の棘突起の叩打痛や圧痛などの理学所見，X線像上の椎体縁皮質骨の不連続性，およびMRIでの骨折を疑わせる低信号域が認められれば骨折と判定する．

（原発性骨粗鬆症の診断基準（1996年度改訂版）より）

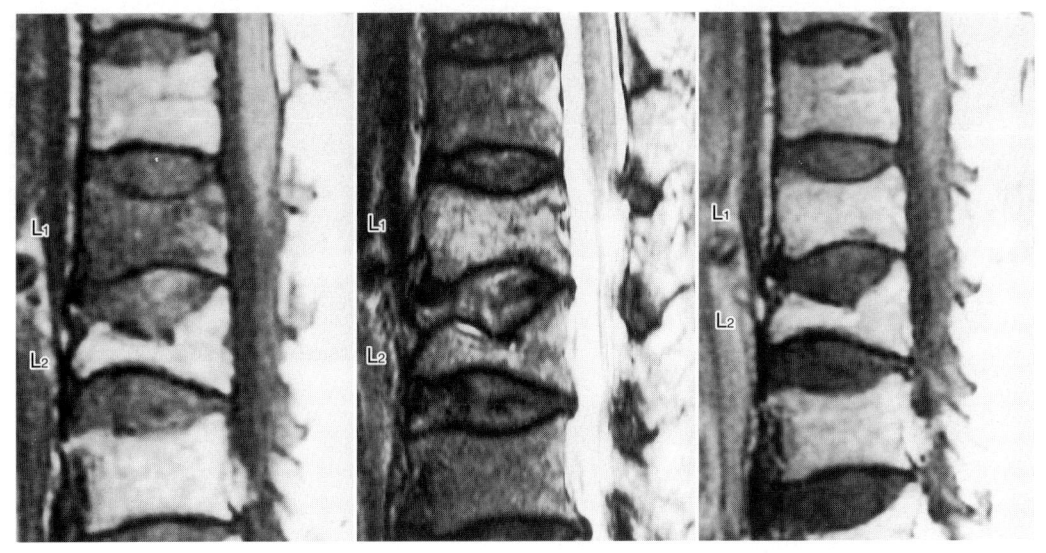

（a）T1強調画像　　　　　　（b）T2強調画像　　　　　（c）造影T1強調画像

図II・29　骨粗鬆症による椎体骨折のMRI（矢状断像）

第1腰椎は，T1強調画像で低信号，T2強調画像で高信号，ガドリニウムで造影効果が認められる新鮮圧迫骨折である。一方，第2腰椎は楔状椎であるが，骨髄信号の変化はなく，陳旧性圧迫骨折であると判定される。

5）鑑別診断

椎体骨折の場合には，転移性脊椎腫瘍や脊椎炎との鑑別が重要である。

g．転移性脊椎腫瘍

1）成因

一般に，血行性に腫瘍が椎体に転移した状態である。椎体の後方部に好発する。ときに婦人科系腫瘍のリンパ節転移による直接浸潤で椎体が破壊されることがある（図II・30-a～c）。腫瘍の増大により，脊椎の支持性が破綻し，疼痛や神経麻痺が生じる。

2）自覚症状

持続的な腰痛で，夜間痛や安静時痛が特徴である。ときに，病的骨折による急性腰痛で発症することもある。椎体の破壊が進行するにつれ，腰背部痛の増強，神経症状としての根性疼痛や下肢のしびれ，膀胱・直腸障害が出現してくる。

3）理学所見

a）脊柱所見

棘突起の叩打痛が認められる。

b）神経学的所見

腫瘍の脊柱管内への直接浸潤，あるいは椎体の圧壊による神経根障害や馬尾障害を呈する。

4）臨床検査

赤沈の亢進が認められる。特に，骨髄腫では100 mm/hr以上を示すことはまれではない。血中アルカリフォスファターゼ（ALP）も骨破壊が強いほど高値を示す。

最終診断は，病理組織診断により確定する。組織採取に，経皮的針生検が行われることが多い。

5）画像診断

a）単純X線像

前立腺癌の典型的な骨転移では，骨硬化像を示す。乳癌の骨転移でも骨硬化像を呈することが多い。大多数の転移性腫瘍では，骨溶解像を呈する。特に，椎弓根部の骨融解像は，pedicle signあるいはwinking owl signと呼ばれ，転移性脊椎腫瘍を

a	b
c	

(a) T1強調画像
(b) T2強調画像
(c) 造影T1強調画像

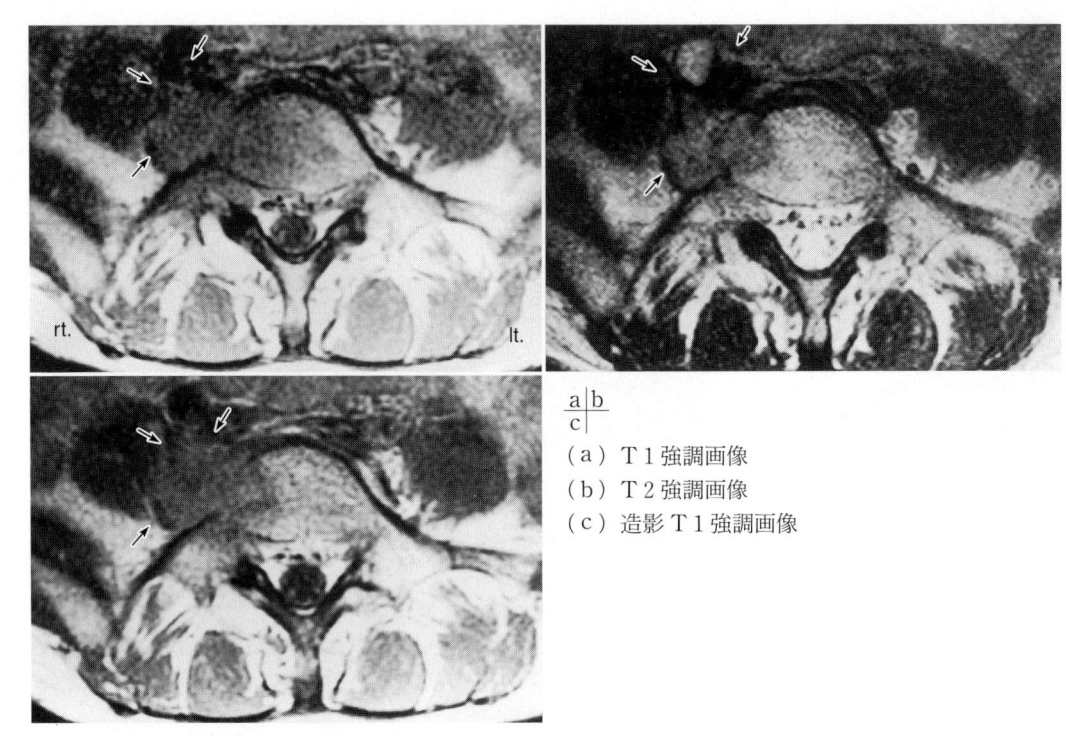

図II・30 子宮癌のリンパ節転移による腰仙部神経叢と第1仙椎への直接浸潤のMRI（横断像, 36歳, 女性）

主訴は，夜間に強い安静時の右下肢の疼痛としびれ。神経学的には，右側の第5腰神経と第1仙椎神経障害が疑われた。既往に，子宮癌に対して子宮全摘術がある。

MRIでは，右の第1仙椎椎体外にT1強調画像で低信号，T2強調画像で等信号，ガドリニウムで造影効果を認める腫瘤が存在する。この腫瘤は，第1仙椎にも直接浸潤している。

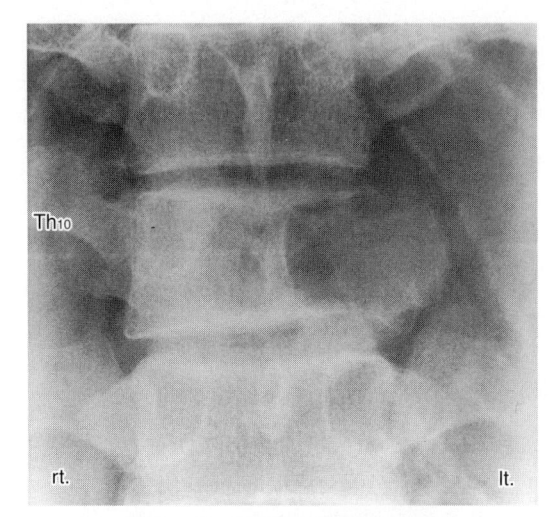

図II・31 単純X線写真正面像
左第10胸椎の椎弓根の破壊を認める。

強く疑わせる所見である（図II・31）。

b）MRI

一般に，腫瘍はT1強調画像では低信号，T2強調画像では等〜高信号，T1強調造影像では造影効果が認められる（図II・32-a〜c）。腫瘍が椎体外へ浸潤している場合は診断に問題ないが，骨外病変が存在しない場合には，圧迫骨折との鑑別が困難なことが多く，その診断は慎重でなければならない。

c）CT

骨性病変の描出に優れており，腫瘍内の石灰化などの評価に有用である。

d）骨シンチグラム

病変の広がりを（単椎体か多椎体か）を明らかにするのに有用である。しかし，病初期での描出

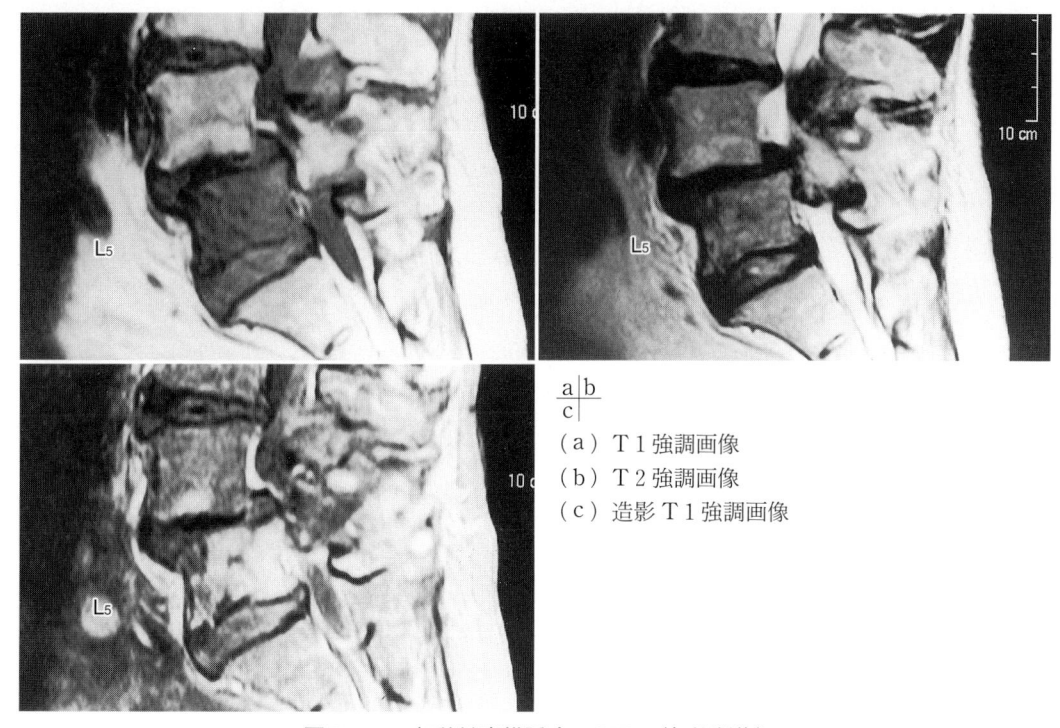

図Ⅱ・32 転移性脊椎腫瘍のMRI（矢状断像）

(a) T1強調画像
(b) T2強調画像
(c) 造影T1強調画像

第5腰椎椎体全体は，T1強調画像で低信号，T2強調画像で等信号，ガドリニウムで造影効果が認められる。

能が低いことと，骨粗鬆症による圧迫骨折や変形性脊椎症といった良性疾患でも，核種の集積が認められることに留意すべきである。

h．脊椎炎

脊椎炎は，結核性脊椎炎と化膿性脊椎炎に分類される。両者の鑑別のポイントを表Ⅱ・7に示す[16]。

1）成因

椎体の軟骨板近くには動脈の終末が豊富であり，血行性に細菌感染がこの部分に生じると，隣接する2つの椎体辺縁部に病巣が形成され，さらに椎間板に波及して脊椎炎となる。

2）自覚症状

結核性脊椎炎では，一般に，慢性腰痛で初発することが多いのに対し，化膿性脊椎炎では，典型例では発熱を伴う急性発症の腰痛で初発する。しかし，近年多く経験される高齢者の化膿性脊椎炎では，緩徐な経過をとる症例が少なくない。

3）理学所見

両者とも，病巣部の高位での圧痛や叩打痛が認められる。また，疼痛に対する反射性の筋緊張のために，脊柱不撓性が観察される。結核性脊椎炎では，骨破壊が進むと亀背変形を来すが，化膿性脊椎炎で脊椎変形を来すことはまれである。

4）臨床検査

典型例では，血液検査所見で，白血球増多，赤沈亢進，γ-グロブリン増加などの炎症所見が認められる。細菌培養で起因菌が証明されれば診断が確定する。また，骨生検で多核巨細胞が確認されれば，結核性脊椎炎の診断が確定する。

5）画像診断

a）単純X線像

結核性脊椎炎の骨破壊は高度で，腐骨形成が見られる。一方，化膿性脊椎炎では，骨破壊は比較的軽度で，骨硬化や骨棘形成が著明である。

表II・7 結核性脊椎炎と化膿性脊椎炎の鑑別のポイント

	結核性	化膿性
性	男女差なし	男にやや多い
年齢	30歳以上	30歳以上
発症	慢性	急性〜慢性
局所症状	運動時痛が多い	著明（安静時痛）
全身症状	ほとんどなし	発熱など多し
既往歴（参考）	肺結核など	他部位の化膿性炎症
X線所見		
骨破壊，変形	緩徐，高度	急速，軽度〜中等度
腐骨形成	多い	まれ
石灰沈着	多い	まれ
骨硬化	軽度	著明（治癒期）
骨棘形成	軽度	著明
椎間腔狭小化	＋	＋
検査所見		
ツ反応	陽性	陰性なら有意義
赤沈	亢進	亢進（より著明）
白血球数	著変なし	増加

b）MRI

病初期では，病巣全体がT1強調画像で低信号，T2強調画像で等〜高信号に認められる（図II・33，II・34-a〜e）。病勢が進行していくと，結核性脊椎炎では，T2強調画像で均一な等〜高信号で捉えられる膿瘍形成が認められる[17]。造影像では，病巣と膿瘍の境界部を縁どるrim enhancementが認められる（図II・34-f）。この所見は，結核性脊椎炎の特徴とされているが，経過の長い化膿性脊椎炎や真菌性脊椎炎でも観察される。

c）CT

骨破壊の広がりと程度，そして膿瘍の範囲を把握するのに有用である。

6）鑑別診断

転移性脊椎腫瘍や慢性腰痛を来す腰部脊椎症などの退行性疾患との鑑別が重要である。

5．腰痛の自然経過

自然経過の本来の意味は，その症状や原因となる疾患の経過に影響を与えるような人為的な介入がまったくない状態での経過である。しかし，現実には，非手術的療法として，いわゆる保存的治療（薬物療法，理学療法，ブロック注射など）が行われている。これらの治療がどこまで真の意味での自然経過に影響を与えているかは不明である。本稿では，主として保存療法を行った症例の長期経過，すなわち保存的治療の長期成績をもって自然経過と呼ぶことにする。自然経過はいくつかの観点から検討することができる。すなわち，症状，病態，そして疾患という観点である。以下におのおのについて述べる。

a．症状からみた腰痛の自然経過—急性腰痛と慢性腰痛—

発症後3カ月以内の腰痛と定義される急性腰痛では，その原因に関わらず90〜95％は発症後3カ月以内に治癒するとされる[18)19)]。すなわち，急性腰痛の予後は良好である。

一方，3カ月以上持続する腰痛は，慢性腰痛と定

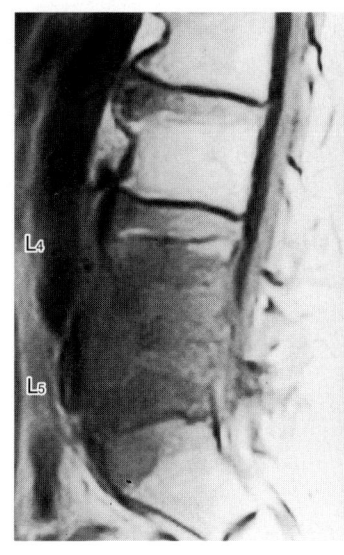

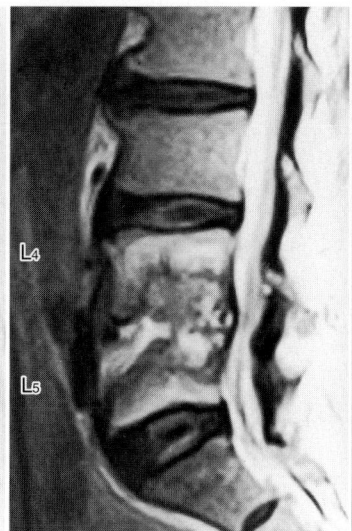

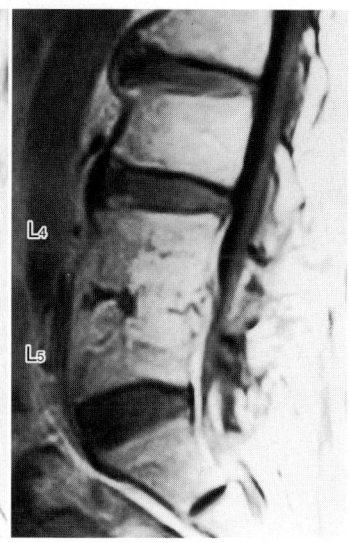

(a) T1強調画像　　　　　　(b) T2強調画像　　　　　(c) 造影T1強調画像
図II・33　化膿性脊椎炎のMRI（矢状断像）
第4，第5腰椎椎間板（L4/5）を中心に，T1強調画像で低信号，T2強調画像で高信号，ガドリニウムで造影効果が認められる。

義される。慢性腰痛の病態には，器質的疾患を有する腰痛，器質的疾患を有さない腰痛，そして両者の合併という3群に分類される。慢性腰痛のうち，器質的疾患の関与が大きい症例に対しては，運動療法や薬物療法が第1選択となる。明らかな神経学的脱落所見が存在すれば，手術的治療も考慮される。しかし，一般には，慢性腰痛には多かれ少なかれ心因性加重が合併しているので，急性腰痛に比較すると，その手術的治療は保存的治療成績と同様に不良であることが少なくない[20)21)]。また，器質的疾患を有していない腰痛や心因性加重が症状に対して大きく影響を与えていると考えられる場合には，コンサルテーション・リエゾン精神医療に基づき，精神科あるいは心療内科医と協力しながらの治療が望ましい[21)]。すなわち，慢性腰痛の予後は，急性腰痛に比較すると不良であることが多い。

b．病態からみた腰痛の自然経過

神経性間欠跛行の病態からみると，神経障害型式によってその保存的治療成績が異なる。

われわれが腰部脊柱管狭窄による神経性間欠跛行に対して手術適応であると判定したが，何らかの理由（本人の意志や家族の反対など）で手術が行われなかった7例の追跡調査[22)]では，馬尾性間欠跛行の1例，混合型間欠跛行の2例は，いずれも初診時と比較して追跡調査時の症状は不変であった。一方，神経根性間欠跛行の4例は，いずれも初診時と比較して追跡調査時の症状は大幅に改善していた。すなわち，神経根性間欠跛行を示す患者の保存的治療成績は，馬尾性間欠跛行に比較して良好である。

c．疾患からみた腰痛の自然経過

1）腰椎椎間板ヘルニア

腰椎椎間板ヘルニアの保存的治療の長期成績は，手術的治療と同様に良好である。われわれが腰椎椎間板ヘルニアに対して保存的治療を行い10年以上経過した50例の追跡調査では，治療成績が優（症状完全消失）は42％，良（症状一部残存も日常生活に支障ない）は36％，可（症状一部残存し日常生活に支障あり）は12％，不可（症状

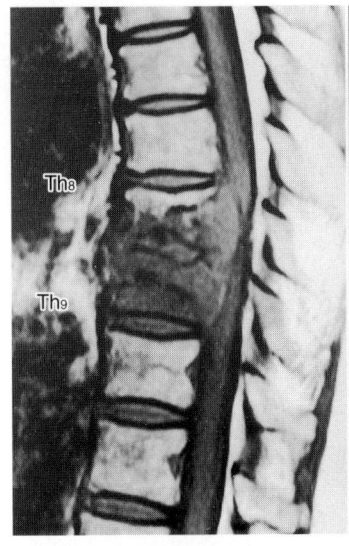

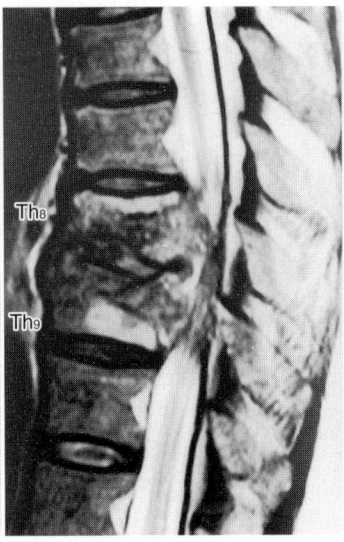

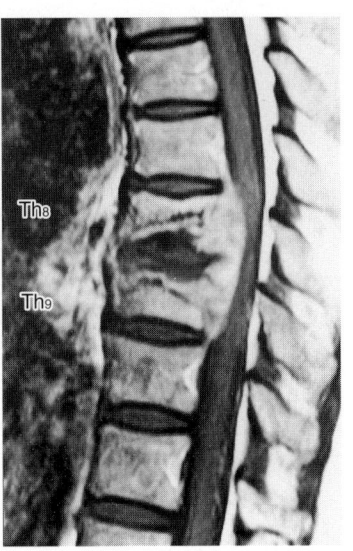

(a) T1強調画像（矢状断像）　　(b) T2強調画像（矢状断像）　　(c) 造影T1強調画像（矢状断像）

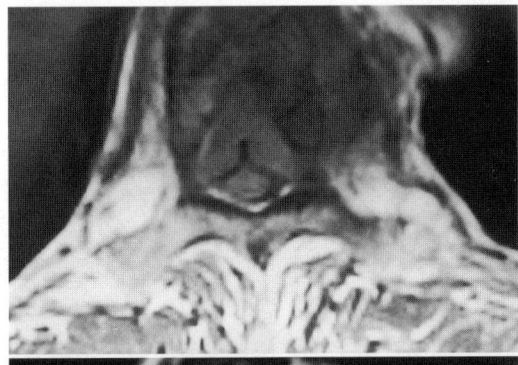

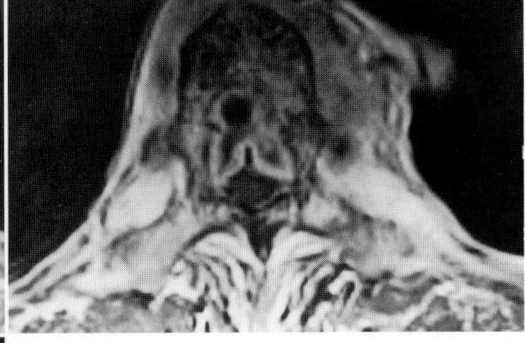

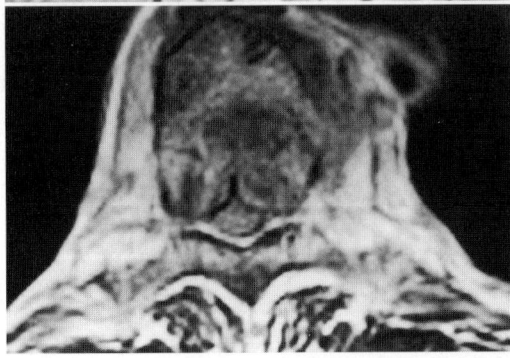

(d) T1強調画像（横断像）
(e) T2強調画像（横断像）
(f) 造影T1強調画像（横断像）

図II・34　結核性脊椎炎のMRI

第8，第9胸椎椎間板（Th 8/9）を中心に，T1強調画像で低信号，T2強調画像で等〜高信号，ガドリニウムで造影効果が認められる（a〜c）。また，脊柱管内には膿瘍と思われる腫瘤が存在し，横断像では，病巣の境界部を縁どるrim enhancementが認められる（f）。

は不変，または悪化）は10％であった[23]。このような事実は，RCT (randomized controlled trial) によっても報告されている．すなわち，保存的治療と手術的治療を比較すると，その治療成績は，治療開始後1年では，手術群の方が治療成績は良好であるが，4年後には差がなくなり，10年後の時点では，下肢痛や腰痛を有する症例は，両群ともに存在しなかった[24]．

従来より，椎間板ヘルニアに対して手術的治療が緊急的に必要と判断されるのは，耐えられない疼痛，進行性または急性の筋力低下，および膀胱直腸障害とされてきた．しかし，緊急性を要する症例以外の腰椎椎間板ヘルニアの保存的治療の予後は良好であるので，治療にあたっては，患者にこれらの情報を提供したうえで，早期の疼痛緩和を求めるのであれば手術療法，時間をかけてじっくり直したいのであれば保存的治療といった，患者による治療法の選択が妥当であると考えられる．

2）腰部脊椎症

腰部脊椎症の保存的治療成績は，馬尾障害を除いては一般には良好である．

われわれが腰部脊椎症による神経性間欠跛行に対して保存的治療を行い3年経過した28例の追跡調査では，神経根性間欠跛行24例の治療成績は優（症状完全消失）が4％，良（症状一部残存も日常生活に支障ない）は50％，可（症状一部残存し日常生活に支障あり）は4％，不可（症状は不変または悪化，あるいは経過観察期間中に手術を受けた）は42％であった[25]．一方，馬尾性間欠跛行（混合型も含む）4例の治療成績は，4例全例が不可であった．すなわち，馬尾性間欠跛行（混合型も含む）は神経根性間欠跛行と比較して，その保存的治療成績は不良である．

3）腰椎分離・分離すべり症

腰椎分離・分離すべり症では，分離症のままですべりが発生しない場合とすでにすべりを合併しているか，あるいは経過中にすべりが発生するかによって，その保存的治療の成績が異なる．

われわれが腰椎分離症・分離すべり症に対して保存療法を行い平均9年経過した30例の追跡調査[26]によれば，すべり発生のない分離症は，初診時より腰痛が主訴であることが多く，経過とともにその腰痛は軽快していくが，調査時にも何らかの腰痛が存在している症例は67％であった．しかし，日常生活に支障を来す例はほとんどなかった．すなわち，分離症のみで，すべり症への移行がない症例の保存的治療の予後は良好である．一方，分離すべり症は，初診時にすでに腰痛に加えて下肢症状が合併していることが多い．また，経過ですべりが発生した症例でも，すべりの発生とともに下肢症状が合併することが多い．このように，初診時より分離すべり症であった症例や経時的にすべりが発生する症例では，追跡調査時に日常生活に支障を来している症例がおよそ半数を占めていた．すなわち，分離すべり症や経時的にすべりが発生する分離症は，分離のみの症例に比較してその保存的治療の予後は不良である．

以上をまとめると，腰痛のみを訴える分離症の保存的治療成績は良好である．しかし，下肢症状を合併している分離すべり症の保存的治療成績は，すべりのない分離のみの症例と比較して不良であるといえる．

4）変性すべり症

変性すべり症では，初診時の病態よりも，各個人のもつ脊柱管の形態により，その保存的治療の成績が異なる．

われわれが変性すべり症に対して保存療法を行い10年以上経過した22例の追跡調査[27]によれば，初診時の症状が腰痛のみの症例では，調査時には46％は無症状になっていた．一方，初診時に何らかの下肢症状を有していた症例の89％は，何らかの症状を有していた．調査時に下肢症状を認める症例において，ADL障害を訴える頻度が高かった．また，調査時の病態別に初診時のX線写真を検討すると，馬尾障害例では脊柱管前後径が小さく，神経根障害例では第5腰椎上切痕距離が小さかった．腰痛のみの症例では，いずれの値も

表II・8 非器質性腰痛の特徴

1) 疼痛の部位や程度が不定で，範囲の拡大や誇張がある．
2) 痛みの表現が感情的，あるいは演技的である．
3) 発症時期が不明瞭であるのに，発症原因に対する思い込みがある．
4) 気分が高揚しているときは症状は軽減するが，気が滅入っているときには悪化するといった心理状態によって，身体症状が変化する（心身相関）．
5) 痛み刺激に対する過剰反応がある．
6) 知覚障害の部位が，解剖学的事実と一致していない．
7) 徒手筋力テストで，疼痛により力が入らないと訴えたり，抵抗を加えると力を抜く．
8) 治療に対する意味不明なこだわりがある．
9) 易疲労感，不眠，頭痛，胃腸障害といった随伴症状がある．
10) 症状の発現や経過に，心理的，社会的要因を有する．

正常値であった．一方，経過中のすべりの進行は，必ずしも調査時の病態に影響は与えていなかった．すなわち，調査時にADL障害となる下肢症状が存在している症例の脊柱管は，脊柱管前後径や上切痕距離が小さいといった脊柱管狭窄の要素を初診時よりすでに持っていることが判明した．つまり，変性すべり症において，脊柱管狭窄の要素が強い症例ほど，その保存的治療の成績は不良である．以上をまとめると，初診時腰痛のみを訴える変性すべり症の保存的治療成績は良好である．しかし，初診時にすでに下肢症状を合併している変性すべり症の保存的治療成績は，腰痛のみの症例と比較して不良であるといえる．

6．非器質性腰痛（心因性腰痛）

急性，慢性を問わず，疼痛を訴える患者の診断や治療を実施するうえで，非器質性腰痛（心因性腰痛）の存在は常に考えておく必要がある．その理由の1つとしては，腰痛や下肢痛を有する症例においては，何らかの精神医学的問題が腰痛の発生や症状の推移に関与している場合が少なくないことが挙げられる．われわれのretrospective な検討によれば，精神医学的問題を考慮しないで手術的治療を行った場合，腰仙部退行性疾患の手術症例のおよそ1割が精神医学的問題が術前より存在して，身体症状の発現に関与している．また，手術成績不良例の約3割の症例で，精神医学的問題が成績不良に関与している[28]．したがって，腰痛や下肢痛の診断，治療を行う場合には，常に精神医学的問題を考慮しなければならない．

もう1つの理由としては，精神医学的問題の種類により，精神科での治療を併用することで腰痛が軽快する症例と，軽快させることが困難な症例が存在することが挙げられる．うつ病や不安神経症を有する患者の腰痛は，精神科での治療を併用することで症状が軽快しやすい．一方，身体表現性障害や人格障害を有する患者の腰痛は，精神科での治療を併用しても，腰痛を軽快させることは難しい[21)28]．したがって，精神医学的問題の内容を知ることによって，治療成績を改善することができる可能性がある症例が存在する．

本稿では，非器質性腰痛の診断のポイントについて述べる．

a．非器質性腰痛の特徴[29]

非器質性腰痛の特徴としては，**表II・8**に示すような点が挙げられる．

b．非器質的腰痛の精神医学的・心理的要因[29]

非器質的腰痛には，何らかの精神医学的疾患や心理的要因が存在する．以下にそれを述べる．

1）精神疾患

疼痛に関与しうる精神疾患には，不安神経症，ヒステリー（身体表現性障害），うつ病，詐病，人格障害，分裂病などがある．

2）性格・行動

a）完全主義・潔癖癖

"この痛みさえなければ仕事ができるのに"といった完全主義や潔癖癖の性格の人間は，かえって痛みに固執してしまう．

b）逃 避

"仕事に自信がなく，痛みのために仕事がうまくできないから休む"と現実や痛みから逃避し始めると，かえって自信を喪失し，さらに痛みに対して影響を与える．

c）被害・被虐意識

"なぜ私だけがこのような痛みにあわなければならないのか"といった被害・被虐意識は，現実に対する憤懣が昂じて，痛みに影響を与える．

3）心理社会的要因

a）家庭内要因

配偶者の死亡，家庭内不和（夫婦別居，離婚など），高年独身，家族の介護などがストレスとなり，それらが痛みに対して影響を及ぼす．

b）職場環境

職場での適応障害への戸惑い，上司とのトラブル，転職，過剰労働，職場環境への不満などは，腰痛の発生や治療に対し影響を与える．

c）経済的要因

休業や治療費に対する補償（労働災害，公務災害，交通事故など）は，腰痛の治癒を遅らせる．これは，患者自身が病気になることで，患者自身に何らかの利益が得られるからである（疾病利得）．

c．愁訴や訴え方からみた精神科疾患の鑑別

精神科疾患の患者において，その疾患の症状の表現形態の1つとして，腰痛や下肢痛を訴えることがある．本稿では，腰痛や下肢痛を主訴の1つとして受診する可能性のある精神科疾患について，その精神疾患に特徴的な愁訴と訴え方を中心に述べる[29]~[31]．

1）不安神経症

腰痛や下肢痛を訴える以前は特に問題なく社会生活を送っており，社会適応は比較的良好である．しかし，一度腰痛や下肢痛を訴え始めると，執拗にその症状を訴えることが多い．症状について同じことを繰り返し訴えたり，治療方針や予後について何度も尋ねたりする．また，自覚的な症状のわりに重い病気を心配することが多い．腰痛や下肢痛に加え，いわゆる自律神経症状としての発汗，呼吸困難感，動悸などを訴えることがある．

2）ヒステリー（身体表現性障害）

腰痛や下肢痛は誇張的で，演技的である．患者は症状を有するにも関わらず，深刻に悩むことが少ない．外部からの暗示に影響を受けやすい．

3）うつ病

肩を落として座り，口数は少なく，低い声で話す．腰痛に関する訴えは，不調感や脱力感といった漠然とした表現が多く，"腰が重い"といった訴えが多い．腰痛や下肢痛は，生活上の重大事件が発生したあとに生じることが多い．睡眠障害や症状の日内変動を示すこともある．

4）詐 病

腰痛や下肢痛であることにより，給付を得たり，薬物を得たりといった，はっきりとした外的動機（腰痛や下肢痛を訴えることで，明らかに患者が利益を得ていると第3者が理解できる動機）が存在する．その症状は随意的にコントロールでき，医師の前では能弁に症状を訴える．目的を達成するまでには，多くの医療機関を受診することが多く，医療知識や用語を修得していることもある．目的が達成されるまでは，過度な要求や反抗的態度を

とるが，目的が達成されると症状の訴えは少なくなる。

5）人格障害

社会適応が悪く，腰痛や下肢痛を訴える動機が曖昧である。自分自身が病人を演ずるという内的動機（腰痛や下肢痛を訴えることで，明らかに患者が利益を得ているとは第3者が理解できない動機）が主であることが多い。一般には，急に症状が出現したと訴えて，外来を受診する。しかし，入院すると問題行動が多く，結果的に病院を渡り歩くことが多い。

6）分裂病

腰痛や下肢痛の訴え方は具体的だが，奇妙で，独特の理屈を訴える。思考障害のために，話が全体にまとまりがなく，主題が不鮮明であることがある。また，感情鈍麻や自発性の減退の合併が認められる。一般には，社会生活上の適応のまずさを認めることが多い。

d．心理検査

腰痛や下肢痛を訴えている患者において，非器質的な要素がどのくらい症状発生や経過に関与しているかを評価するために，心理検査が行われる。以下に，臨床で使用されている検査を紹介する。

1）ミネソタ多面人格検査（Minesota multiphasic personality inventry：MMPI）

550の質問に対し，yesとnoで自己評価をする。その結果を14の尺度に従って整理し，人格的プロフィールを作成する。臨床尺度としては，心気症（Hs），抑うつ性（D），ヒステリー性（Hy），精神病質性（Pd），パラノイア性（Pa），精神衰弱性（Pt），分裂性（Sc），軽操性（Ma），男性的・女性的興味（Mf），社会的内向性（Si）がある。特にHs，D，Hyの3つの臨床尺度はneurotic triad（神経症3尺度）と呼ばれ，特に重要である。HsとHyが高値を示し，Dが正常範囲内であるパターンを示す場合をプロフィールの形から，"転換V型"と呼ぶ。"転換V型"は，転換ヒステリーに特徴的であるとされ，脊椎疾患で"転換V型"を示す場合には，その手術治療や保存療法の成績は劣るとされている[32)~34)]。

一方，Pa，Pt，Sc，Maの4つの臨床尺度はpsychotic tetrad（精神病4尺度）と呼ばれる。これらの点数が高い症例では，精神病症状や改善することが難しい精神病理が身体的自覚症状の発現や経過に影響を与えている可能性が高いとされる。

以上のように，MMPIにおけるneurotic triad（神経症3尺度）とpsychotic tetrad（精神病4尺度）を知ることは，腰痛や下肢痛の診断や治療において，治療成績や症状の発現，経過に影響を与えている精神科的疾患の関与を知るうえで有用である。臨床で最も汎用されている方法である。

2）コーネル・メディカル・インデックス健康調査票（Conell medical index health questionnaire：CMI）

自覚症状に関する質問に答える形式の調査票で，身体的自覚症状と精神的自覚症状の項目から構成されている。神経症判別図を用いて神経症の傾向の有無を判定する。I領域が正常，II領域が正常の可能性大，III領域が神経症の可能性大，IV領域が神経症と判定される。

3）整形外科における精神医学的問題に関する簡易質問表（brief scale for psychiatric problems in orthopaedic patients：BS-POP）[35)]

MMPIやCMIは質問項目が多く，その解釈に困るときも多い。BS-POPは，日常診療の中で手軽に利用できる簡易質問表として開発された。BS-POPの特徴は，患者に対する質問（10項目）だけでなく，治療者に対する質問項目（8項目）を設けたことにある。患者の自己評価には，"自分をよく見せよう"とか，その逆に"自分を悪く見せよう"といった，患者の主観的，あるいは作為的な回答が含まれる可能性があり，より客観的に近い評価をするためには，治療者による評価が必要であるとの考えによる。患者に対する質問項目は，その時点での患者自身の状態を反映しているとし

ている。また，治療者に対する質問項目は，治療に対する患者の満足度をある程度予測できるとしている。

7．腰椎手術後成績不良例
―いわゆる failed back syndrome, MOB (multiple operated back)―

　腰椎手術の術後成績不良例の診断や治療にはさまざまな問題が含まれている。その理由として，手術前の責任高位や病態が変化している可能性があること，瘢痕組織の存在などによる画像による形態診断の限界があること，そして心因性因子の関与の可能性があることなどが議論されている。また，他の疾患が腰仙椎部疾患と誤診されて手術を受けていた可能性もある。

　本稿では，腰椎手術後の成績不良例について，初回手術の疾患を椎間板ヘルニアと脊柱管狭窄に大別し，その特徴を述べる。さらに，画像診断の留意点や心因性因子についても触れる。また，腰仙椎部疾患の誤診例についても触れる。

a．症状の推移からみた術後成績不良例の特徴

　術後成績不良を，術前の症状が不変または増悪した場合，あるいは症状は軽快したが日常生活に支障を来している場合と定義する。この結果，術後成績不良例は症状の推移から，手術直後から症状が改善しない症例，手術により一時的には症状は軽快したが術後2年以内に何らかの症状が出現した症例，手術により一時的には症状は軽快したが術後2年以降に何らかの症状が出現した症例の3群に大別される[26)27)]。初回手術の疾患を椎間板ヘルニアと脊柱管狭窄分析に大別し，さらに，それぞれにおいて症状の推移から術後成績不良例を3群にわけ，特徴を以下に述べる。

1）椎間板ヘルニア[36)]
a）手術直後から症状が改善しない症例

　このような症例の特徴としては，患者側の要因として，術前からの高度な神経障害（下肢のしびれや知覚鈍麻，筋力低下）の存在が挙げられる。一方，医療側の要因としては，手術時における医原性の神経障害発生の他に，不完全な病態の把握がある。すなわち，ヘルニアの取り残しや脊柱管狭窄が合併しており，神経根管に対する除圧不足などである。その他に，心因性腰痛であったことが術後に判明した例などが挙げられる。また，再手術所見から，神経根周囲組織の炎症や癒着と考えられた症例も多い。これらの病態は，いずれも同一高位の障害であり，大多数は前回手術時と同一の病態による症状不変であった。

b）手術により一時的には症状は軽快したが術後2年以内に何らかの症状が出現した症例

　このような症例は，同一高位での障害発生が多いが，その他に隣接高位に障害が発生する例が少なからず存在する。まず，同一高位の障害としては，神経根周囲組織の炎症や癒着の他に，椎間板ヘルニアの再発や椎間不安定性の出現，脊柱管狭窄が原因として挙げられる。

　一方，隣接高位の障害では，新たな椎間板ヘルニアの発生が大多数を占める。この群における隣接椎間で発生例は，必ずしも初回手術に固定術を受けているわけではない。

c）手術により一時的には症状は軽快したが術後2年以降に何らかの症状が出現した症例

　この群に分類される症例は，術後2年以内に何らかの症状が出現した症例と比べて，隣接高位での障害発生が多い。隣接高位の発生では，新たな椎間板ヘルニアの発生だけでなく，後側方固定を受けている症例での隣接高位での脊柱管狭窄の発生が多くなってくるのが特徴である。

2）脊柱管狭窄[37)]
a）手術直後から症状が改善しない症例

　その原因としては，まず椎間板ヘルニアと同様に，術前からの高度な神経障害（下肢のしびれや知覚鈍麻，筋力低下）や，手術時における医原性の神経傷害発生などが挙げられる。次に，病態の把握が問題とされた症例がある。この場合は，両

表II・9　腰仙椎部退行性疾患と誤診された症例の最終診断名

部位	病態	最終診断名
脊椎	腫瘍	馬尾腫瘍，仙骨腫瘍（転移性，原発性），多発性骨髄腫
	炎症	強直性脊椎炎
	感染	化膿性脊椎炎
	代謝	骨軟化症，甲状腺機能亢進症
骨盤	腫瘍	骨盤腫瘍（転移性，原発性）
	変性	骨盤輪不安定症
脊髄	炎症	脊髄炎
	変性	筋萎縮性側索硬化症
末梢神経	腫瘍	坐骨神経腫瘍
	感染	帯状疱疹
	絞扼	梨状筋症候群，腓骨神経麻痺，足根管症候群
内臓　血管		閉塞性動脈硬化症，腹部大動脈瘤
泌尿器		尿管結石，前立腺肥大
生殖器		子宮内膜症，卵巣囊腫
中枢神経	精神	心身症，不安神経症，うつ病，分裂病
		身体表現性障害（転換ヒステリー），詐病
下肢		下腿慢性コンパートメント症候群，下腿骨骨髄炎

側神経根障害に対して片側のみの手術がされた症例や，片側のL4，L5の2根障害に対し単一神経根の除圧のみがされた症例である．

　b）手術により一時的には症状は軽快したが術後2年以内に何らかの症状が出現した症例
　この群では，椎間板ヘルニアとは異なり，同一高位の障害の発生が大多数である．同一高位の障害としては，その多くは初回手術と同様の病態の再燃と考えられる．次に，新たな病態としては，椎間不安定性の出現が最も多い．

　c）手術により一時的には症状は軽快したが術後2年以降に何らかの症状が出現した症例
　この群では，椎間板ヘルニアと同様に，隣接高位での障害発生が多い．特に隣接高位の発生では，後側方固定を受けている症例での隣接高位での脊柱管狭窄の発生が多いのが特徴である．

b．画像診断の限界

　手術成績不良例の病態を検討するうえで最も問題となるのは，画像検査が最初の手術前と同様な診断能力を有していない点である．手術により脊柱管内の形態変化が発生するが，その形態が機能異常を有しているか否か，あるいはどのような機能障害かは，画像では判断できない．すなわち，腰椎手術後の有症状例と無症状例のあいだには，CTやMRI所見上で有意な差異は認められない[38)~40)]．画像で何らかの所見が必ずしも症状を惹起しているわけではないことがその原因である．したがって，画像上の所見が症状に関与しているかどうかを判定するためには，神経根障害の場合には，神経根ブロックのような何らかの機能的診断による評価が必要になってくる[36)37)41)]．また，臨

床情報なしには，神経障害の責任高位や神経障害型式，あるいは瘢痕組織かヘルニアの再発かといった病態の把握も容易ではない．ただし，画像上の圧迫所見がないことを確認することは，心因性などの他の因子の存在を示唆するという点で診断的価値がある．また，前回の手術高位とは異なる椎間での椎間板ヘルニアの発生といった新たな病態の発見には，画像検査は有用である[42]．

いずれにせよ，腰椎手術後成績不良例の診断においては，画像による形態的な診断には限界があることに留意しなければならない．

c．心因性因子の関与

前述したように，手術的治療を受けた腰仙部退行性疾患の全症例の約1割が精神医学的問題によって術前より身体症状が影響を受けている．さらに，手術成績不良例の約3割の症例で，精神医学的問題が成績不良に関与している[28]．また，腰椎手術施行前のMMPIを検討すると，手術回数が多いほど，MMPIのHs（心気症）と，Hy（ヒステリー性）のスコアは高い[32)34]．これらの事実は，術後成績が不良である患者では，多かれ少なかれ，疼痛に心因性因子が関与していることを示唆している．したがって，腰椎手術後成績不良例の診療にあたっては，心因性因子について留意する必要がある．

d．腰仙椎部退行性疾患と誤診された症例

当初は腰仙椎部退行性疾患として診断されていたが，最終的には別の疾患であることが判明することは，まれではない．われわれが経験したそれらの最終診断名の一覧を表II・9に示す[43)44]．これをみると，見逃されやすい病態は，腫瘍，炎症，感染，後腹膜臓器の病変，仙腸関節の病変がある．したがって，腰椎手術後経過不良例を診療する場合には，まず最初の診断と治療法が適切であったのかどうかについて検討する必要がある．

参考文献

1) 菊地臣一：続・腰痛をめぐる常識のウソ．東京，金原出版，1998，pp 44-46
2) 松平 浩，山崎隆志，滝川一亮ほか："腰痛とはどの部位の痛みをいうか"患者，医師へのアンケートによる調査．日整会誌75：S 117, 2001
3) 蓮江光男，菊地臣一：整形外科MOOK．神経要素．東京，金原出版，1985，pp 18-23
4) 大谷晃司，菊地臣一：腰・下肢症状を呈する椎間板ヘルニアの種々相．マニピュレーション12：8-13, 1997
5) 大谷晃司，菊地臣一，渡辺栄一ほか：腰仙椎部硬膜内脱出椎間板ヘルニアの検討．脊椎脊髄10：69-75, 1997
6) 蓮江光男，菊地臣一：腰痛クリニック．東京，新興医学出版，1986，p 99
7) 小林利男，菊地臣一：腰部脊柱管狭窄（症）の診断と治療．カレントテラピー11：2105-2109, 1993
8) 小林利男，菊地臣一：腰仙部神経根の皮膚髄節固有域．整・災外 33：1131-1135, 1990
9) 渡部 徹，菊地臣一：腰仙部神経根による支配筋および深部反射弓の検討．日整会誌67：S 264, 1993
10) 紺野慎一，菊地臣一：高齢者における下肢深部反射—疫学的検討—．整形外科41：879-881, 1990
11) 菊地臣一，星加一郎，松井達也ほか：腰椎疾患における神経性間欠跛行—第1報分類と責任高位・部位診断—．整形外科37：1429-1439, 1986
12) Dyck P, Doyle JB : "Bicycle test" of van Gelderen in diagnosis of intermittent cauda equina compression syndrome : Case report. J Neurosurg 46 : 667-670, 1977
13) 菊地臣一：腰部脊柱管狭窄と下肢閉塞性動脈硬化症—鑑別診断と保存療法—．日整会誌68：1011-1016, 1994
14) 長総義弘，菊地臣一，紺野慎一：腰痛性間欠跛行の臨床的検討．整・災外 35：683-688, 1992
15) 紺野慎一，菊地臣一：変性疾患に起因する腰痛．MB Ortop 6：45-52, 1993
16) 菊地臣一編：腰椎部炎症性疾患．整形外科外来シリーズ 腰椎の外来，東京，メジカルビュー社，1997，p 216
17) 大谷晃司，菊地臣一，小林利男：頚椎破壊性脊椎関節症のMRI所見—脊椎炎との比較—．東北整災誌紀要 41：1-4, 1997

18) Frymoyer JW : Epidemiology : Magnitude of the problem, The Lumbar Spine. Edited by Weinstein JN, et al. WB Saunders, 1990, pp 32-38
19) Waddell G : Epidemiology : A new clinical model for the treatment of low back pain, The Lumbar Spine. Edited by Weinstein JN, et al. WB Saunders, 1990, pp 38-56
20) Dvorak J, Valach L, Fuhrimann P, et al : The outcome of surgery for lumbar disc herniation. Spine 13 : 1423-1427, 1988
21) 佐藤勝彦, 菊地臣一, 増子博文ほか : 脊椎・脊髄疾患に対するリエゾン精神医学的アプローチ (第1報)—脊椎退行性疾患の身体症状に影響する精神医学的問題の検討—. 臨整外 34 : 1499-1502, 1999
22) 菊地臣一, 松井達也, 星加一郎ほか : 腰椎疾患における神経性間欠跛行—第2報 治療成績—. 整形外科 38 : 15-23, 1987
23) 渡部 徹, 菊地臣一, 古川浩三郎 : 腰椎椎間板ヘルニア保存療法の長期成績—10年以上経過例の追跡調査. 整形外科 48 : 133-138, 1997
24) Weber H : Lumbar disc herniation : A controlled, prospective study with ten years of observation. Spine 8 : 131-140, 1983
25) 大谷晃司, 菊地臣一, 佐藤勝彦ほか : 腰仙部退行性疾患による下肢症状—保存療法の予後不良因子—. 第30回日本脊椎脊髄病学会口演, 2001, 高知
26) 佐藤日出夫, 菊地臣一 : 腰椎分離・すべり症の臨床的検討—第1報 : 自然経過. 整形外科 41 : 457-464, 1990
27) 武藤弘幸, 菊地臣一 : 変性すべり症の自然経過—10年以上経過例の検討—. 整・災外 33 : 179-184, 1990
28) 佐藤勝彦, 菊地臣一, 大谷晃司ほか : 脊椎・脊髄疾患に対するリエゾン精神医学的アプローチ (第3報)—腰椎手術成績に関与する精神医学的問題の検討—. 日整会誌 74 : S714, 2000
29) 佐藤勝彦 : 非器質的腰痛に対する精神身体医学的アプローチ, 整形外科外来シリーズ 腰椎の外来. 菊地臣一編. 東京, メジカルビュー社, 1997, pp 128-132
30) 鈴木裕樹, 丹羽真一 : 腰痛・坐骨神経痛診療マニュアル : 腰痛診断における身体精神医学的アプローチ. 東京, 全日本病院出版会, 1997, pp 10-20
31) 蕪木初枝 : 心因性腰痛. 医学のあゆみ 180 : 586-589, 1997
32) Wiltse LL, Raccchio PD : Preoperative psychological tests as predictors of success of chemonucleolysis in the treatment of the low back syndrome. J Bone Joint Surg (Am) 57 : 478-483, 1975
33) Pheasant HC, Gilbert J, Herron L : The MMPI as a prerdector of outcome in low-back surgery. Spine 4 : 78-84, 1979
34) 猪飼俊隆, 里見和彦, 宮田義之ほか : 腰椎椎間板ヘルニア治療における MMPI の意義—1回手術例と多数回手術例の検討—. 整形外科 43 : 785-790, 1992
35) 佐藤勝彦, 菊地臣一, 増子博文ほか : 脊椎・脊髄疾患に対するリエゾン精神医学的アプローチ (第2報)—整形外科患者に対する精神医学的問題評価のための簡易質問表 (BS-POP) の作成—. 臨整外 35 : 843-852, 2000
36) 渡辺栄一, 菊地臣一, 佐藤日出夫 : 腰部椎間板ヘルニア術後成績不良例の検討—第1報, 選択的神経根ブロックによる原因分析—. 東日本臨整会誌 6 : 129-133, 1994
37) 渡辺栄一, 菊地臣一 : 腰部脊柱管狭窄手術成績不良例の検討. 臨整外 29 : 707-713, 1994
38) Grane P, Tullberg P, Rydberg J, et al : Postoperative lumbar MR imaging with contrast enhancement : Comparison between symptomatic and asymptomatic patients. Acta Radiol 37 : 366-372, 1996
39) Vogelsang JP, Finkenstaedt M, Vogelsang M, et al : Recurrent pain after lumbar discectomy : The diagnostic value of peridural scar on MRI. Eur Spine J 8 : 475-479, 1999
40) Herno A, Saari T, Suomalainen O, et al : The degree of decompressive relief and its relation to clinical outcome in patients undergoing surgery for lumbar spinal stenosis. Spine 24 : 1010-1014, 1999
41) 菊地臣一, 蓮江光男 : 腰椎手術後経過不良例と再発例の検討—選択的神経根ブロックによる分析を中心に—. 整・災外 31 : 819-824, 1988
42) 菊地臣一 : Failed back syndrome に対する手術適応と手術法の選択—病態の画像診断と手術適応—. 日整会誌 74 : S556, 2000
43) 佐藤勝彦, 菊地臣一, 蓮江光男 : 腰下肢痛を主訴とし退行性脊椎疾患と誤診した症例の検討.

整・災外 32：611-614, 1989
44) 佐藤勝彦，菊地臣一：腰痛診断へのアプローチ―見逃されやすい腰痛，知っておきたい腰痛―．脊椎脊髄 13：472-480，2000
45) 菊地臣一編：理学所見．整形外科外来シリーズ 腰椎の外来，東京，メジカルビュー社，1997，p 35
46) 菊地臣一編：鑑別診断．整形外科外来シリーズ 腰椎の外来，東京，メジカルビュー社，1997，p 40
47) 菊地臣一編：鑑別診断．整形外科外来シリーズ 腰椎の外来，東京，メジカルビュー社，1997，p 41
48) 菊地臣一編：鑑別診断．整形外科外来シリーズ 腰椎の外来，東京，メジカルビュー社，1997，p 43
49) 菊地臣一編：鑑別診断．整形外科外来シリーズ 腰椎の外来，東京，メジカルビュー社，1997，p 42
50) 田口敏彦：心因性腰痛．脊椎脊髄 13：550-554，2000
51) 菊地臣一編：鑑別診断．整形外科外来シリーズ 腰椎の外来，東京，メジカルビュー社，1997，p 146
52) 折茂 肇，杉岡洋一，福永仁夫ほか：原発性骨粗鬆症の診断基準（1996年度改訂版）．Osteoporosis Japan 4：643-653, 1996.

（大谷晃司，菊地臣一）

III エピドラスコピーの適応，禁忌，合併症とその対策

Epiduroscopy

はじめに

70年以上前の硬膜外内視鏡（epiduroscopy：エピドラスコピー）の開発以来，連綿と継続されてきたその臨床応用と研究の成果が近年のSaberskiらによる慢性腰痛の治療への応用へと結実したわけである[1〜12]。この章では，この数年間に発表された各国と本邦からの多くの報告[10〜20]とわれわれの臨床経験およびそのデータから得られたエピドラスコピーの適応と禁忌，合併症について記述する。

1. 適　応（表III・1）

現在，エピドラスコピーによる治療の適応は非ステロイド系消炎鎮痛薬（NSAIDs）や硬膜外ブロック，根ブロックなど通常行われる保存的療法に反応しない難治性亜急性・慢性腰下肢痛と神経根症（radiculopathy）とされている。これらの疾患群のうち，特に椎間板ヘルニア，脊柱管狭窄症，椎弓切除やヘルニア核摘出術などの脊椎手術後の再発症例（failed back syndrome：FBS or multiple operated back：MOB）に有効と報告されている[9〜20]。他には，腰椎圧迫骨折，変性性椎間関節炎などによる腰痛にも適応とされる[21,22]。

2. 機　序

エピドラスコピーにより行う治療内容とその作用機序について簡単に記す。エピドラスコピーはCT，MRIのような静的な形態学的変化の描出ではなく，動的に病変部の変化を直接に色，状況ともに直視することのできる新しい形態学的検査法

表III・1　エピドラスコピーの適応

―適応―
非ステロイド系消炎鎮痛薬や硬膜外ブロック，根ブロックなどの効果のない
難治性亜急性・慢性腰下肢痛，神経根症（radiculopathy）

＜最適の疾患＞
　1）椎間板ヘルニア
　2）脊柱管狭窄症
　3）Failed back syndrome
＜その他の適応疾患＞
　1）腰椎圧迫骨折
　2）変性性椎間関節炎

である。実際にエピドラスコピーで，椎間板ヘルニアや脊柱管狭窄による慢性腰下肢痛の患者の硬膜外腔には充血や発赤などの炎症所見のある脂肪組織の存在が，また結合組織の増殖による癒着，ときには血管増生と根周辺の炎症が発赤として，またフィブリン様の靱帯の形成などがはっきり認められる。FBSでは，さらに高度な結合組織の増殖，硬膜と周辺組織との癒着や瘢痕組織とその周辺の強い炎症所見の存在などが確認できる[23)~27)]。

これらの所見，すなわち，くも膜や硬膜外腔などの軟組織の病変が慢性腰下肢痛の原因の一つであると以前より考えられていた[24)]が，今までは特にこれに対する対応策がないため実はみすみす看過されてきたのである[24)]。硬膜外腔内視鏡の発達により，これらの硬膜や脊髄神経およびその周辺の炎症と癒着，瘢痕組織の存在が慢性腰下肢痛や神経根症（radiculopathy）の主要原因の一つであるとの推論に基づき[25)]，これらの癒着の剥離を行うことで症状改善が期待できるであろうとの考えから1995年以降，われわれの施設も含めて[13)14)]，多くの施設でその試みが精力的に行われてきた[27)~29)]。その結果は，多くの症例に有効であるというものであった[13)14)27)~29)]。特に多数例を治療し，術後の経過も含めて検討した施設からの報告は，経済性も含めてかなり良好な成績であったと結論されている[30)~32)]。

最近開発されたダブルルーメンのエピドラスコープ装置（マイロテックエピデュロスコープシステム®）ではビデオガイドカテーテルにより，硬膜外腔の所見を直視しながらカテーテルシャフトを左右に振ることにより癒着剥離と患部への薬剤投与を簡便に行えるようになった。操作の詳細は手技の項に譲り，最適応症の腰椎椎間板ヘルニア，腰椎脊柱管狭窄症，FBS or MOBにおいて，疼痛が生じる理由とエピドラスコピーによる癒着剥離術と大量の生理食塩水（以下生食）注入やbolus生食投与，局所麻酔薬とステロイドもしくは高張食塩水，ヒアルロン酸などの投与が有効である理由を以下に検証してみる。

3．腰椎椎間板ヘルニア

椎間板は椎体間に存在し，中央の髄核，その周囲の線維輪，上下の硝子軟骨終板により形成されている。本来の役目は椎体間の衝撃吸収である。この椎間板に変性が生じ，髄核が後方や側方に脱出して神経根を圧迫するようになったものが椎間板ヘルニアである。髄核の水分含有率は加齢とともに減少し，同時に椎間板内圧も減少するため発症は髄核圧の高い20~45歳位の青壮年期に多い。疼痛や根症状は単に脱出した椎間板の物理的な圧迫のみで生じるのではなく，神経根の炎症，その周囲の炎症，浮腫さらに硬膜外組織の反応性や線維化などのさまざまな要因によって発生してくるとされている[33)34)]。

最近髄核には疼痛伝達物質であるsubstance Pや[35)]，炎症媒介物質としてのPG産生系のアラキドン酸カスケードのスタートラインとして細胞膜リン脂質からアラキドン酸を合成する合成酵素であるホスホリパーゼA2（phospholipase A2：PLA2）が存在することが明らかになり，これがPGやプロスタノイドさらにロイコトルエンや血小板活性化因子を産生し[36)]，椎間板ヘルニアによる腰痛の一因になっていると推定されるようになった。また脱出した椎間板にもPLA2や炎症性サイトカイン，血管拡張を生じさせるNO（一酸化窒素）などが存在することが判明し[37)~40)]，これらも痛みを惹起する大きな要因と考えられている。また椎間板組織には疼痛伝達物質や神経障害を起こしうる化学物質の存在することが知られており，これらが椎間板ヘルニア患者の慢性腰下肢痛のもう一つの原因であると考えられている[37)~39)]。

また正常の腰椎や硬膜外腔，くも膜下組織では，脊柱を前後左右に曲げた場合，硬膜や脊髄神経は当然その形や長さを変えることができる。つまり神経は十分な可動性を持つ。ところが，硬膜外腔やくも膜下の癒着や線維化，瘢痕などにより，硬膜や脊髄神経の自由な動きができなくなると普段

の動きや過剰な体動に伴い直接神経を伸展，回旋などで刺激することになる。つまり癒着により体動時の神経根の動きが制限されることから，根症状やその他の痛みが生じてくる可能性があるということである。また組織の伸展や圧迫，神経の伸展による刺激から局所に炎症反応を惹起してくることも考えられ，この炎症がさらに新しい痛みを生じてくることも考えられる。これらの推論を裏付けるように，大井らはミエロスコープ下で瘢痕が認められた場合には，ラセーグ試験の際に神経孔内で神経根が動かなかったという直視下で観察しえた興味深い知見を発表している[41]。椎間板ヘルニアと癒着形成，また炎症の関与やその癒着と腰下肢痛および神経根痛との関係などはまだまだ推測の域以上には解明されていないが，おそらく上述のような機序のすべてもしくは一部が椎間板ヘルニアによる腰痛に関与しているのであろうことはまず間違いない。

また根周辺の癒着により硬膜外ブロックで投与された局所麻酔薬やステロイドが根に到達できないためにブロックの効果が得られないことが推測される[42]。実際に，罹患レベルの根部やその周辺は水溶性造影剤を用いた硬膜外腔造影の際，完全に造影されない領域(dye deficit)が存在する(図III・1)。これは硬膜外ブロックによる局所麻酔薬やステロイドなどの投与では病変部に薬剤が到達しないことを意味する。エピドラスコピーにより硬膜外腔へ大量の生食を注入することは，灌流と洗浄効果で，まず発痛物質の希釈，除去が期待でき，ついでカテーテルシャフトと生食の bolus 噴射による癒着剝離により神経根などの可動性が復帰する可能性がある。そして，剝離できた病変部へ局所麻酔薬とステロイドを投与することにより薬剤が的確に根や炎症部位に到達でき[11]，抗炎症，血流回復などに大きな効果を示すと推測される[43]。椎間板ヘルニアはその脱出形態により膨隆型，遊離型，脱出型などに分類されるが，MRI による経時的変化を見ることが可能となって以来，膨隆型は自然退縮されることは少ないが，硬膜外へ遊離，

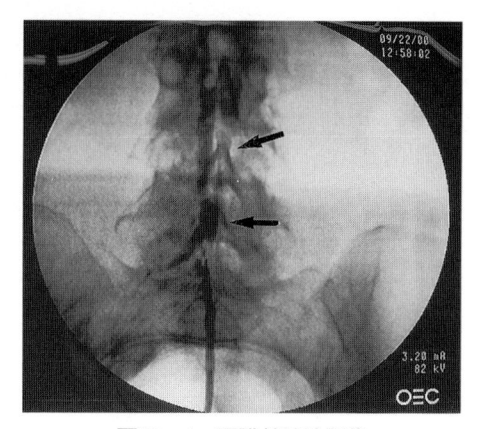

図III・1 硬膜外腔造影像
硬膜外腔造影の際，根周辺の癒着により水溶性造影剤による造影がされない領域（dye deficit：矢印）が存在する。

脱出したものは自然退縮することが多く加齢とともに症状が軽快する可能性が高い。エピドラスコピーにより急性期を乗り越えれば加齢に伴い症状の緩解が期待できる。

4．腰部脊柱管狭窄症

脊柱管狭窄症の症状は基本的に椎体骨，突出した椎間板や黄靱帯，後縦靱帯の骨化，椎間関節や椎弓の肥厚などによる神経根や馬尾神経への絞扼，圧迫によるとされる[44]。しかし実際には関わる因子は多彩であり，長期の圧迫に伴う神経組織の変性[45]，浮腫，腫脹，炎症をはじめ，局所の循環障害[46]や，馬尾のうっ血，脳脊髄液の通過障害[33][34]，神経根周辺の癒着や線維化[34]，虚血，うっ血などの全部もしくは一部が原因と考えられている。また椎間板ヘルニアにおけるのと同様に，神経根周囲の癒着や線維化組織の存在による神経根の動きの制限も疼痛の原因の一つと考えられる。腰部脊柱管狭窄症の多くは，先天性，発育性にすでに骨性の脊柱管狭窄が存在していたものに加齢による変化が加わった進行性のものである[47]。したがって多くは不可逆的であり[47]，また椎間板ヘルニア患者よりも一般的に年齢が高い高齢者に多い傾向が

ある。また椎間板ヘルニアを合併している場合があるが，ヘルニア合併例で神経根絞扼徴候を示すものは，まず手術を必要とすることが多く[48]，このような症例ではエピドラスコピーの適応はないと考えている。また起立負荷により馬尾神経の圧迫や歩行負荷による神経虚血に起因するいわゆる馬尾型間欠性跛行や膀胱直腸障害，会陰部症状や筋力低下の著しいもの，下肢麻痺の顕著なものなどはやはり早期に手術的治療を考慮すべきであろう。

エピドラスコピーによる癒着剝離で，神経根の可動性が改善され，同時に脳脊髄液の通過[49][50]，局所や馬尾の血流改善[51]やうっ血の消退と炎症鎮静化などが期待できる。同時に直視下に投与する局所麻酔薬やステロイドなどの効果も得られやすくなるなどから症状の改善が得られる可能性が十分ある。

5．Failed back syndrome (FBS) or multiple operated back (MOB)

椎間板ヘルニアに対する核摘出術などの手術後に痛みや根症状が再発，もしくは軽減せず持続する場合，原因を特定することは困難である[52]。椎間板ヘルニアの取り残しや位置の誤認などの手術操作のミスによる場合もあるが[53]，脊髄や椎体，椎間板などに神経圧迫所見などの病理学的な異常が認められなかった場合には，手術操作と侵襲による直接的な損傷，炎症を起点として，局所の二次的な炎症，結合組織の増殖，硬膜外腔の線維化や癒着，硬膜と周辺組織との癒着や瘢痕組織形成が生じ，神経根の可動性が失われて牽引痛が生じてくるなどの多くの要因が生じ[54]，これらが遷延もしくは再発した腰痛の原因になっていると考えられる[55]〜[57]。実際MRI上でも癒着による硬膜外腔の狭小化や椎間板の変性が認められる症例が多い[58]。かつてはこの線維化や癒着を再手術で取り除くべく試みられたが当然成績は芳しくなく[59]，

合併症やますます症状を悪化させるケースが後を絶たなかった[60]。それがmultiple operated backという名称が生まれた所以である。

FBSでは，多くの場合硬膜外腔の結合組織の増殖，瘢痕や癒着が存在するため[14][23]，硬膜外ブロックが手技的に困難であるばかりでなく[61]，投与された局所麻酔薬やステロイドが患部に到達しにくいためその効果も期待できない[62]。他の保存的治療法としては，硬膜外刺激電極埋め込み術[58][63][64]，神経根切断手術[65]，透視による癒着剝離[22]などが施行されてきたが，いずれも確定的な治療法とはまだ成りえていない。エピドラスコピーによる癒着剝離と薬剤投与も，もちろんすべてに有効ではないが，理論的には直視下での癒着や瘢痕の剝離・除去は神経根の可動性を回復させ[43]，血流回復と投与する局所麻酔薬による神経根ブロック作用などに合わせ，さらにステロイドにより抗炎症作用などの効果を期待できるため，FBSの保存的治療の一つになりうると考えられる。実際にFBSに対して有効であったとの報告は多い[10][11][13][14]。

6．エピドラスコピーの有効性

エピドラスコピーの臨床でのevidence-based medicine (EBM) に基づく有効性の客観的評価は困難である。なぜならEBMに基づく神経ブロック治療の有効性の評価が，対象となる疼痛疾患群の不明確な定義，疼痛そのものの適当な評価法がないこと，適正な神経ブロックがなされたかどうかの確認ができない，二重盲検も困難もしくは不可能，などから非常に困難であるのが事実であることと，エピドラスコピーによる治療は癒着剝離の程度や注入薬物の種類・量の相違などからその客観的判定が不可能に近いからである。新たな治療法が確立されていく過程にはまず有効性を報告する多くの症例報告が初期段階に存在し，ここからまずスタートするのが常であり，これにエビデンスと基礎的データや理論が付随してはじめて確立された治療法となる。慢性腰下肢痛の患者には

III. エピドラスコピーの適応，禁忌，合併症とその対策　57

表III・2　エピドラスコピーによる慢性腰下肢痛の治療の禁忌

―――――――――――――――――――――――――――
＜絶対禁忌＞
　1）局所もしくは全身性の細菌感染症
　2）易出血傾向（血液凝固障害，抗凝固治療薬投与中，肝機能不全，血小板減少症など）
　3）局所麻酔薬アレルギー
　4）脳圧亢進症

＜比較的禁忌＞
　5）コントロール不良の高血圧
　6）網膜出血の既往
　7）脳内出血の既往
　8）消化管出血
　9）高度脱水などの循環不全
　10）虚血性心疾患を含む高度心機能障害
―――――――――――――――――――――――――――

抑うつを伴っているものが多く，ときには器質的なものが存在しても抑うつからの腰痛を症状として訴える場合もあるため，適格な症例の把握も重要である。いずれにしてもエピドラスコピーの真の有効性の評価と適応疾患の確定にはまだまだ多くの症例を経験しなければ安易に論じられないと考える。

7. エピドラスコピーの禁忌（表III・2）

エピドラスコピーによる慢性腰下肢痛の治療の禁忌は，局所もしくは全身性の細菌感染症，易出血傾向（血液凝固障害，抗凝固治療薬投与中，肝機能不全，血小板減少症など），局所麻酔薬アレルギー，脳圧亢進症などである。また比較的禁忌，もしくは術前の治療などが必要なものは，コントロール不良の高血圧，網膜出血の既往，脳内出血の既往，消化管出血，高度脱水などの循環不全，虚血性心疾患を含む高度心機能障害などである。

8. 合併症および副作用と対策（表III・3）

エピドラスコピー施行時に生じる合併症は，エピドラスコピーの手技によるものとして，硬膜・くも膜穿破，頭痛，髄液漏，脊髄損傷，神経根損傷，不全麻痺，神経麻痺，勃起障害，膀胱直腸障害，網膜出血，痙攣，脳内出血，硬膜外血腫，硬膜下血腫，低血圧ショック，高位脊椎神経麻酔などである。また施行時に使用する薬剤によるものとして，局所麻酔薬によるアレルギー，アナフィラキシー，局所麻酔薬中毒，水溶性造影剤によるアナフィラキシー，高張食塩水のくも膜下注入に伴う合併症，ステロイド，ヒアルロン酸分解酵素の副作用によるものなどである。感染によるものとしては，細菌性・ウイルス性髄膜炎，硬膜外膿瘍，その他，無菌性髄膜炎などが考えられる。

われわれの施設においては，1999年7月からエピドラスコピーを導入し，現在まで50例に施行したが，合併症は硬膜穿破2例，ミオクローヌス痙攣1例，全身性痙攣1例，一時的膀胱直腸障害2例の計5例であるがいずれも重篤なものではない[68)69)]。Manchikantiらの報告では，85症例に対する112回のエピドラスコピー治療で，発疹と掻痒感の出現を4例と5ポンドの体重増加1例，硬膜穿破8例，くも膜下ブロックとなったもの4例，感染2例，感染を疑われたもの6例となっている[32)]。

表III・3　エピドラスコピー施行時に生じる合併症

＜エピドラスコピーの手技によるもの＞
　1）硬膜・くも膜穿破，
　2）頭痛，3）髄液漏，4）脊髄損傷
　5）神経根損傷，6）不全麻痺，7）神経麻痺，
　8）勃起障害，9）膀胱直腸障害，10）網膜出血，
　11）痙攣，12）脳内出血，13）硬膜外血腫，
　14）硬膜下血腫，15）低血圧ショック，
　16）高位脊椎神経麻酔

＜施行時に使用する薬剤によるもの＞
　1）局所麻酔薬によるアレルギー・アナフィラキシー，局所麻酔薬中毒
　2）水溶性造影剤によるアナフィラキシー
　3）高張食塩水のくも膜下注入に伴う合併症
　4）ステロイド
　5）ヒアルロン酸分解酵素

＜感染によるもの，その他＞
　細菌性・ウイルス性髄膜炎，硬膜外膿瘍，無菌性髄膜炎

a．エピドラスコピーの手技による合併症

1）硬膜・くも膜穿破

　FBSのような術後の高度な癒着の存在する症例に視野を確保せずにエピドラスコピーを粗雑に過激な操作をした場合に最も生じやすいが，それ以外の症例でも手荒な操作を行えば起こりうる合併症である。硬膜外ブロック時に生じる硬膜・くも膜穿破（いわゆるデュラパン）と同様，術後の頭痛の原因となる。また髄液漏を生じると，術後に硬膜外ブロックが治療目的でなされた場合，投与された局所麻酔薬がくも膜下に浸潤し，くも膜下ブロックとなる危険も生じる。また穿破したカテーテルシャフトにより馬尾神経や脊髄が損傷される危険もある

2）頭痛，髄液漏

　上記の硬膜・くも膜穿破による髄液漏によるものと術操作中の生食注入による硬膜外腔圧上昇による脳脊髄圧上昇に伴う頭痛とがある。前者は脊椎麻酔後頭痛と同じ機序で生じ[71]，直後から訴える場合もあるが，手術時に硬膜外腔やくも膜に生食が注入されているため脳脊髄液圧がしばらく高いためか，発症は遅く術後10数時間以上経過してから訴える場合が多い。腰椎麻酔の穿刺針に比べ，エピドラスコピーのカテーテルシャフトの径は2.7 mmと大きく，穿孔も大きいため頭痛も長期にわたる傾向がある。自己血の硬膜外腔注入によるいわゆるblood patchは慢性腰痛患者の硬膜外腔の癒着を促進することが考えられるため推奨はできない。一般的な輸液と安静，鎮痛薬と鎮静薬で対応することになる。後者の脳脊髄圧上昇に伴う頭痛は術操作中と直後から訴えるが，この頭痛については痙攣の項で詳述する。

3）脊髄損傷，神経根損傷，不全麻痺，神経麻痺，勃起障害，膀胱直腸障害

　硬膜・くも膜穿破したカテーテルシャフトにより馬尾神経，脊髄神経，根の損傷を来すことがある。これらは結果として，術後一時的な不全麻痺，神経麻痺，勃起障害，膀胱直腸障害などを起こしうる。もちろん遷延する神経症状を後遺症として残す可能性はあるが，現在までその発生の報告はない。また穿破はなくとも強度の癒着をシャフト

で剥離する際，根や脊髄を傷つける可能性は高い。ヘルニアによる圧迫や脊柱管狭窄症のため，狭小化した硬膜外腔を強引に剥離することはこういった合併症を惹起してくることになろう。視野が確保できていない部位を盲目的に剥離を行ったり，シャフトの強い出し入れを行うことは当然危険である。

われわれも癒着の非常に著明な症例でシャフトによる剥離を強く施行した際に，いずれも一過性であったが術後の膀胱直腸障害を2症例に経験した[69]。強さの目安としてシャフトの先がつかえて「しなり」を感じる場合には，それ以上正面方向に向かって強く押し進めようとしないことがポイントと考えている。いずれにしてもこれらの合併症を生じさせないためには視野の確保と丁寧な剥離操作が絶対重要である[70]。

4）網膜出血

血圧上昇あるいはバルサルバ洞刺激による静脈圧の上昇が原因となり網膜静脈の圧が上昇し網膜や網膜前出血が生じることはよく知られている[72]。また網膜出血は精神的緊張も一因になるとされるが，一般に糖尿病では網膜前出血が比較的生じやすいとされ[73]，また貧血患者でも貧血のために網膜血管が低酸素状態となり血管内皮が障害され血管の透過性が亢進するために生じることがあるとされている[74]。1例のみエピドラスコピー施行中に両側の網膜出血が発生したという報告がある[75]。これはおそらく，視野確保のため硬膜外腔へ大量の生食を注入することと，剥離を目的として急速な生食のbolus投与を行うことにより硬膜外腔圧が急上昇しこれが脳圧を高める[76,77]ために視神経鞘の圧と網膜静脈の圧が上昇し，それにより網膜静脈の循環障害が生じて発症したと考えられる[75]。実は通常の硬膜外麻酔時の薬剤注入時や硬膜外ブロックのステロイド注入の際に発生した網膜出血の報告は予想外に多くあり[78]～[80]，これも硬膜外腔圧が上昇し脳圧を高め網膜静脈の循環障害が生じるという同様の機序で生じたものと考えられている。エピドラスコピー施行時には，眼内圧の上昇の可能性がありその影響も考えられるが，網膜血管では血管の自己調節機能が維持されているため眼圧の急激な低下や上昇での網膜出血は起こりにくい[72]といわれている。われわれの研究でもエピドラスコピー施行時に頚部硬膜外圧が100 mHgを越えて頭痛を訴えていても，特に眼圧には変化はなく[81]，やはり，エピドラスコピー時の網膜出血は硬膜外圧と脳圧の上昇に伴う網膜静脈の循環障害が原因と考えられる。これは重篤な合併症であるためその原因究明のためにわれわれは現在，エピドラスコピー施行時に眼圧の測定と同時に眼底をモニター（ビデオ撮影）し，網膜動静脈系の循環障害が生食bolus投与による硬膜外腔圧と脳圧上昇時に起こらないかどうか眼科の協力のもと瞳孔散大下にモニターし検討している。いずれにしても次に述べる痙攣と同様，大量の生食注入と急速な生食bolus投与には注意が必要である。特に貧血，糖尿病の患者では注意を要する[73,74]。

5）痙 攣

頭蓋内圧亢進により，頭痛だけでなく痙攣発作が生じることが知られている[82]。硬膜外腔に薬液を注入すると硬膜外腔圧（epidural pressure：EPIP）が上昇し，脳脊髄圧（cerebrospinal fluid pressure：CSFP）も同時に上昇することは事実で[83]，脳脊髄液の交通が正常である場合，硬膜外腔圧は脳脊髄圧をよく反映するとされる[76,77]。浅野らは圧測定用カテーテルを硬膜外腔とくも膜下腔に挿入し硬膜外腔圧と脳脊髄液圧を同時に測定しその変動はパラレルであったと報告している[76]。実際には脳脊髄腔は多少の柔軟性（コンプライアンス）があるものの，一応閉鎖腔であるためエピドラスコピー施行時のように硬膜外腔に生食が大量に注入されてEPIPが上昇すれば，CSFPも同時に上昇することが理解できる。反面，硬膜外腔には脂肪組織が多く，また椎間孔から後腹膜にも通じているため，逆にCSFPの変化が必ずしもEPIPに反映するとは限らないと筆者は考えている。一般的に，頭蓋・脊椎容積約1,500 mlのうち，

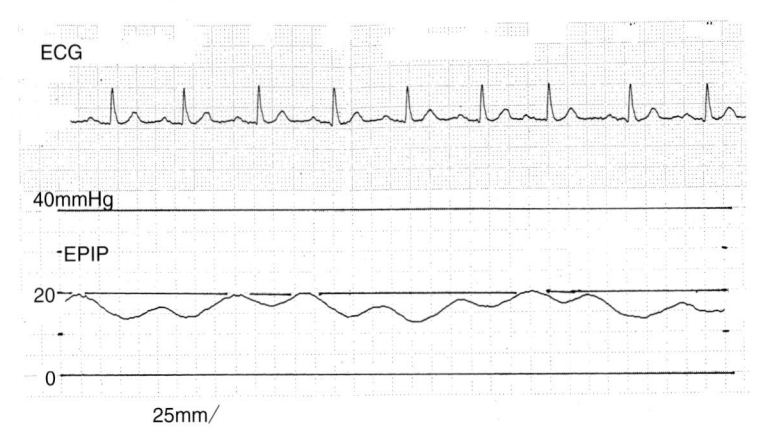

図Ⅲ・2 チューブ挿入後の伏臥位における硬膜外腔圧（EPIP）の変化
心拍に合致した微細な変動もとらえられる。平均は10～20 mmHg以内であった

脳脊髄液は約150 mlを占めているとされる。脳脊髄液は1日に総髄液量の3～4倍にあたる500 mlが産生・吸収されており，健常者の頭蓋内圧は約10 mmHg（13 cmH$_2$O）程度に維持されており，15 mmHg（20 cmH$_2$O）以上を頭蓋内圧亢進としている。咳嗽，腹圧などにより一過性に50 mmHg位になることがあるが，これくらいの脳圧の一過性の上昇では通常，脳に対する影響はないとされている[82)84)]。われわれは自験例で，頭痛を訴えだした直後に意識喪失を伴う全身性の大痙攣発作を起こした1例と両下肢の筋痙攣（ミオクローヌス痙攣）発作を起こした1例を経験している[68)]。

まず全身性の痙攣発作を起こした症例では，エピドラスコピー施行時の約30分の操作において，視野の確保と剝離補助の目的で硬膜外腔に約500 mlの生理食塩水が注入された。この大量に注入された生理食塩水によりEPIPが上昇し，その結果CSFPも上昇したために痙攣が生じたと考えられる。われわれは現在エピドラスコピー施行のすべての症例に頚部硬膜外チュービングを行い，生食注入量の相違やbolus投与の際のCSFPの変化の指標として，EPIPの変化を連続測定して検討している[81)]。その結果から得られたいくつかの知見が生食注入時の脳圧変化を知る上で非常に参考になると考えられるので，典型的なもののいくつかを以下に示しておく。

①チューブ挿入後，伏臥位でもEPIPは心拍に合致した微細な変動までとらえられ，その圧の平均は10～20 mmHg以内であった（**図Ⅲ・2**）。

②注入された生理食塩水の多くは椎間孔から後腹膜に排出されるため，硬膜外腔が仙骨部から頚椎部まで一応の交通があり，椎間孔からの排出が多く認められる場合，緩徐な注入では総投与量が多くとも，EPIPはあまり上昇しない（**図Ⅲ・3**）。このような症例では，急速なbolus投与でもやはりあまりEPIPは上昇しない（**図Ⅲ・4**）。しかしこれは，椎間孔からの生食の流出しやすさの程度に依存しており[85)]，症例によっては少量をゆっくり注入してもEPIPが上昇してしまう場合もある（**図Ⅲ・5**）。

③患者の多くはEPIPが80 mmHg程度から頭痛や頚部の圧迫感，首が動かせないなどの症状を訴えはじめ（**図Ⅲ・5**），100 mmHgを超えるとほぼ全員が同様の症状を訴えることなどが判明した[81)]。おそらく全身痙攣を起こした症例では100 mmHgをはるかに上回るEPIP，すなわち高度な脳圧亢進状態になっていたと思われる。

ミオクローヌス痙攣発作の症例では頭痛もなく意識も清明であったが強い腰痛とともに下肢の痙攣を発症した[68)]。水野らは生食のbolusでの1回

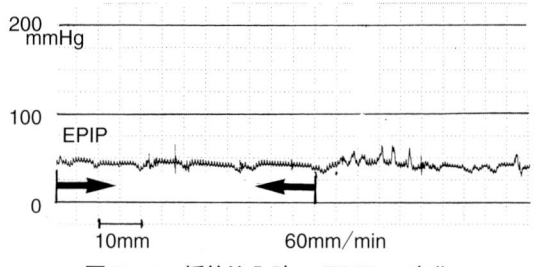

図III・3 緩徐注入時の EPIP の変化

注入された生理食塩水の多くは椎間孔から後腹膜に排出されるため、硬膜外腔が仙骨部から頸椎部まで一応の交通があり、椎間孔からの排出が多く認められる場合、緩徐な注入（矢印の間の約1分間で約100 ml 注入）では総投与量が多くとも、EPIP はあまり上昇しない。

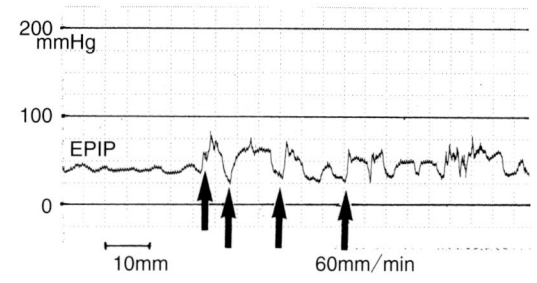

図III・4 急速注入時の EPIP の変化

図III・3 に示したような症例では bolus 投与で急速に生食を5〜10 ml 程度注入（矢印）しても EPIP はあまり上昇しない。

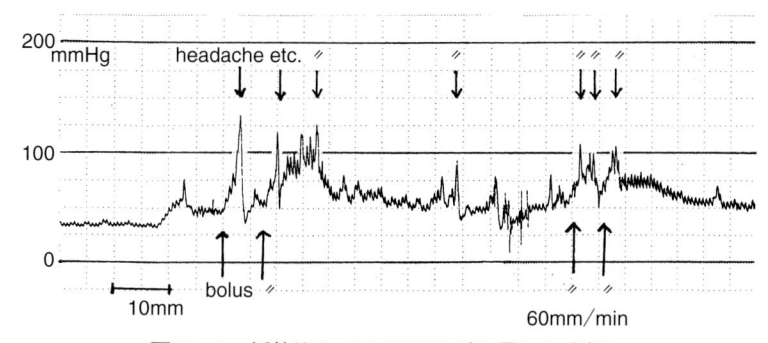

図III・5 緩徐注入でも EPIP が上昇した症例

少量をゆっくり注入（5 ml の緩徐 bolus：矢印↑）しても EPIP が上昇する場合。患者の多くは EPIP が 80 mmHg 程度から頭痛や頸部の圧迫感、首が動かせないなどの症状を訴え始め（矢印↓）、100 mmHg を超えるとほぼ全員が同様の症状を訴えた。

注入量と速度が問題であると考察している[68]。量が多く速度が速いと局所圧が瞬時に高くなり平均動脈圧を上回り脊髄の乏血が起こるため、強い腰痛とともにミオクローヌス痙攣を生じたのであろうとも結論している。頸部硬膜外腔圧の変化と造影剤の広がり具合との関係を検討すると、ヘルニア突出や、癒着などにより胸・頸部へ造影剤が流れにくい中途閉塞症例では、注入された造影剤は癒着部より下位の腰部硬膜外腔のみに留まり、残りは椎間孔から流出する（**図III・6**）。つまりこのような症例では生食が噴出するカテーテルシャフト先端が癒着部より下位腰椎の硬膜外腔に留まっているときには、注入される生食がゆっくりかつ少量なら EPIP, CSFP とも上がらないが、この場合硬膜外腔の容積が胸・腰椎を含まないために非常に小さいため、少しでも注入速度が速ければ、よほど椎間孔からの流出が多量でない限り、硬膜外腔の局所圧が瞬時に極端に上がり、脊髄の乏血による腰痛やミオクローヌス痙攣を生じると考えられる。この際は頸部での EPIP は上昇しない（脳圧は上がらない）。この場合、腰痛はその最初の症状であるため、中途閉塞症例で根を刺激していないにもかかわらず生食注入時に腰痛を継続して訴える場合は、EPIP が上昇していなくても上記のよ

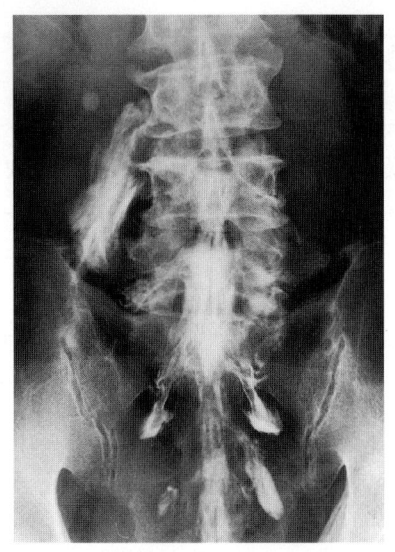

図Ⅲ・6　椎間孔から生食・造影剤の流出

ヘルニア突出や，癒着などにより胸・頚部へ造影剤が流れにくい状況では，注入された造影剤は癒着部より下位の椎間孔から流出する。

うな機序を想起しておく必要がある。

　また施行前の硬膜外造影で，腰椎レベルに閉塞（癒着）があった症例で，癒着部位より下位で生食注入した際はbolus投与時に頭痛の訴えがなかった。しかしカテーテルシャフトが癒着剝離により，閉塞部位からさらに上部に貫通した位置でのbolus投与では強い頭痛を訴えた（**図Ⅲ・7**）。このときの造影所見では，胸・頚部の椎間孔からの造影剤の流出は少なく，少量ですべての硬膜外腔を満たしていた。おそらく，シャフトより下部の腰部硬膜外腔へは癒着のため生食は拡がらず，一挙に胸・頚部へと流れ，EPIPが急速に上昇したからと考えられる。

　このように患者の硬膜外腔の状態により，生食注入によるEPIP，CSFPの変動は一定ではない。しかし通常EPIPが生食注入により上昇しても数分間待てばすぐに下降する（**図Ⅲ・7，Ⅲ・8**）ため，患者の訴えを目安にゆっくりとした慎重な注入と操作が安全のため肝要であると考える。硬膜外腔への生食注入時のEPIP，CSFPの変動について，

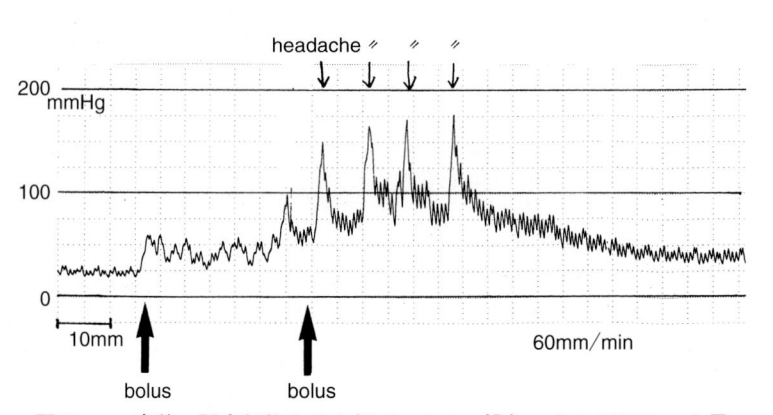

図Ⅲ・7　癒着・閉塞部位より上部でのbolus投与によるEPIPの上昇

施行前の硬膜外造影で，腰椎レベルに閉塞（癒着）があった症例で，癒着部位より下位で生食注入した際はbolus投与時（矢印↑：①）には頭痛の訴えがなかったが，カテーテルシャフトが癒着剝離により，閉塞部位からさらに上部に貫通した位置でのbolus投与（矢印↑：②）で強い頭痛（矢印↓）を訴えた。このときの造影所見では，胸・頚部の椎間孔からの造影剤の流出は少なく，少量ですべての腔を満たしていた。おそらく，シャフトより下部の腰部硬膜外腔へは癒着のため生食は拡がらず，一挙に胸・頚部へと流れ，EPIPが急速に上昇したと考えられる。

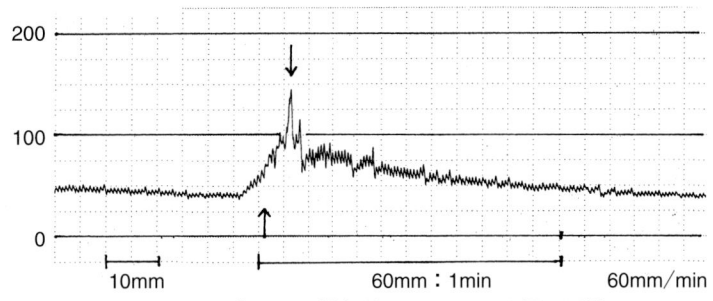

図Ⅲ・8　生食 bolus 投与後の EPIP の上昇と下降
通常 EPIP が生食注入（矢印↑）によって上昇（矢印↓）しても数分間待てばすぐに下降する。

硬膜外腔圧連続測定と造影所見との関連とから，われわれが今まで得た以外に今後まだまだ多くの情報が得られると考えている。

6）脳内出血

エピドラスコピー施行時には先述したような脳圧亢進に伴い血圧の上昇も来すことが多い。特に高血圧患者ではこの傾向が強い。また剝離時に根を刺激した時の激痛や頭痛も血圧上昇に働くと考えられる。それゆえ，高血圧患者では，術前に内科的に積極的にコントロールしておかなければならない。よって脳内出血の既往のある患者では禁忌と考えてよい。

7）硬膜外血腫，硬膜下血腫

脳内では脳内出血同様の機序が考えられるが，直接的な外力が加わるわけではなくその発生はほとんどないと考える。しかし腰椎レベルでは直接カテーテルシャフトを挿入しさらに剝離操作を行うのであるから，現在まで報告はないものの，いずれは起こりうる合併症である。出血傾向のある患者は，もちろん禁忌であるが凝固系に異常がない場合でも起こりうる。実際，エピドラスコピー操作中には軽度の出血がしばしば直視下に認められる。硬膜外ブロックや脊椎麻酔後の硬膜外血腫の報告がまれでないことからみても，常に血腫の発生は念頭においておかなければならない[86)87)]。硬膜下血腫も同様に起こる可能性はある。また慢性腰痛患者は漫然と NSAIDs を服用している場合が多く，そのトロンボキサン A2 活性阻害作用による血小板凝集阻害から凝固障害が生じていると考えられるため，必ず手術の 5 日から 1 週間前には投与を中止すべきである[88)]。

8）低血圧ショック

痛みや恐怖のため生じる心因性ショック，また使用する薬品によるアナフィラキシーに付随するものもまれには起こりうるが，多くは硬膜外腔に投与された局所麻酔薬の交感神経遮断作用による場合である。硬膜外ブロック時の低血圧への対応と同様に輸液と昇圧薬で対処する。

9）高位脊椎神経麻酔

大量に局所麻酔薬を硬膜外腔に使用した場合に生じるが，先述した硬膜・くも膜穿破による局所麻酔薬のくも膜下注入から生じる場合が最も考えられる。穿破が明らかなときは局所麻酔薬の投与は禁忌である。また，先述したように癒着や閉塞のある場合，硬膜外腔に投与された薬の拡散状態は症例により大きく異なることを念頭に，投与する局所麻酔薬の総量を考えるべきである。

b．施行時に使用する薬剤による合併症

1）局所麻酔薬によるアレルギーとアナフィラキシー，局所麻酔薬中毒

a）使用される局所麻酔薬

エピドラスコピーで通常使用する局所麻酔薬はリドカイン（キシロカイン®），メピバカイン（カルボカイン®），ブピバカイン（マーカイン®）である。Racz らは，ブピバカインは硬膜外腔に比べ

て，くも膜下腔投与での効果発現が速やかなこと，0.25％ブピバカインでは硬膜外腔，硬膜下腔，くも膜下腔いずれに注入されても神経遮断の効果時間に差がないことや硬膜下腔注入では運動神経がブロックされるが硬膜外腔投与ではブロックされないこと，1％リドカインでは硬膜外腔注入でも運動神経がブロックされることなどから0.25％ブピバカインの使用を推奨している[21)22)89)~91)]。しかしManchikantiらは1％リドカインも0.25％ブピバカインでも運動神経遮断効果に差はなく，むしろ，ブピバカインのくも膜下注入で12時間も続く長時間の知覚および運動神経の遮断が起こることがあることやリドカインの作用発現の早さは高張食塩水注入前の鎮痛にむしろ有利であるとし，リドカインの使用を勧めている[92)~94)]。

b）アレルギー・アナフィラキシー

使用される局所麻酔薬はいずれもアミド型であり，これらはエステル型に比べ，アレルギーやアナフィラキシーの発症頻度は低いとされる[95)]。現在局所麻酔薬は防腐剤の添加されていないアンプル入り製剤に移行中であるが，以前からのバイアル入りの局所麻酔薬には防腐剤であるメチルパラベンが添加されており，これがアレルゲンとなって抗体を産生しうる。アナフィラキシーの発生もまれにあり，アトピー患者も含めて注意が必要である。じん麻疹様の発疹や血圧低下，気管支痙攣を認めた場合はアナフィラキシーを疑いステロイド投与や昇圧薬投与などの治療を遅滞なく始めなければならない[95)96)]。

c）局所麻酔薬中毒

局所麻酔薬中毒は血管注入がなければエピドラスコピーで使用する量では発生する可能性は低く，また起こっても軽度と思われる。脳圧亢進による痙攣との鑑別はおそらく困難である。発生した場合は局所麻酔薬中毒の治療に準じて，ジアゼパム（セルシン®），ミダゾラム（ドルミカム®），チオペンタール（イソゾール®）の投与がまず必要となる[95)96)]。

2）非イオン性造影剤によるアナフィラキシーショック

イオパミドール（イオパミロン®），イオヘキソール（オムニパーク®）に代表される非イオン性ヨード造影剤による重篤なショックは非アレルギー性のことが多く，その発現率は0.04％と低い[97)]。いわゆるⅠ型アレルギー（アナフィラキシー型）が多く，血圧低下などに伴うショック症状を呈するが，この場合，メチルプレドニゾロン（ソルメドロール®）$5\,mg\cdot kg^{-1}$の投与と必要なら昇圧薬，ドパミン（イノバン®），アドレナリン（ボスミン®）を投与する。予後は抗生物質などによるアナフィラキシーショックに比べて良好である。注意が必要なのは，遅発性の非Ⅰ型アレルギー反応といわれる過敏反応が起こることである[98)]。これは造影剤使用後2～3日目より出現し，著明な低血圧を伴うことがある。典型的なものでは前頚部～胸部にかけて紅斑が出現し数日残存する。末梢白血球増加，CRP値の著明な増加（15～20 $mg\cdot ml^{-1}$以上），肝機能障害などが認められる。全身倦怠感，食欲不振，下痢などを伴う[98)]。エピドラスコピーでは必ず使用され，また日帰り手術や短期入院の場合が多いため，この遅発性副作用のことは，常に念頭に置いておかねばならない。造影剤使用前の予備テストによりむしろ感作されたり副作用が出現したりするため通常行わない[97)98)]。ヨードにアレルギーやアナフィラキシーの既往のある患者にはもちろん禁忌である。

3）高張食塩水のくも膜下注入に伴う合併症

低温の高張食塩水のくも膜下投与が慢性腰痛治療に有効であると最初に報告したのはHitchcockである[99)]。その作用機序が温度によるものか高張性によるものか，また活動電位に影響を与えるためかなど，長期にわたり議論されてきた[100)~103)]が，いまだに結論されていない。しかし，不整脈，脊髄症，脊髄麻痺，くも膜炎，肛門括約筋機能不全などの重篤な合併症を生じることが報告されている[21)104)105)]ことを考えると，筆者はあえてエピドラスコピーによる癒着剥離に高張食塩水

を使用する必要性はないと考える。Manchikanti らも今までの論議を検証してエピドラスコピーには不適切な使用であると結論している[106]。

4) ステロイド

ステロイドホルモンにはホスホリパーゼＡ２活性阻害による抗炎症作用だけでなく，細胞膜の安定化やペプチド合成抑制，後角ニューロンの感受性の抑制などの作用があるため[107]，エピドラスコピー施行時にほとんどの場合投与されている[21,22]。腰痛に対する硬膜外ブロックには以前よりわれわれの施設も含めて多くの施設で使用されており，その効果に関する実験的報告も多い[108~112]。通常使用されるのはメチルプレドニゾロン（デポメドロール®），ベタメタゾン（リンデロン®），デキサメタゾン（デカドロン®），トリアムシノロンアセトニド（ケナコルトＡ®）などである。Racz らはステロイドとして抗炎症作用は同じでもトリアムシノロンアセトニドにはナトリウム貯留作用がないためより好ましいとしている[21,22]。しかしメチルプレドニゾロンは神経刺激作用が最も少なく，長期効果を持つ[113]とされるなど種々の意見がある。現在エピドラスコピー時にはどれが最適かの結論は出ていない。われわれはトリアムシノロンアセトニドかデキサメタゾンを使用している。

副作用としては，副腎皮質抑制や免疫抑制，たんぱく質合成阻害など多く指摘されているが，その多くは連用されたときに生じるもので，通常使用されるメチルプレドニゾロン，ベタメタゾン，デキサメタゾン，トリアムシノロンアセトニドなどの単回使用では特に問題とはならない。しかしベタメサゾン９mgのわずか１週間の連続投与で，６週間にわたって副腎抑制が生じたとの報告[114]もあり，術前から頻回の硬膜外ブロックなどでステロイドの投与がなされていた症例などでは注意を要する。またステロイドの硬膜外腔投与では合併症を生じることはまずないが[115,116]，くも膜下腔に注入されてしまったときにはくも膜炎を生じる可能性がある。しかし，その発症の報告はいずれも瀕回のくも膜下投与に付随した合併症であり[117~119]，エピドラスコピーにおける単回投与では問題になることはまずないと筆者は考えている。

5) ヒアルロン酸分解酵素（ヒアルノニダーゼ）

ヒアルロン酸分解酵素は新鮮なウシ睾丸から抽出・精製された酵素で，本来局所麻酔の増強や化学療法剤の病巣内移行促進や大量輸液の拡散吸収促進などの目的で投与される薬剤である。硬膜外腔の癒着を解離させる効果があるとされ，硬膜外腔，くも膜下腔のいずれに投与されても安全であることから，多くの施設でエピドラスコピーの際に硬膜外腔に癒着剥離目的で注入されている[21,22,89,90]。しかし，臨床上経験的に硬膜外腔投与で有効として使用されてはいるものの[21,22,89,90,120,121]，その有用性を実際に EBM として示すことはできていない[89,90]。広範な癒着の際に現在も使用されてはいるが，特に投与に伴う副作用や合併症についての報告はないので副作用の点からは使用は問題ないであろう。

c．感染

1) 細菌性・ウイルス性髄膜炎，硬膜外膿瘍

発生率は低いが硬膜外ブロックや硬膜外ブロック後に硬膜外膿瘍を生じたという報告があることから[122]，エピドラスコピーも硬膜外腔での長時間にわたる操作であることを考えると，もし不潔操作が伴えば，重篤な合併症である細菌性・ウイルス性髄膜炎や硬膜外膿瘍を起こす可能性がある。Manchikanti らは１例の硬膜外膿瘍と施行例の２％の症例に感染を疑う徴候があったと報告している[92]が，現在まで全施設を含めて後遺症を残すような重篤な感染に伴う合併症の報告はない[21,22,89,90]。その他，無菌性髄膜炎などは発症機序が異なるが，やはりいまだ報告はない。いずれにしても通常の整形外科的手術と同様の厳密な清潔操作が要求される。

おわりに

エピデュロスコピーシステムを用いたエピドラスコピーにより癒着剥離および局所麻酔薬とステロイド投与を行う治療はまだ普及してから日が浅く，適応疾患についても，その効果や使用薬剤の種類，量などはもちろんのこと，合併症なども含め，すべてが議論しつくされたわけではない。よってその総合的評価をくだすにはまだまだ時期尚早である。しかし，今までの治療経験と術後の結果と患者の満足度からもその侵襲の度合からみても，有効性の高い治療法であると思われる。おそらく硬膜外ブロック治療と整形外科的手術との間に位置する治療法になると筆者は考えている。

硬膜外ブロックの効果が悪く，硬膜外造影において癒着による造影不良部位（dye deficit）が根症状などの症状に一致する場合や，dye deficit が下部腰椎部で広範な場合などはまず施行する価値があると考える。剥離操作により一時的に悪化することがあるが，多くは1週間程で軽快するため，その旨はインフォームドコンセントとしてきちんと説明しておく必要がある。エピドラスコピーによる慢性腰痛治療は，現在はまだその初期段階にあるといえる。今後，このテキストを参考に多くの施設で施行され，その適応や方法，使用薬剤や合併症予防のための検討が近い将来活発に実施されることを期待する。

参考文献

1) Burman MS : Myelpscopy or the direct visualization of the spinal canal and its contents J Bone Joint Surg 13 : 695-696, 1931
2) Pool JL : Direct visualization of dorsal nerve roots of the cauda equina by means of a myeloscope. Arch Neurol Psychiat 39 : 1308-1312, 1938
3) Blomberg RG : A method for epiduroscopy and spinaloscopy : Presentation of preliminary results. Acta Anaesthesiol Scand 29 : 113-116, 1985
4) Blomberg RG : The dorsamedian connective tissue band in the lumbar epidural space of humans : An anatomical study using epiduroscopy in autopsy cases. Anesth Analg 65 : 747-752, 1986
5) Blomberg RG, Olsson SS : The lumbar epidural space in patients examined with epiduroscopy. Anseth Analg 68 : 157-160, 1989
6) Shimoji K, Fujioka H, Onodera M, et al : Observation of spinal canal and cisternae with the newly developed small-diameter flexible fiber scopes. Anesthesiology 75 : 341-344, 1991
7) Blomberg RG : Epiduroscopy and Spinaloscopy : Endoscopic studies of lumbar spinal. Acta Neurochir [Suppl] 61 : 106-107, 1994
8) Wirte H, Hellweg S, Wirte B, et al : Epiduroscopy with access via the sacral canal. Biomedizinsche Technic 42 : 24-29, 1997
9) Saberski LR, Kitahata LM : Direct visualization of the lumbosacral epidural space through the sacral hiatus. Anesth Analg 80 : 839-840, 1995
10) Saberski LR, Kitahata LM : Persistent radiculopathy diagnosed and treated with epidural endoscopy. J Anesth 10 : 292-295, 1996
11) Saberski LR, Brull SJ : Epidural endoscopy-aided drug delivery : A case report. Yale L Biol Med 68 : 17-18, 1996
12) Saberski LR : A retrospective analysis of spinal canal endoscopy and laminectomy outcomes data. Pain Physician 3 : 193-196, 2000
13) 山下智充，細川豊史，水野省司ほか：硬膜外腔鏡（Epiduroscopy）の使用経験．J Anesth 14（Suppl）：91, 2000
14) 山下智充，細川豊史，廣瀬宗孝ほか：エピドラスコピーによる脊椎手術後の残存疼痛が減少した症例．日臨麻会誌 20（Suppl）：S 429, 2000
15) 斎藤和彦，五十嵐孝，平林由広ほか：腰痛椎間板ヘルニアに対する内視鏡的硬膜外形成術．日本ペインクリニック学会誌 7：420-422, 2000
16) 斎藤和彦：Epiduroscopy．J Anesth 14（Suppl）：91, 2000

17) 佐藤哲雄：腰痛症へのエピドラスコピーの応用．J Anesth 14（Suppl）：91, 2000
18) 安部充仁：ビデオガイドカテーテルを用いたEpiduroscopy. J Anesth 14(Suppl)：91, 2000
19) 松田富雄, 福岡 直, 増岡美治ほか：原因の異なる腰痛症に対する硬膜外内視鏡の経験．日本ペインクリニック学会誌 7(Suppl)：268, 2000
20) 荒牧良彦, 渡辺和彦, 雫石正明ほか：硬膜外内視鏡を用いた慢性腰痛，下肢痛の治療経験．日本ペインクリニック学会誌 7（Suppl）：267, 2000
21) Racz GB, Holubec JT：Lysis of adhesions in the epidural space, Techniques of Neurolysis. Edited by Racz GB. Boston, Kluwer Academic, 1989, pp 57-72
22) Racz GB, Heavner JE, Raj PP：Eidural neuroplasty. Seminars in anesthesia, ：302-312, 1997
23) 五十嵐孝, 平林由広, 清水禮壽ほか：Epiduroscopy．ペインクリニック 21：99-102, 2000
24) Robert GA：Spinal endoscopy, Current review of pain 3：116-120, 1999
25) Merrild LI, Sogaard IB：Sciatica caused by perifibrosis of the sciatic nerve. J Bone Joint Surg 68：706-710, 1986
26) Barsa IE, Charlton IE：Diagnosis of epidural scarring and its possible contribution to chronic low back pain syndrome. Pain s 4：376, 1984
27) Levolder J, Bogaen L, Noeman A, et al：Relevance of epidurography and epidural adhesiolysis in chronic failed back surgery patients. Clin J Pain 11：80-90, 1995
28) Ashcanazi J, Fulton-Peacock T, Nichols M, et al：Lysis of epidural adhesions in the treatment of chronic back pain. Reg Anesth 25 (Suppl) 21：91, 1996
29) Haddad C, Blomstein A：Diagnosis and treatment of of epidural adhesions causing spinal pain. Scmerz-Pain-Douleur 4：156-162, 1985
30) Laxmaiah M, Cyrus EB：Percutaneous lysis of epidural adhesions. Pain Physician 3：46-64, 2000
31) Laxmaiah M, Rajgopal RP, Vidyasagar P：The value and safety of epidural endoscope adhesiolysis. Am J Anesthesiol 27 (6 S)：275-279, 2000
32) Manchikanti L, Pakanati RR, Pampati V, et al：The value and safety of epidural endoscopic adhesiolysis. Am J Anesthsiol 27：275-279, 2000
33) Rydevik B, Lundborg G, Bagge U：Effects of graded compression on intraneural blood blow：An in vivo study on rabbit tibial nerve. J Hand Surg 6：3-12, 1981
34) Howe JF, Loese J, Calvin W：Mechanosensitivity of dorsal root ganglia and chronically injured axons：A physiological basis for the radicular pain of nerve root compression. Pain 3：25-41, 1997
35) Palmgren T, Gronblad M, Virri J, et al：Immunohistochemical demonstration of sensory and autonomic nerve terminal in herniated lumbar disc tissue. Spine 21：1301-1306, 1996
36) Franson RC, Saal JS, Sall JA：Human disc phospholipase A 2 in inflammatory. Spine 17：5129-5132, 1992
37) Saal JS, Franson RC, Dobrow R, et al：High levels of inflammatory phospholipase A 2 activity in lumbar disc herniations. Spine 15：674-678, 1990
38) Piperno M, Hellio le Graverand MP, Reboul P, et al：Phospholipase A 2 activity in herniated lumbar discs：Clinical correlations and inhibition by piroxicam. Spine 15：2061-2065, 1990
39) Olmarker K, Myers RR：Pathogenesis of sciatic pain：Role of herniated nucleus pulposus and dorsal root ganglion. Pain 78：99-105, 1998
40) Hasue M：Pain and the nerve root：An interdisciplinary approach. Spine 18：2053-2058, 1993
41) Ooi Y, Satoh Y, Inoue K, et al：Myeloscopy with special reference to blood flow in the cauda equina during LeSegue test. Int Orthop 4：307-311, 1981
42) Bern J, Guyer P, Langdon L：The spread of solutions injected into the epidural space：A study using epidurograms in patients with the lumbosciatic syndrome. Br J Anaesth 45：338-345, 1973

43) Bush K, Hillier S : A controlled study of caudal epidural injections of triamcinolone plus procaine for the management of intractable sciatica. Spine 16 : 572-575, 1991
44) Kuslich S, Ulstom C, Michael C : The tissue origin of low back pain and sciatica : A report of pain response to tissue stimulation during operations on the lumber spine using local anesthesia. Orthop Cli North Am 22 : 181-187, 1991
45) Tsuji H, Tamaki T, Itoh T, et al : : Redundant nerve roots in patients with degenerative lumber spinal stenosis. Spine 10 : 72-82, 1985
46) Ooi Y, Mita F, Satoh Y : Myeloscopic study on lumbar spinal canal stenosis with special reference to intermittent claudication. Spine 15 : 544-549, 1990
47) Arnoldi CC, Broadsky AE, Cauchoix J, et al : Lumber spinal stenosis and nerve root entrapment syndromes : Definitions and classification. Clin Orthop 115 : 4-9, 1976
48) 東村　隆，安藤修一，野原　裕：5．筋・骨格系疾患による痛み 13) 腰椎脊柱管狭窄症，神経ブロック関連疾患の整理と手技―．宮崎東洋編．東京，真興交易医書出版部，2000, pp 132-135
49) 伊達　久，兼子忠延，五十嵐孝：腰下肢痛に対するエピドラスコピー―仙骨硬膜外造影所見からの考察―．日本ペインクリニック学会誌 7 (Suppl) : 267, 2000
50) 五十嵐孝，金敷博文，鈴木英雄ほか：エピドラスコピーに伴う脊髄造影像の変化．日臨麻会誌 20 (Suppl) : S 429, 2000
51) 大谷晃司，菊地臣壱，紺野慎一ほか：Epiduroscopy による治療効果発現機序―実験的検討―．J Anesth 14 (Suppl) : S 429, 2000
52) Bundschuh CV, Stein L, Slusser JH, et al : Distinguishing between scar and recurrent herniated disk in postoperative patients : Value of contrast-enhanced CT and MR imaging. Am J Neuroradiol 11 : 949-958, 1990
53) 若野紘一，塩田匡宣，平林　洌：腰部多数回手術の原因と治療―腰部椎間板ヘルニアを中心に―．整形外科 41 : 565-571, 1990
54) Ross J, Robertson J, Frederickson R, et al : Association between peidural scar and recurrent radicular pain after lumbar discectomy : Magnetic resonance evaluation. Neurosurery 38 : 855-861, 1996
55) Benoist M, Ficat C, Barat P, et al : Postoperative lumbar epiduro-arachnoiditis : Diagnosis and therapeutic aspects. Spine 5 : 432-436, 1980
56) Ross IS, Roberson JT, Fredrickson RC, et al : Association between peridural scar and recurrent radicular pain after lumber discectomy : MRI evaluation. Neurosurgery 38 : 855-861, 1996
57) North RB, Campbell JN, James CS, et al : Failed back surgery syndrome : 5-year follow-up in 102 patients undergoing repeated operation. Neurosurgery 28 : 685-690, 1991
58) 森本昌宏，栗岡眞美，森本悦司ほか：Multiple operated back による腰下肢痛患者の治療成績―硬膜外脊髄電気刺激療法を中心に―．ペインクリニック 13 : 544-548, 1992
59) Kim SS, Michelson CB : Revision surgery for failed back surgery syndrome. Spine 17 : 957-960, 1992
60) Waddell F, Kummel EG, Lotto WN : Failed lumber disk surgery and repeat surgery following industrial injuries. J Bone Joint Surg 61 : 201-206, 1979
61) Fredman B, Ben M, Zohr E, et al : Epidural steroids for treating failed back sugery syndrome : Is fluoroscopy really necessary? Anesth Analg 88 : 367-372, 1999
62) Fredman B, Zohr E, Ben M, et al : The effect of repeated epidural sympathetic nerve block on failed back surgery syndrome associated chronic low back pain. J Clin Anesth 11 : 46-51, 1999
63) De La Porte C, Van de Kelft E : Spinal cord stimulation in failed back surgery syndrome. Pain 52 : 55-61, 1993
64) North R, Ewend M, Lawton MM, et al : Failed back surgery syndrome : 5-year follow-up after spinal cord stimulator implantation. Neurosurgery 28 : 692-696, 1991
65) North R, Kid D, Campbell J, et al : Dorsal root ganglionectomy for failed back surgery syndrome : A 5-year follow-up study. J

Neurosurg 74 : 236-242, 1991
66) Krinshnan K, France R, Pelton S, et al : Chronic pain and depressiom. I. Classification of depression in chronic low back pain patients. Pain 22 : 279-287, 1985
67) Krinshnan K, France R, Pelton S, et al : Chronic pain and depression. II. Symptoms of anxiety in chronic low back pain patients and their relationship to subtypes of depression. Pain 22 : 289-294, 1985
68) 水野省司, 細川豊史, 山下智充ほか : 硬膜外内視鏡による癒着剥離術施行中に痙攣を発症した2症例. ペインクリニック 22 : 967-968, 2001
69) 山下智充, 細川豊史, 廣瀬宗孝ほか : エピドラスコピー施行後排尿障害をきたした2症例. 日本ペインクリニック学会雑誌 8 : 271, 2001
70) 五十嵐孝 : エピドラスコピー. ペインクリニック 22 : 41-47, 2001
71) Lynch AJ, Akrings-Ernst I, Stick K, et al : Use of 25-gage Whitacre needle reduce the inccdence of postdural puncture headache. Br J Anaesth 67 : 690-694, 1991
72) Duke-Elder S, Dobree JH : System of Ophthalmology. 10, London, Henry Kimpton. 1967 : 373-407
73) 石川 明, 塩野 貴 : 糖尿病網膜症に合併した網膜前出血に対する硝子体手術. 眼紀 43 : 944-948, 1992
74) 大越貴志子, 草野良明, 山口達夫ほか : 血液疾患における眼底所見について. 臨眼 44 : 239-242, 1990
75) Amiriskia A, Scott IU, Murray TG : Acute bilateral visual loss associated with retinal hemorrhage following epiduroscopy. Arch Ophthalmology 118 : 287-289, 2000
76) 浅野 真, 大岡卓司, 小坂義弘 : 硬膜外腔圧と脳脊髄液圧の関係. 麻酔 36 : 89-93, 1987
77) Shah JL : Influence of cerebrospinal fluid on epidural pressure. Anaesthesia 36 : 627-, 1981
78) Kushner FH, Olson JC : Retinal hemorrhage as a consequence of epidural steroid injection. Arch Opthalmol 113 : 309-313, 1995
79) Ling C, Atkinson PL, Munton CG : Bilateral retinal hemorrhages following epidural injection. Br J Opthalmol 77 : 316-317, 1993
80) Victory RA, Hassartt P, Morrison G : Transient blindness following epidural analgesia. Anesthesia 46 : 940-941, 1991
81) Ueno H, Hirose M, Hosokawa T, et al : Cervical intraepidural pressure during epidural adhesiolysis with epiduroscope. The Pain Clinic submission
82) 太田富雄, 梶川 博 : 脳神経外科要説 第3版. 京都, 金芳堂, 1995, pp 105-122
83) Wildsmith JAW : Extradural blockade and intracranial pressure. Br J Anaesth 36 : 579-583, 1986
84) 佐藤 修 : 髄液の産生・循環・吸収, 水頭症—基礎と臨床—. 東京, にゅーろん社, 1992, pp 17-31
85) Usibiaga JE, Wikinski JA, Usibiaga LE : Epidural pressure and its relation to spread of anesthetic solutions in epidural apace. Anesth Analg 46 : 440-445, 1967
86) Wulf H : Epidural anaesthesia and spinal haematoma. Can J Anaesth 12 : 1260-1271, 1996
87) Basta M, Sloan P : Epidural hematoma following epidural catheter placement in a patient with chronic renal failure. Can J Anesth 46 : 271-274, 1999
88) 細川豊史 : 末梢性鎮痛薬—非ステロイド性抗炎症薬—, 痛みの対策と治療. 松本 勲編. 東京, メディカル・コア, 1997, pp 1-7,
89) Racz GB, Heavner JE, Raj PP : Percutaneous epidural neuroplasty : Prospective one-year follow up. Pain Digest 9 : 97-102, 1999
90) Heavner JE, Racz GB, Raj PP : Percutaneous epidural neuroplasty : Prospective evaluation of 0.9% NaCl versus 10% NaCl with or without hyaluronaidase. Reg Anesth Pain Med 24 : 202-207, 1999
91) Lewandowski EM : The efficacy of solutions used in caudal neuroplasty. Pain Digest 7 : 323-330, 1997
92) Manchikanti L, Pakanati R, Bakhit CE, et al : Role of adhesiolysis and hypertonic saline neurolysis in management of low back pain : Evaluation of modification of Racz protocol. Pain Digest 9 : 91-96, 1999
93) Manchikanti L, Pampati V, Bakhit CE, et

al : Non-endoscopic and endoscopic adhesiolysis in post lumbar laminectomy syndrome : A one-year outcome study and cost effective analysis. Pain Physician 2 : 52-58, 1999

94) Manchikanti L : Comments on efficacy of solutions used in caudal neuroplasty. Pain Digest 8 : 186-187, 1998

95) Strichartz GR, Berde CB : Local anaesthesia, Anaesthesia, 4 th ed. Edited by Miller RD. New York, Chhurchill Livingstone, 1994, pp 489-521

96) Covino BG : Clinical pharmacology of local anesthetic agents, Neural Blockade, 2 nd Ed. Edited by Cousins MJ, et al. Philadelphia, JB Lippincott, 1988, pp 111-116

97) Brendan J : A comparison of nonionic, low-osmolarity radiocontrast agents with ionic, high-osmolality agents during cardiac catheterization. N Engl J Med 326 : 431-435, 1992

98) 十倉正朗, 川崎 繁, 名嘉山一郎 : 非イオン性造影剤の使用で重篤な遅発性副作用のみられた2症例. 外科 57 : 864-868, 1995

99) Hitchcock E : Hypothermic subarachnoid irrigation for intractable pain. Lancet 1 : 1133-1135, 1967

100) Hitchcock E : Osmolytic neurolysis for intractable facial pain. Lancet : 434-436, 1969

101) King LS, Jewett DL, Sundberg HR : Differential blockade of cat dorsal root C-fibers by various chloride solutions. J Neurosurg 36 : 569-583, 1972

102) Rojiani AM, Prineas JW, Cho ES : Electrolyte-induced demyelination in rats : Ultrastructural evolution. Acta Neuropathol (Berl) 88 : 293-299, 1994

103) Jewett DL, King JS : Conduction block of monkey dorsal rootlets by water and hyper saline solutions. Exp Neurol 33 : 225-237, 1971

104) Kim RC, Porter RW, Choi BH, et al : Myelopathy after intrathecal administration of hypertonic saline. Neurosurgery 22 : 942-944, 1988

105) Aidrete JA, Zapata JC, Ghaly R : Arachnoiditis following epidural adhesiolysis with hypertonic saline report of two cases. Pain Digest 6 : 368-370, 1996

106) Manchikanti L, Bakhit CE : Percutaneous lysis of epidural adhesions. Pain Physician 3 : 46-64, 2000

107) Manchikanti L : The role of neural blockade in the management of chronic low back pain. Pain Digest 9 : 166-181, 1999

108) Olmarker K, Byroid G, Cornefijord M, et al : Effects of methylprednisolone on nucleus pulposus-induced nerve root injury. Spine 19 : 1803-1808, 1994

109) Hayashi N, Weinstein JN, Meller ST, et al : The effect of epidural injection of betamethasone or bupivacaine in a rat model of lumbar radiculopathy. Spine 23 : 877-885, 1998

110) Minamida A, Tamaki T, Hashizume H, et al : Effects of steroids and lipopolysaccharide on spontaneous resorption of herniated intervertebral discs : An experience study in the rabbit. Spine 23 : 870-876, 1998

111) Kingery WS, Castellote JM, Maze M : Metylprednisolone prevents the development of autotomy and neuropathic edema in rats, but has no effect on nociceptive thresholds. Pain 80 : 555-556, 1999

112) Johanseson A, Bennett GJ : Effect of local methylprednisolone on pain in a nerve injury model : A pilot study. Reg Anesth 22 : 59-65, 1997

113) Kepes ER, Duncalf D : Treatment of backache with spinal injections of local anesthetics, spinal and systemic seroids : A review. Pain 22 : 33-47, 1985

114) Mikahail GR, Livingood CS, Mellinger RC, et al : Effect of long-acting parenteral corticosteroids on adrenal function. Ann Dermatol 100 : 263-268, 1969

115) Abram SE, O'Connor TC : Complications associated with epidural steroid injections. Reg Anesth 212 : 149-162, 1996

116) Tanner JA : Epidural injections. A new survey of complications and analysis of the literature. J Orthop Med 18 : 78-82, 1996

117) Nelson DA, Vates TS, Thomas RB : Complication from intrathecal steroid therapy in patients with multiple sclerosis. Acta Neurol

Scand 49 : 176-188, 1973
118) Ryan MD, Taylor TKF : Management of lumbar nerve root pain by intrathecal and epidural injection of depot metylprednisolone acetate. Med J Aust 2 : 532-534, 1981
119) Roche J : Steroid-induced arachnoiditis. Med J Aust 140 : 281-284, 1984
120) Gourie-Devi M, Satish P : Hyaluronidase as an adjuvant in the treatment of cranial arachnoiditis (hydrocephalus and optochiasmic arachnoiditis) complicating tuberculous meningitis. Acta Neurol Scand 62 : 368-381, 1980
121) Gourie-Devi M, Satish P : Intrathecal hyaluronidase treatment of chronic spinal arachnoiditis of noninfective etiology. Surg Neurol 22 : 231-234, 1984
122) Wang LP, Haverberg J, Schmidt JF : Incidence of spinal epidural epidural analgesia sfter epidural analgesia. Anesthesiology 91 : 1928-1936, 1999

（細川豊史，山下智充，廣瀬宗孝）

IV 手術室の準備

Epiduroscopy

はじめに

エピドラスコピーの実施にあたっては，鎮静薬または静脈麻酔薬を用いた鎮静・催眠状態下で，消毒された術野で清潔操作を行うので，手術室で行う．手術台，麻酔器，各種患者監視モニター，ビデオモニターセット，X線透視モニター，Cアーム透視装置，器械テーブルなどを配置するので，それらを収容できる手術室の広さが必要である．また，実施にあたり，エピドラスコピー施行医，麻酔担当医，ビデオやCアーム透視装置を操作する者，看護スタッフが必要である．エピドラスコピー施行医は放射線プロテクターを装着後，手洗い・消毒を行い，手術着，手袋を装着する．

1. 手術室における機器類の配置

図IV・1に手術室内のエピドラスコープ施行に必要な機器類の配置図を示す．術中，エピドラスコピー施行者がビデオモニターおよびX線透視モニターを見ながら操作しやすいように，これらの機器を配置することが重要である．図IV・2に機器類の配置風景を示す．

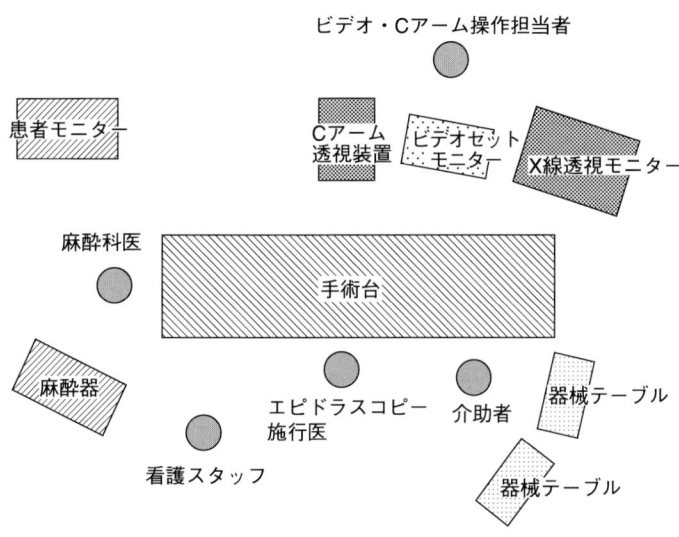

図IV・1 エピドラスコープ関連機器および医療スタッフの配置図

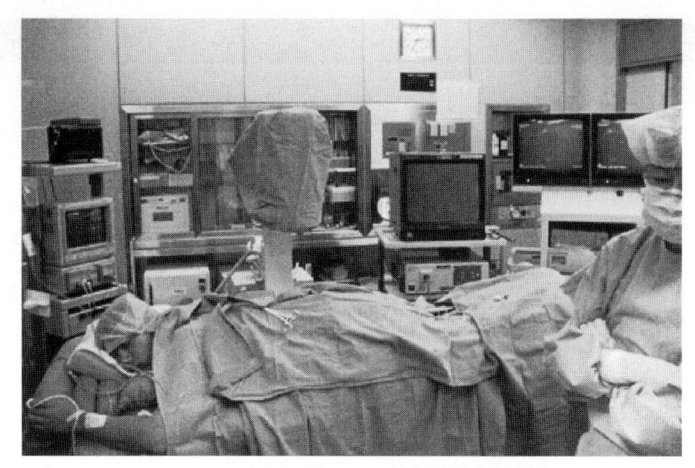

図IV・2　手術室における機器類の配置風景

2．各機器類・必要材料の準備
　　　（表IV・1，IV・2）

a．手術台

　手術台は，手術室の中央に配置する（図IV・1）。手術台上の腹臥位をとっている患者の腰仙部をCアーム透視装置でX線透視撮影できるように，また，Cアーム透視装置が自由に回転操作できるように手術台にセットする。筆者は，手術台頭側に補助台を取り付けて，手術台の長さを延長させることにより，患者の腰部周囲でCアーム透視装置を回転操作しても手術台の支柱にぶつからないように工夫している（図IV・3）。手術台および補助台の高さは，エピドラスコープ施行者の身長を考慮して操作しやすい高さに固定する。また，患者は腹臥位を維持するため，同じ体位の維持が苦痛にならないように，柔らかいマットを胸部や腹部に敷き詰めるようにしている。下腹部のところには，エピドラスコピー施行の際，仙骨裂孔から硬膜外腔へアプローチしやすいように柔らかい枕をセットする。両上肢は手術台に手台を付けて，軽い屈曲状態で無理のない位置に置けるようにする（図IV・4）。

b．ファイバースコープ用光源・カメラ，モニター，ビデオセット（図IV・5）

　われわれの施設では，ファイバースコープ用光源としてオリンパス社製光源装置（CLV-20）を，カメラにはオリンパス社製カメラシステム（OTV. S 6）を用いている。

c．X線透視モニター

　エピドラスコピー施行前後の硬膜外腔造影所見を得るためやエピドラスコピー施行中のカテーテルとファイバースコープの先端位置を確認するために，X線透視モニターが必要である。図IV・6には，われわれの施設で使用しているX線透視モニター（Siemens社製，M 44-2）および専用プリンター（printer：Sony社製，video graphic printer：UP-980 CE）を示している。プリンターを用いて，エピドラスコピー施行前後の硬膜外腔造影所見を記録する。

d．Cアーム透視装置（図IV・7）

　最初の仙骨硬膜外腔へのTuohy針によるアクセス時に，Cアーム透視装置により患者の仙骨部の側面撮影を行ってTuohy針やガイドワイヤーが硬膜外腔に刺入していることを確認する。エピドラスコピー施行中はその先端の位置を患者の正

表IV・1　必要な機器・機材

手術台
　　患者の腰部にCアーム透視装置がセットできるように工夫が必要
　　患者は腹臥位なので腹部に枕を，上肢，足部にマットを敷く

内視鏡セット
　　ファイバースコープ用光源，カメラ，
　　モニター，ビデオセット

X線
　　X線透視モニター，専用プリンター，
　　Cアーム透視装置

麻酔器

患者モニター
　　心電図，非観血的血圧計，
　　経皮的酸素飽和度モニター

器械台
　　ファイバースコープ，ビデオガイド性カテーテル，専用アクセスキット，
　　注射器，消毒，切開・縫合セットなどを載せる

表IV・2　必要な材料

エピドラスコピーシステム
　　エピドラファイバースコープ，
　　ファイバースコープ誘導用の専用カテーテル，
　　専用アクセスキット

覆布類
　　術野用，Cアーム透視装置用，
　　器械テーブル用

切開・縫合セット
　　ピンセット，針，縫合糸，
　　受針器，ガーゼ

薬剤類
　　持続輸液，鎮静・催眠薬，生理食塩水
　　造影剤，ステロイド，消毒薬

その他
　　経鼻酸素カヌラ，シリンジ，
　　硬膜外還流用点滴セット，その他

面撮影により確認する。われわれの施設で使用しているCアーム透視装置は，Siemens社製のSiremobil Compactである。

e．麻酔器

　エピドラスコピー施行に際しては，プロポフォールやNLAによる麻酔薬を用いた鎮静・催眠状態下で行うので，合併症・偶発症発生に備えて，全身麻酔に準じた麻酔器の準備は必須である。

f．患者監視モニター（図IV・8）

　心電図モニターは，通常の麻酔中と同様に第II誘導で監視する。非観血的血圧モニターを用いて，5分ごとに測定・監視する。また，腹臥位で鎮静・催眠状態を保つので，経皮的酸素飽和度モニターを用いて，血液酸素化状態・呼吸状態を監視する。

g．エピドラスコープシステム

　現在われわれの施設では，エピドラスコープは，

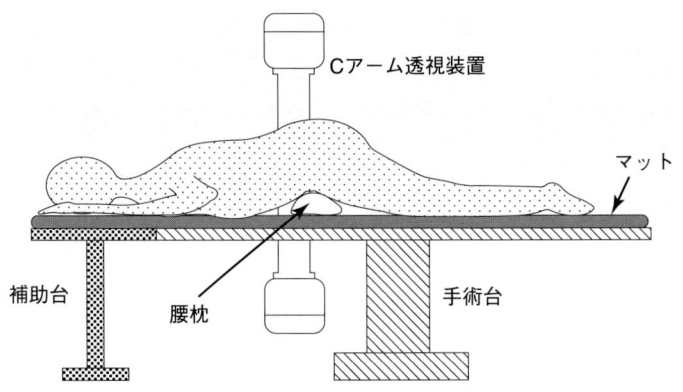

図IV・3　エピドラスコープ施行時の手術台，患者，Cアーム透視装置の位置関係（側面図）

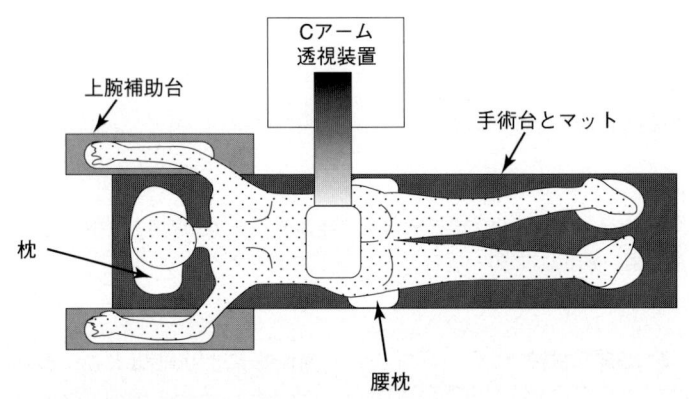

図IV・4　エピドラスコープ施行時の手術台，患者，Cアーム透視装置の位置関係（上から見た図）

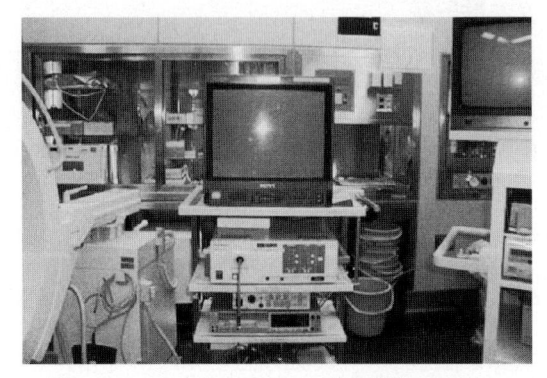

図IV・5　ファイバースコープ用光源・カメラ，モニター，ビデオセット

厚生省より医療器材として認可されているマイロテック社製のビデオガイド性カテーテルを用いて行っている。

1）エピドラファイバースコープ（図IV・9）

マイロテック社製のファイバーオプティックスコープを用いている。屈曲性があり，直径 0.9 mm の細いファイバースコープであり，10,000 pixel と高解像度を有する。ファイバースコープは極細であるため損傷しやすく，その取り扱いには細心の注意が必要である。

2）ファイバースコープ誘導用の専用カテーテル（図IV・10）

ファイバースコープを自由に操るために，マイロテック社製のビデオガイド性カテーテルを用いる。これは，操作性があり，2つのチャネルを有しており，1つはファイバースコープ用に用いる。カテーテルの2方向屈曲性によりファイバースコープを2方向に操ることができ，硬膜外腔内で比較

IV. 手術室の準備　77

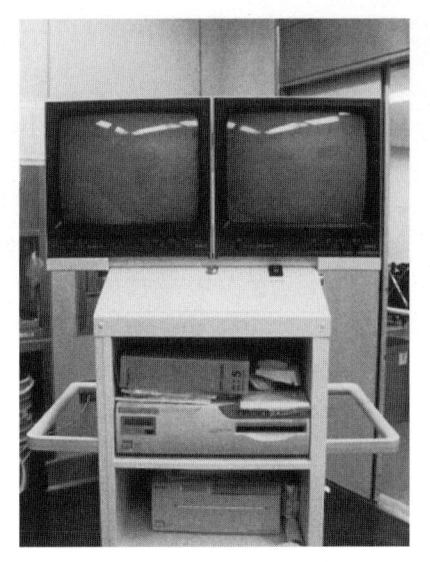

図IV・6　X線透視モニター

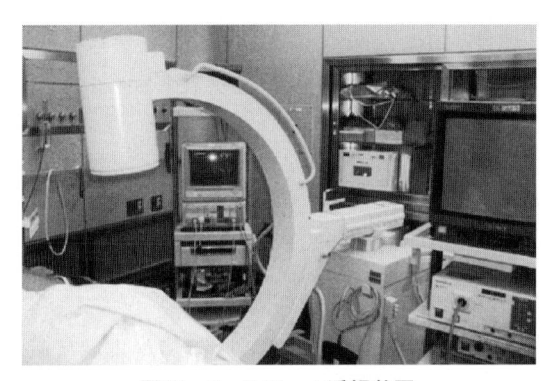

図IV・7　Cアーム透視装置

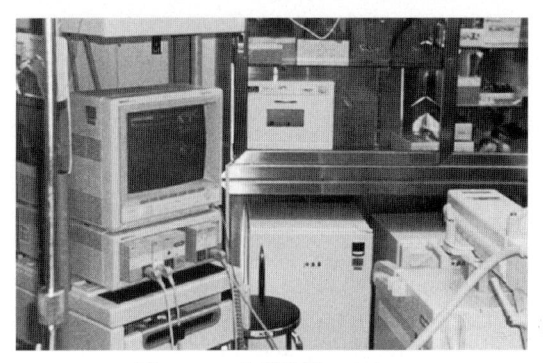

図IV・8　患者監視モニター

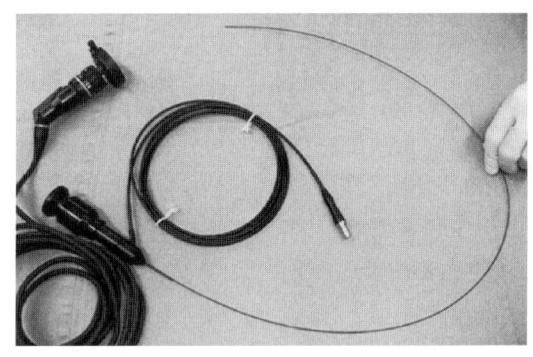

図IV・9　エピドラファイバースコープ

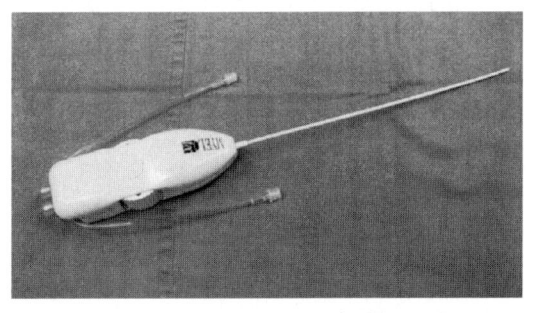

図IV・10　ファイバースコープ誘導用の専用カテーテル

的自由に操作できる。透視下にカテーテルが写るので，操作中のカテーテルやファイバースコープの遠位先端の位置を確認できる。ディスポーザブルである。両端についているチューブの1つを通して，生理食塩水を点滴バッグからの持続注入，またはシリンジ注入を行って硬膜外腔を広げながら，ファイバースコープを進めていく。

　3) 専用アクセスキット（図IV・11）

　仙骨裂孔から硬膜外腔へビデオガイド性カテーテルおよびエピドラスコープを挿入・誘導するのに必要な器材（ダイレータ，イントロデューサ，ガイドワイヤー，Touhy針，メス，点滴セット，三方括栓など）が含まれている。

h．器械テーブル

　エピドラスコープシステム（ファイバースコープ，ビデオガイド性カテーテル，専用アクセスキット），注射器，消毒薬，切開・縫合セットなどを乗せるために器械テーブルを用意する。

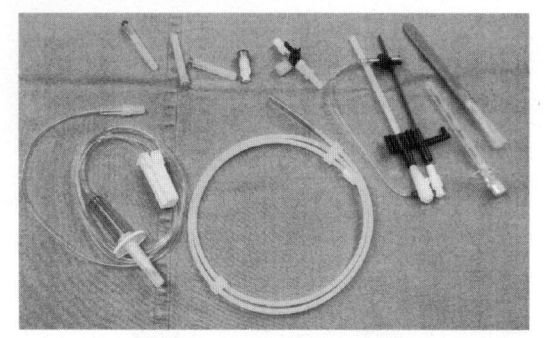

図Ⅳ・11　専用アクセスキット

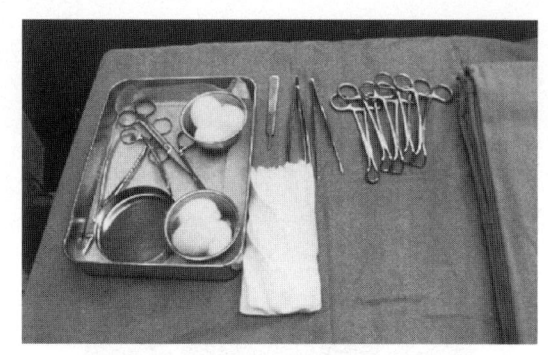

図Ⅳ・12　切開・縫合セット
ピンセット，針，縫合糸，受針器，ガーゼなど

i．覆布類

　1）術野用

　仙骨部を覆う穴開き布，患者の上半身，下肢などを覆う消毒済みの布を用意する。

　2）Cアーム用

　術中に操作するCアームにかける専用布を用意する。

　3）器械テーブル用

j．切開・縫合セット（ピンセット，針，縫合糸，受針器，ガーゼなど）（図Ⅳ・12）

　エピドラスコピー施行後，切開された仙骨裂孔部を1～2針の縫合処理を行うために用いる。

3．薬剤類の準備

a．末梢静脈路および持続輸液類

　患者が手術室に入室後，患者の手背より末梢静脈路を確保し，維持輸液（乳酸リンゲル液または酢酸リンゲル液）の持続投与を行い，鎮静薬の投与を行う。

b．経鼻酸素カヌラ

　フェイスマスクは，腹臥位の患者にとって苦痛であることが多いので，術中は患者に経鼻カヌラを装着し，酸素 $2\,l\cdot min^{-1}$ 程度流す。

c．鎮静・催眠薬

　鎮静・催眠状態を保つようにする。エピドラスコピー施行中の操作による神経損傷の発生を予防するうえで，すなわち，患者からの神経刺激による痛み情報を得るために，鎮静・催眠状態にする。薬剤として，ミダゾラム（ドルミカム®）の間欠投与やプロポフォール（ディプリバン®）の持続投与，ときにはフェンタニル（フェンタネスト®）の併用を行う。プロポフォール使用の際は，持続注入ポンプの準備が必要である。

d．硬膜外灌流用点滴セットおよび生理食塩水

　術中，ファイバースコープ誘導用カテーテルより硬膜外腔へ生理食塩水を持続灌流したりフラッシュを行うための輸液セットと生理食塩水（200 ml または 500 ml）を用意する。

e．局所麻酔薬

　仙骨裂孔部の皮膚および仙尾靭帯へのメス切開およびTouhy針，カテーテル刺入のための局所浸潤麻酔のために1％リドカイン（1％キシロカイン®）を用意する。

f．シリンジ

　鎮静薬または静脈麻酔薬の投与用，局所麻酔薬用，硬膜外フラッシュ用，造影剤注入用，ステロ

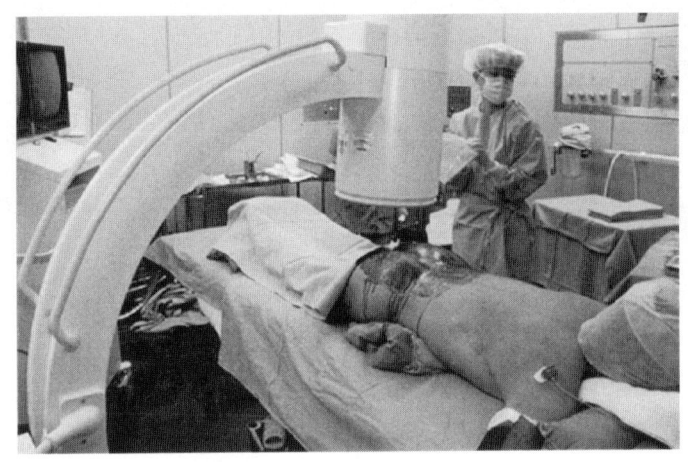

図IV・13　患者腰仙部の消毒

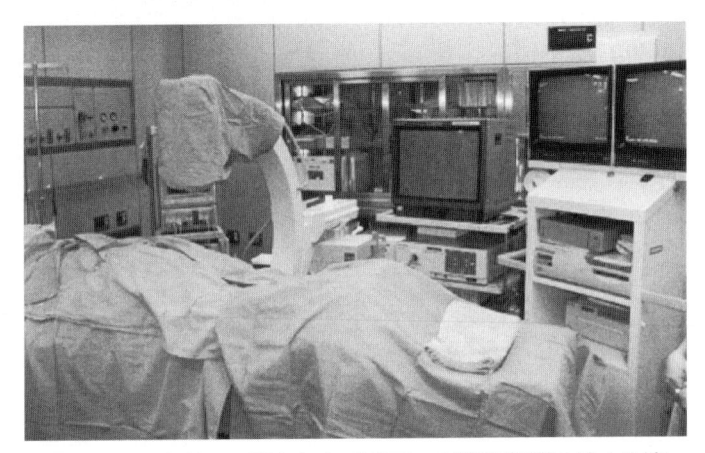

図IV・14　患者への覆布およびCアーム透視装置に対する清潔カバー

イド注入用に5mlまたは10mlシリンジを用意する。

g．造影剤

硬膜外腔造影用としてイオヘキソール（オムニパーク®），イオパミドール（イオパミロン®），イオタラム酸（コンレイ®），などが使用されているが，われわれはイオパミドールを用いている。

h．ステロイド

エピドラスコピーによる硬膜外腔の癒着剥離操作が終了した時点で，責任神経根付近にステロイドを注入する。メチルプレドニゾロン（デポメドロール®），デキサメサゾン（デカドロン®），トリアムシノロン（ケナコルト®）などを用いている。

i．消毒薬

術野の消毒用にポピドンヨード（イソジン®），ハイポエタノール，またはグルコン酸クロルヘキシジン（ヒビテン®）を用意する。

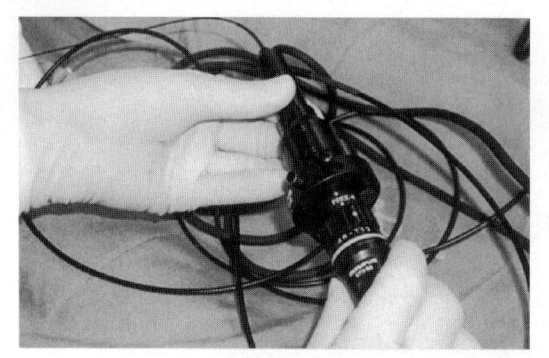

図Ⅳ・15　エピドラファイバースコープの接眼部とカメラヘッドの接続

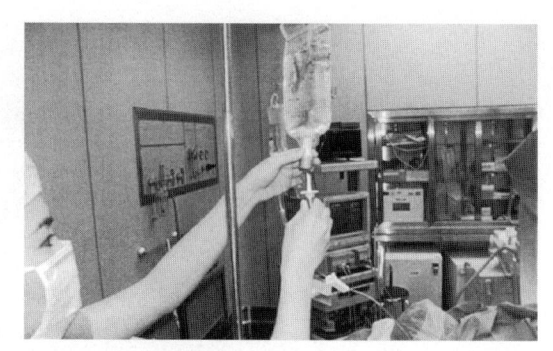

図Ⅳ・16　生理食塩水バッグと点滴セットの接続

4．エピドラスコープ施行のための準備

a．患者に対する準備

　一般の手術前と同様にエピドラスコピー施行前は患者の絶食・絶水状態を保つ．前投薬は特に必要ない．手術室入室後，患者に各モニターを装着し，静脈路確保後，手術台の上で腹臥位にする．下腹部にマットや枕を置くとよい．手術台の患者の腰仙部を写すことができるように，Cアーム透視装置を手術台に配置する．患者の腰仙部を消毒する（図Ⅳ・13）．術野を穴開き覆布で覆う．患者全体にも覆布をかける．Cアーム透視装置に対する清潔カバーをかける（図Ⅳ・14）．

b．エピドラスコープとカテーテルの準備

　エピドラファイバースコープの接眼部にカメラヘッドを接続する（カメラヘッドとケーブルは消毒された状態にしておく）（図Ⅳ・15）．250mlまたは500mlの生理食塩水バッグを点滴棒に吊り下げ，専用アクセスキット内に入っている点滴セットと生理食塩水バッグを接続する（図Ⅳ・16）．専用カテーテルの両側面に付いているチューブの一

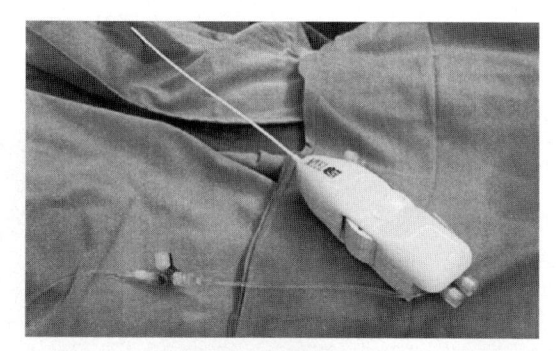

図Ⅳ・17　専用カテーテルのチューブと生理食塩水ルートとの接続

方に三方活栓を接続し生理食塩水ルートと接続する（図Ⅳ・17）．三方活栓に10mlまたは20mlのシリンジを接続する．これにより生理食塩水バッグから生理食塩水をシリンジ内に満たし，硬膜外腔へフラッシュ注入して腔を広げることができる．ただし，シリンジからの注入はゆっくりと行い，硬膜外腔圧が急激に高くならないように注意する必要がある．エピドラファイバースコープをカテーテル後部についている生理食塩水と接続されているチューブ側と反対側のアクセサリーポートの中へ挿入する．ファイバースコープをカテーテル先端に到達するまで挿入する．

（表　圭一）

Epiduroscopy

V エピドラスコピーの手技

　硬膜外内視鏡検査は，尾部および腰部の硬膜外腔を屈曲可能な高分解光ファイバーで観察し，同時に治療もある程度行える方法として導入されたものである。この方法は，多くの腰下肢疼痛に苦しむ人々にとって，手技的に侵襲も少なく大変有用である。

　しかし，出血傾向のある患者，腎不全，肝機能障害やインフォームドコンセントを理解できない患者に適応はない。

1．エピドラスコピーに必要な機器

1) 手術台：X線透過性のもので，理想的には尾側，頭側に可動なものがよい。
2) イメージインテンシファイアー：ディスプレイ，C-Arm，撮影ができるものがよい。
3) ビデオセット：ディスプレイ，光源，ビデオ装置（ファイバースコープに装着するカメラを含む）（図V・1）
4) エピドラスコピー用細管ファイバースコープ（図V・2）

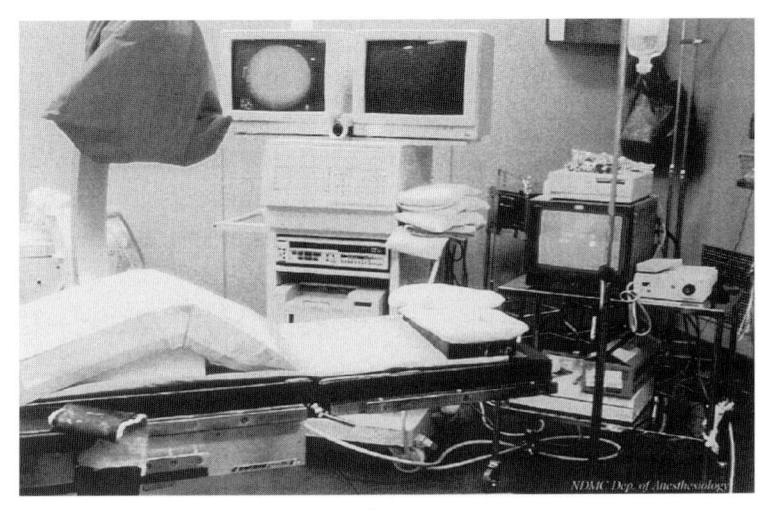

図V・1
術者後方から撮ったもの。手前に手術台（患者の体位に合わせて枕を置いてある），左右が頭側で術者の正面にC-Arm，右前方にイメージディスプレイ，右足方にビデオディスプレイ，同部にエピドラスコピー時に使用する生理的食塩水のボトルがある。

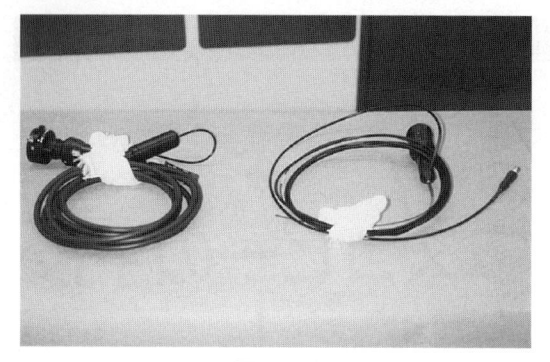

図V・2
右：ファイバースコープ細管と光源接続部およびカメラ（太い部分）との接合部，左：カメラ（太くなった部分）と画像移送ファイバー

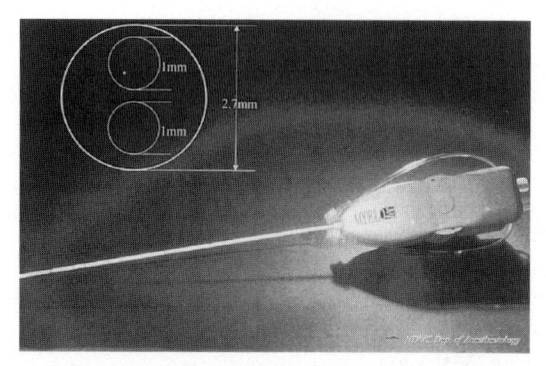

図V・3　マイロテックセット
左からシリンジ，硬膜外針(直)，ガイドワイヤ，尖刃，イントロデューサ，拡張器，ビデオガイドカテーテル（マイロテック）

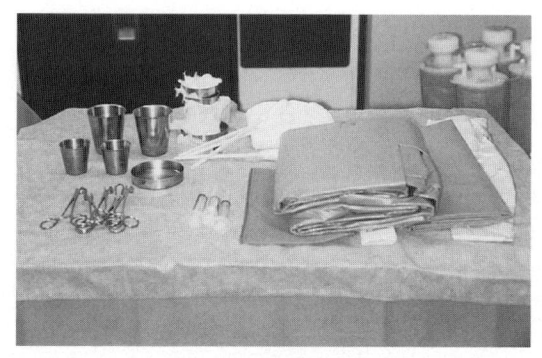

図V・4
ビデオガイドカテーテルはカテーテル部とハンドル部があり，ハンドル部にはカテーテルを左右に動かすステアリングがある。カテーテル部には2本の径1mmのポートがあり，一方にはファイバースコープ細管，他方は生食で満たし，一定圧をかけて流し硬膜外腔の視野を確保し，同時にフラッシュ，投薬ができるようになっている。

図V・5　各種必要物
左から布鉗子，薬盃各種，シリンジ，消毒用綿棒，ガーゼ，四角布数枚，C-Arm用滅菌袋

5）マイロテックセット（図V・3，V・4）
6）患者の体位を保持するための各種ピロー
7）モニター装置：心電計，パルスオキシメータ，圧モニター
8）持続注入器
9）点滴セットおよび連結管
10）シリンジ：5 ml，10 ml 数本ずつ
11）尖刃，糸針，持針器，三方コック数個
12）滅菌ガウン，手袋，四角布5〜6枚

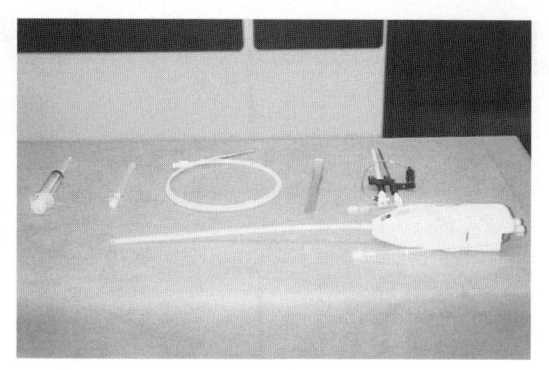

C-Arm用の滅菌袋など（図V・5）
13）薬品：プロポフォール，局麻薬，鎮痛薬（フェンタネスト），ステロイドなど

2．エピドラスコピーに必要な人員

麻酔係	1名
C-Arm操作・ビデオ係	1名
術者および助手	2名
外廻り	1名

場合によっては麻酔係，C-Armビデオ係を同一人物が行うことができる。また外廻りは看護婦がする。手技的に慣れてきたら場合によっては助

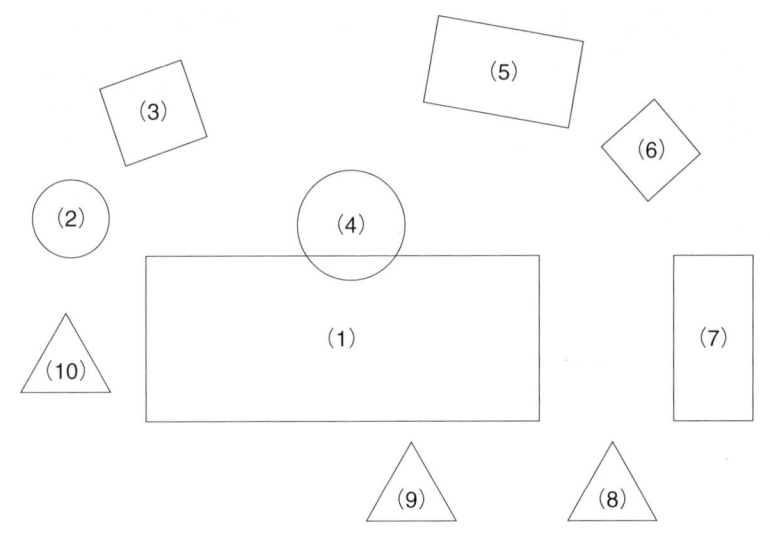

(1) 手術台　　(2) 点滴と注入器
(3) モニターと麻酔器　　(4) C-Arm
(5) イメージディスプレイ　　(6) ビデオディスプレイ
(7) 手術用器械台　　(8) 助手　　(9) 術者　　(10) 麻酔科医

図Ⅴ・6　施術時のおおよその配置図

ここでは外回りは記入してないが，手術室のどこに何が置いてあるかよく知っている外回りの看護婦が必要である。

手は不要である（図Ⅴ・6）。

3．患者体位のとり方

基本的には硬膜外腔の存在する脊椎管を直線（水平）にする方がやりやすいが，腰椎・仙椎には自然の湾曲があり，直線にはできない。できるだけ直線が得られるように心がける。

まず，腹臥位にする。脊椎管を直線的にするために，腸骨下に厚めの枕を入れ，仙骨部が水平位になるようにする。上胸部に適当な枕を入れ，頭部を楽な位置に保持できるようにする。この際に患者に楽な位置をとらせないと，長時間（約90分）腹臥位でいることが苦しく術中に動きだすことがある。最初から患者に違和感のない位置を決めてもらうことが肝要である（図Ⅴ・7）。

4．透視装置の位置

術中，カテーテル先端を確認したり造影したりするので，前後・左右像が自由に見られるようC-Armを設定し，患者上下の位置は手術台のスライドで行えるようにするのがよい。透視のディスプレイは，術者の右前方に位置した方が見やすい（図Ⅴ・8）。

5．患者の麻酔法

術中，硬膜外腔に圧を加えたり神経根部の癒着を剥離したりする時に痛みを教えてもらわなければならないので，われわれは意識下鎮静法（consious sadation）を採用している。

施術直前にフェンタニル1Aを投与（iv），プロポフォールの持続投与（$0.2\,mg \cdot kg^{-1} \cdot hr^{-1}$）を

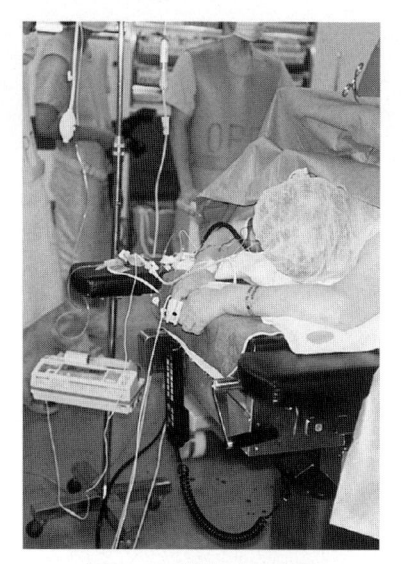

図V・7 施術中の患者
腹臥位にして腰部を挙上しているので，頭部の高さ，位置，特に方向が難しく，患者によっていろいろである。鎮静する前に患者のもっとも楽だという頭位を十分時間をかけてもとらせることが肝要である。
注入器，パルスオキシメータが装着してある。注入器は最近作られたTICポンプはかえって使いにくい。

始め，鎮静はされているが質問には十分答えられるようにコントロールする。しかし，個体差が大きいので，投与量を変え，できるだけ早く安定レベルに達するように努める。

6．ファイバースコープと点滴の用意

光源とファイバーの接続，ファイバーとカメラの接続，ディスプレイの接続の確認を終了したらホワイトバランスをとり，ついでピントをあわせる。ファイバーをビデオガイドカテーテル（マイロティック）の一方のポートに挿入し，画像の周囲に細い円ができるまで進める。つまり，カテーテルの先端からわずかだけ手前で止めるのである。

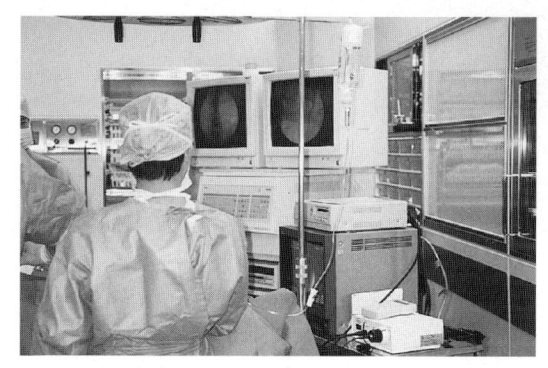

図V・8
施術中に助手の後方から撮ったもの。右前方にイメージ画像，その手前にビデオディスプレイ，その横にエピドラスコピー用の生食ボトルセットが見える。

生理的食塩水で満たされた点滴セットに三方コックと5 mlまたは10 mlのシリンジを付け，それを他方のポートに接続する。これを通して，術中フラッシュしたり投薬したりが可能になる。

7．手 技

仙骨裂孔部を中心とした消毒をする。ついで，滅菌四角布で患者を被い，仙骨裂孔を中心にして一辺約20 cmの窓を作り同部をドレープで被う。仙骨三角部の中心に局麻薬を浸潤させ同部より硬膜外針（直）を刺入，仙骨管前壁に沿って頭側に進め硬膜外腔に達する（図V・9，V・10）。
確認は，抵抗消失法で行っているが，高齢者で抵抗消失がわかりにくい場合があり，その時には水溶性造影剤を1/2に希釈したものを注入，再確認する必要がある。同針を通し約20 cmのガイドワイヤを挿入し硬膜外腔に5～6 cmを残して硬膜外針を抜去する（図V・11）。この時に尖刃でワイヤーの前後に1～1.5 mmの皮切をいれる。次に，ワイヤーをガイドにして拡張針とイントロデューサを重ねたものを挿入し，拡張針とガイドワイヤを抜去する。イントロデューサを通してすでに生食で満たされた点滴を一方のポートに，他のポートにはファイバーを適切な場所まで入れて

V．エピドラスコピーの手技

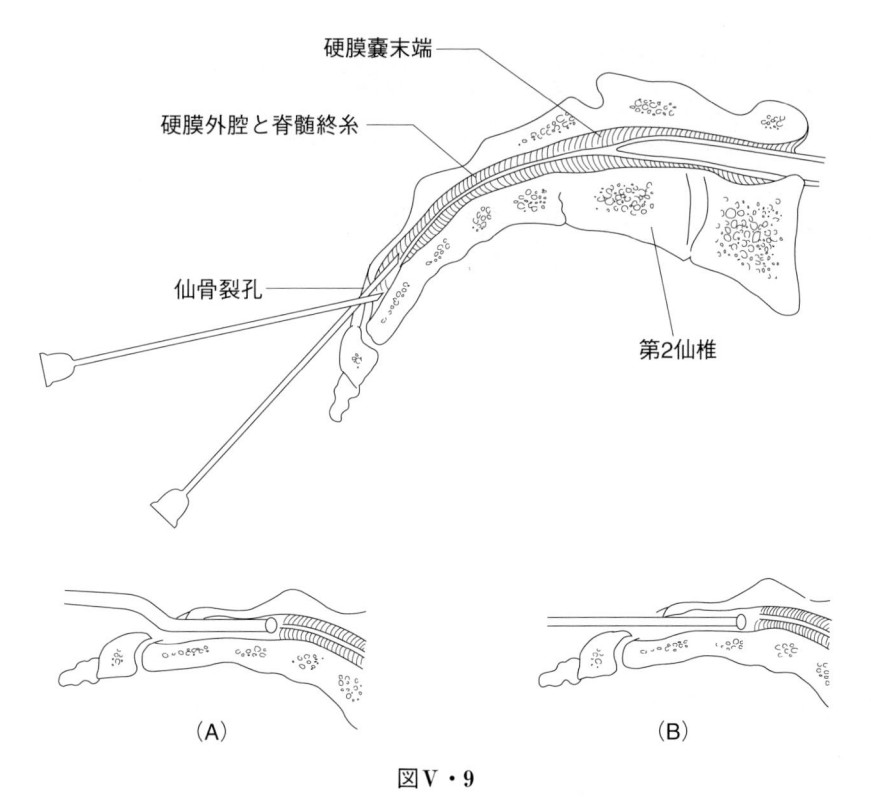

図V・9

硬膜外針はトーイ針ではなく直針を使用する方がよい。刺入点は仙骨前壁をこするようにして真っすぐ刺入するとよい。従来どおり仙骨三角の中心よりやや頂点に近いところで皮膚に直角に刺し，仙骨前壁に針を当てて70〜80°方向をかえ，前壁にそって針を進めるとイントロデューサが時間が経つにしたがって逆L状の湾曲を示すようになる。するとマイロテックのカテーテルが滑りにくくなり，ぎしぎしした感じになってうまくいかないことがあるので注意が必要である。

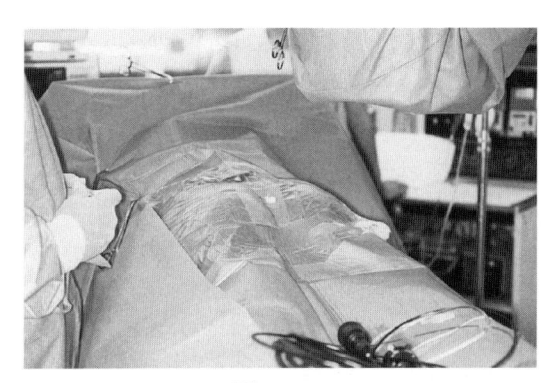

図V・10
硬膜外針が硬膜外腔に達したところ

あるマイクロテックを硬膜外腔に進める（図V・12〜V・14）。ここでビデオ装置のディスプレイで硬膜外腔を確認できるが，もし白っぽい脂肪組織しか見えない場合には透視または造影剤を使用してカテーテル先の位置を確認する（図V・15）。まれに硬膜の前方にカテーテルが廻りこむことがあり左右像でも確認しておく必要がある。前に廻りこむと硬膜を裂り，硬膜内に入る可能性が高くなる。不幸にして硬膜内にカテーテルが入ると，太い棒状の馬尾神経が見えるのですぐに抜去する。エピドラスコピーは中止とするのが賢明である。われわれも1例経験があるが，髄液漏れが少なかったらしく，頭痛など合併症は出なかった。

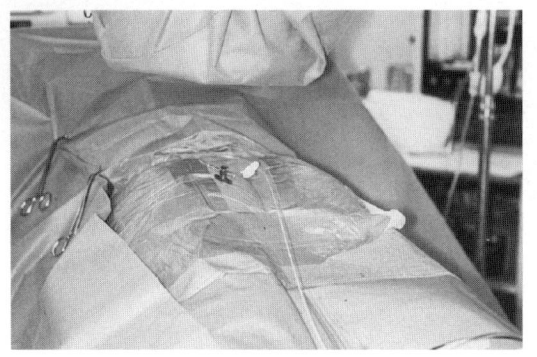

図V・11
ガイドワイヤを挿入したところ

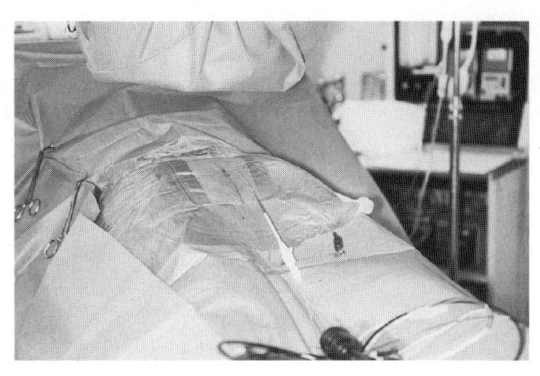

図V・12
硬膜外針を抜去，ガイドワイヤを通して拡張器とイントロデューサを重ねたものを挿入するところ

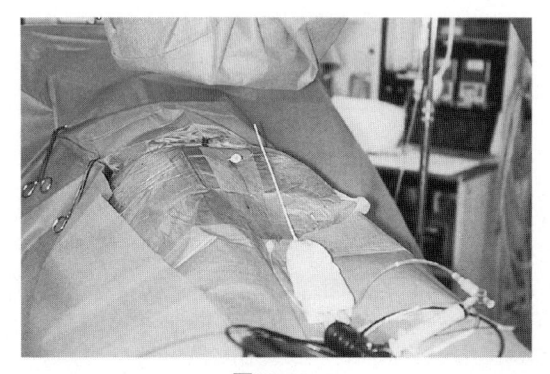

図V・13
マイロテックにファイバーを挿入，シリンジを付けた点滴セットを接続したところ

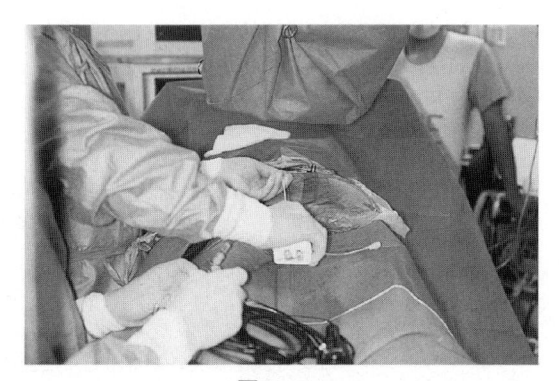

図V・14
イントロデューサを通してカテーテルを挿入していくところ

　画像をみながらカテーテル先端を左右に動かして軽い癒着などを剝離するが（図V・17，V・18），もう一方のポートから生食を圧をかけて注入してやると剝離しやすくなる。この時に，患者は後頭部痛または何とない痛みを訴えることが多い。ここで注入（操作）をやめ，硬膜外腔圧が低下し痛みが消失するまで待つ。ほとんどの場合，圧が50 mmHg程度で頭痛を訴え10秒前後でその痛みは消失する。カテーテルが狭窄部に達すると進めにくくなるが（図V・19），カテーテル先端を左右にふりハンドル部を回転させると360°の方向に動かせるので，間隙を見つけてカテーテル先端を進める。少し進めたら必ずカテーテル先端を透視で確認することが肝要である（図V・20）。いったん進めたカテーテルは先端を曲げて数cm引き抜くと癒着剝離に有用である。この操作を繰り返して次第にカテーテル先端を第2腰椎（L2）椎体上縁あたりまで進めることができる（図V・21）。カテーテルを進める時硬膜外腔中央に隔壁はないがすべての症例で透視上右または左側を通過していく。硬膜外腔の両後側方に間隙ができやすいようである。両側をL2レベルまでカテーテル先端を通過させた後，造影剤を注入，透視像で十分造影剤が入った所を確認，撮影，術前の撮影像と比較できるようにする（図V・22）。撮影後10分前後待って局麻薬やステロイドを混注する（われわれは

V. エピドラスコピーの手技　87

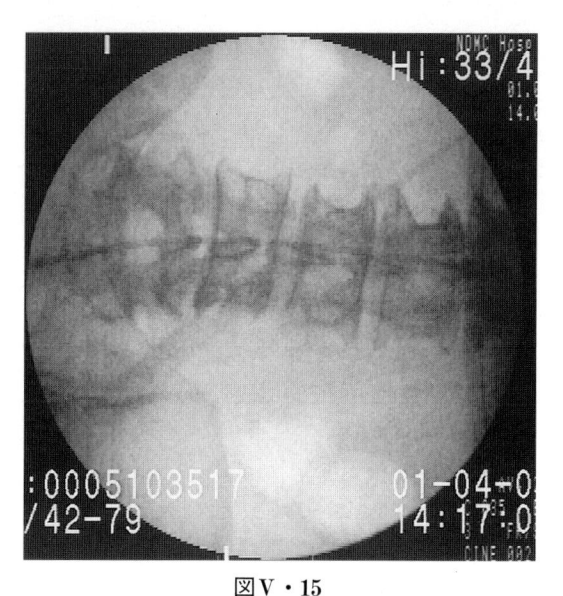

図V・15
カテーテル先端（L2の上線）を確認後，造影剤を注入し始めたところ

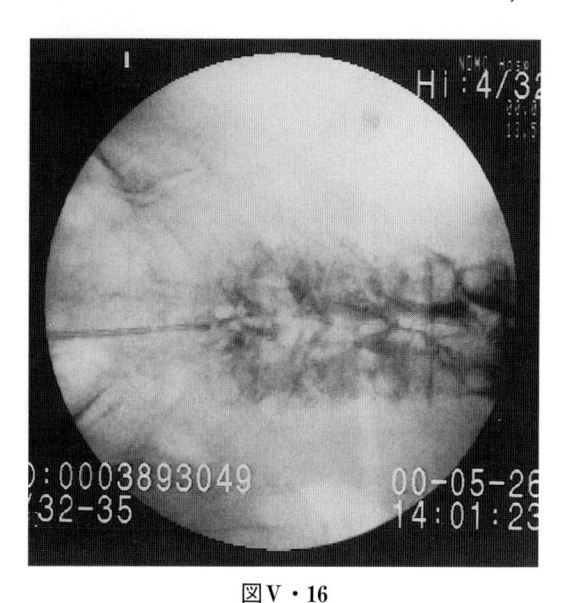

図V・16
S1の上線にあるカテーテル先端を確認，術前の造影を行ったところ
L4-5前後に造影剤は入らず，細隙を通ってL3-4の硬膜外腔に入っている。

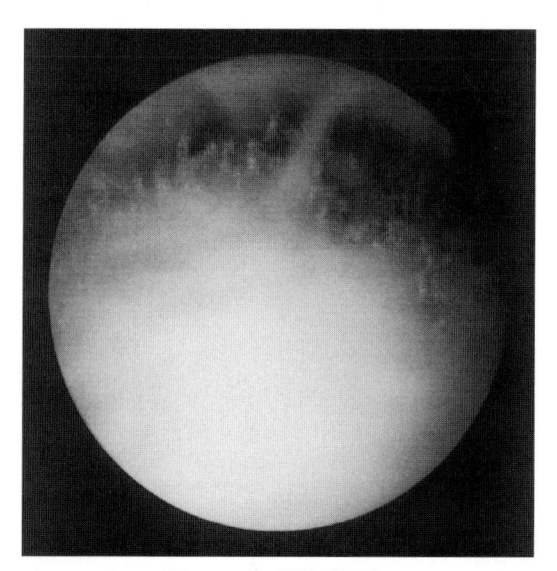

図V・17　硬膜外腔像
下の白く見える部分は硬膜で，硬膜と黄靱帯の間にもやもやとした線維があり，また一部は索状を呈する組織（癒着？）がみられる。

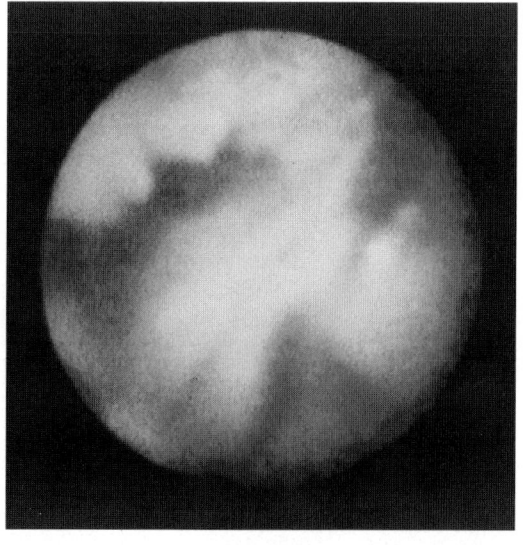

図V・18
硬膜は左下より右上方に延びている。硬膜には結合織がついており右上下に充血または少量の出血を認める。左および上部に脂肪を含んだ結合織がみられる。左下方に暗く見えるのがspaceで硬膜と結合織を剥離してカテーテルを進めようとしている。

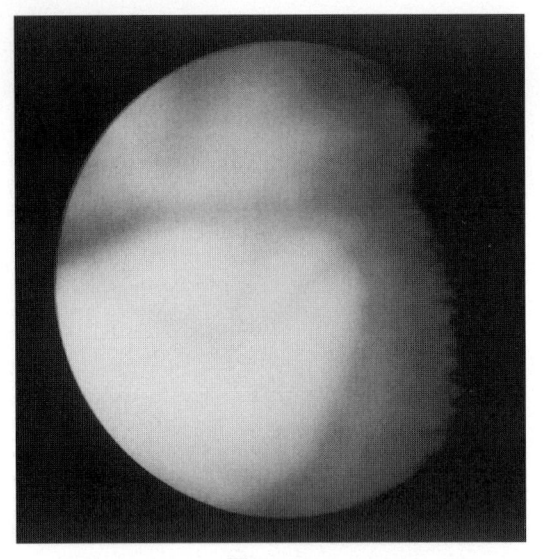

図V・19
上部1/3のところに横に走っているのが硬膜と黄靱帯の境である。硬膜側には血管の走行が右上から左下方に向かって認められ，左右の暗くなった部分がspaceであり，カテーテルを進められる方向である。硬膜と黄靱帯はある程度の圧でおされているため中心部に見える両者の間にはカテーテルは入りにくく，両側にそれてしまう。透視上ではあたかも中央に隔壁があるかのように見える。

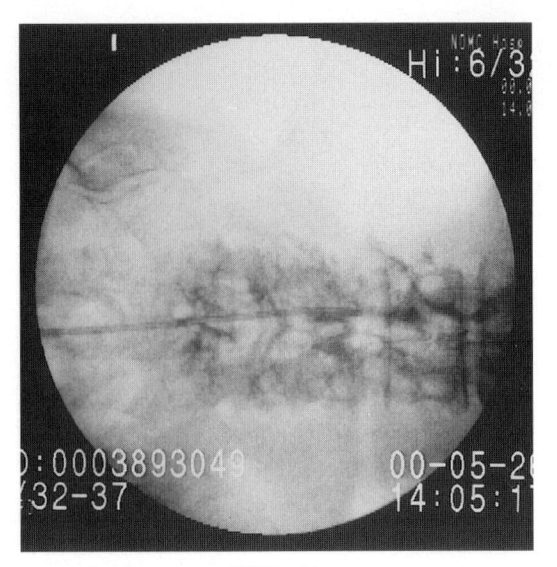

図V・20
左側硬膜外腔を剝離上行したカテーテル先端をL4上線に確認できる。

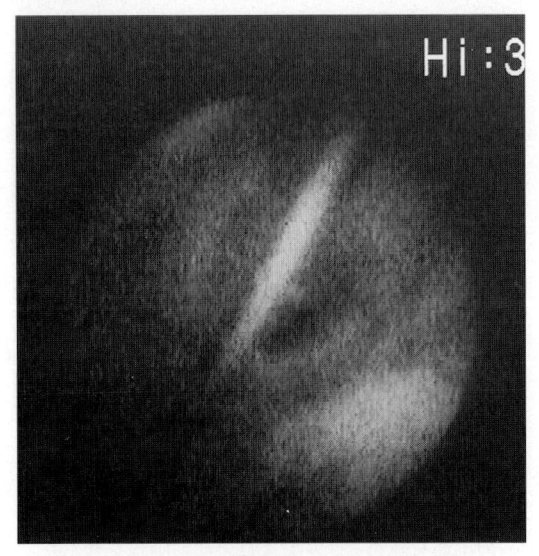

図V・21
中心に見える白い索状のものは硬膜外カテーテルで，硬膜外腔圧を測定するためにTh2-L1間から頭側に約3cm入れられたものである。右下から中央に向かって白く見えるのが硬膜，左上部が黄靱帯である。

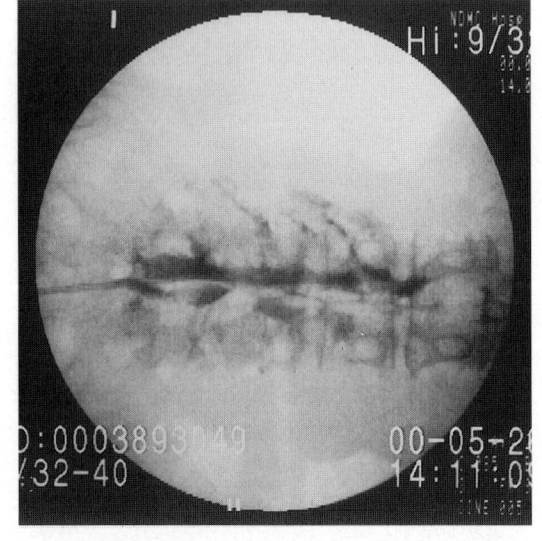

図V・22
左側の剝離作業を終了し，L5-S1部から造影剤を注入，L2の下線部までよく造影剤が通った像

0.125％のマーカイン 10 ml にケナコルト 40 mg を加えて投与することが多い)。この間に持続投与していたプロポフォールを止める。薬物投与終了後, イントロデューサ, カテーテルを抜去, 切開を加えた所を1針だけ縫合し終了する。現在のところどのような合併症が起こるかほとんど経験がないので, 終了後病棟に帰し, 1晩または2晩入院してもらうことにしている。経験を積んだ後には日帰り治療も考えている。

8. 合併症

1) 感染：硬膜内・外および穿刺部
2) 術後頭痛
3) 術後神経麻痺
4) 痛みの増強

などが考えられるが, われわれは 1/25 に非骨神経麻痺を経験した。

9. 現在までの成績

わずか 25 例ではあるが, 非常に満足感が高い。術後1週のデータでは, 患者の満足度 100％, 2週で約 90％, 3週目で約 80％, 3カ月後では 40％が満足しており, 6カ月以上で 5/25 の患者が満足している。まだ 6 カ月以上たった患者数が少ないのでなんともいえないが, 除痛効果は十分期待できる。しかし 4 週以後に再発が半数に達している。エピドラスコピー自体低侵襲なので, 再度の施術希望者も多い。

10. 注意すべきこと

1) インフォームドコンセントをきちんととる。
2) マイロテックカテーテルで硬膜を破って硬膜内腔に入ったら即座に施術を中止する。
3) 術中, 視野を確保するために生理的食塩水を一定の圧を加えて流している。また, 硬膜外腔を拡げるために瞬間的に圧を加えることがある。この時患者が頭痛を訴えたらそれ以上圧を加えず, 痛みが消えるまで待つ。
4) 患者は痛みを訴えることができる程度の鎮痛・鎮静を保つ。
5) 硬膜外腔に流入させる生理的食塩水の量は総量で 500 ml をこえない。
6) 施術時間は 90 分前後を限界とすべきである。
7) 術後の合併症が明確ではないので理想的には1泊が必要である。
8) コストの問題がある。

(佐藤哲雄)

Epiduroscopy

VI 周術期の患者管理

1. エピドラスコピーと患者管理

　エピドラスコピーは，本邦ではいまだ普及途上にある新しい手技である[1~3]。エピドラスコピーは整形外科的観血的手術よりは非侵襲的ではあるものの，ペインクリニック外来で行われている神経ブロックよりは侵襲的な手技である。したがって，現在，本邦では入院のもとに行われている。

　現在，エピドラスコピーを施行する医師は麻酔科やペインクリニックの医師が主役となっている。脊椎の専門家である整形外科医はもちろん，痛みの治療に精通し，硬膜外ブロックを熟知した麻酔科およびペインクリニックの医師はこの手技の施行にふさわしい医師の1人といえる。しかし，整形外科医師と異なり，麻酔科やペインクリニックの医師は，入院管理，病棟からのope出し，術前後の患者管理はあまり得意ではない場合が多い。しかし，麻酔科・ペインクリニックに従事する医師が治療に積極的に貢献できる分野であり，多数の医師の参加が望まれる。整形外科医師はもちろん，麻酔・ペインクリニックの医師の参加によって，エピドラスコピーが本邦で普及されていくものと考える。この章では，われわれの経験から得た周術期の患者管理の実際について述べる。これからエピドラスコピーを導入する施設の一助になるものと思われる。

2. 術前の患者管理

a. エピドラスコピーの適応と患者の選択

　エピドラスコピーの適応の詳細は別章に記されている。当施設では，慢性腰下肢痛を有する患者で，硬膜外ブロックやルートブロックなど通常の保存的治療法の効果が乏しい場合に施行されることが多い。

　患者を選択する際には，腰下肢痛が脊柱管由来のものか，それ以外の由来のものかを鑑別することが重要である。痛みの原因が脊柱管以外にある場合，たとえば，下肢痛の原因が下肢の局所にある場合には，エピドラスコピーの効果は期待できない。また，慢性疼痛患者，特に腰痛患者では，痛みに精神的因子の関与する割合が大きい。当然のことながら，精神的因子の関与が大きい場合，エピドラスコピーでは症状の改善はあまり期待できない（図VI・1）。症例を選択するうえで注意を払う必要がある。

　しかし，鑑別が困難な場合には，脊柱管内の状態の観察を行うという，診断的なエピドラスコピーを行う意味はある。その場合には，検査であることを十分に説明しておく必要がある。

　われわれの経験では，臨床症状と理学所見や画像診断所見，神経ブロックの効果が一致する場合にはエピドラスコピーの治療効果が高く，そうでない場合には効果が乏しいと予測される。

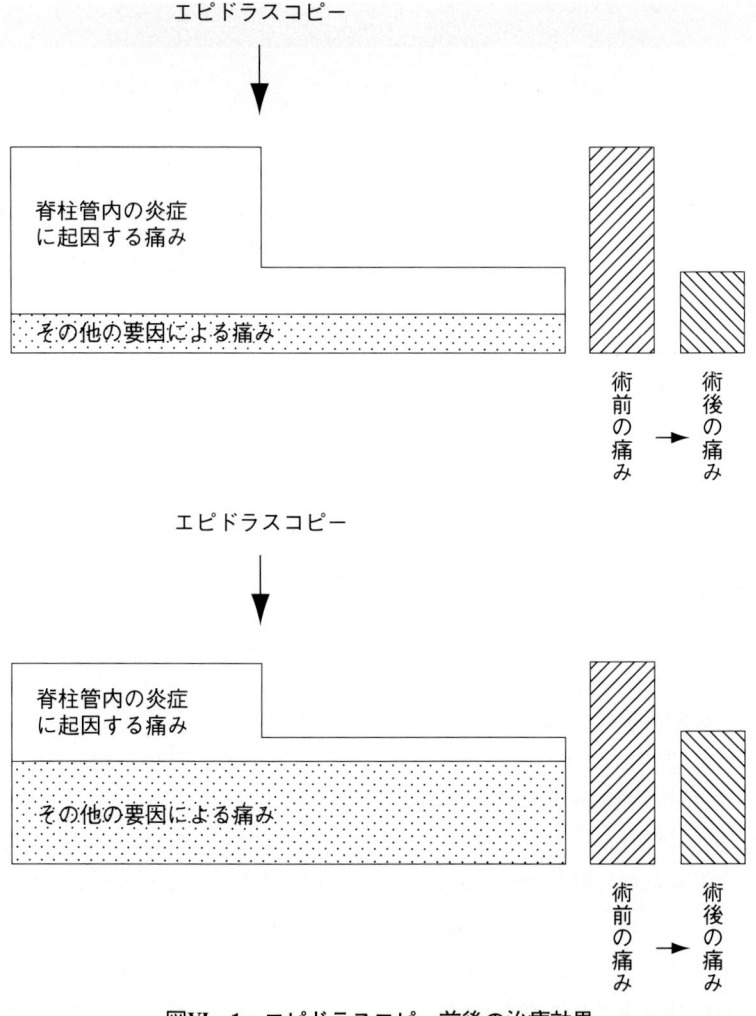

図Ⅵ・1　エピドラスコピー前後の治療効果
エピドラスコピーで治療しうる可能性があるのは，脊柱管内の炎症に起因するものであり，それ以外の要因が痛みの主因ならば，治療後も痛みは軽減しない。

b．外来で

エピドラスコピーの施行が決定した場合，外来レベルで術前検査，入院計画をたてる。まだ普及していない新しい手技であるために，必ず十分な説明と同意を得ることが必要である。特に，これから本手技を導入していく施設では十分に説明を行う必要があると考える。

c．説明と同意

説明と同意を得るにあたっての説明すべき事項を表Ⅵ・1に記す。以下にそれぞれについて解説する。

1）エピドラスコピーを行う目的および期待される結果について

ここでは，この手技は決して万能の治療法ではないことを理解してもらうことが必要である。具体的には，腰痛はさまざまな原因，また複数の原

表VI・1　エピドラスコピーに必要なインフォームドコンセント

1. エピドラスコピーの目的
2. 期待される結果
3. 実際の手技の方法
4. 起こりうる合併症
5. 入院期間，安静期間，術後通院期間
6. コスト
7. その他，他の代わりうる治療法など

表VI・2　エピドラスコピーと観血手術との比較

- エピドラスコピーの利点
  手術時間・術後安静期間・入院期間が短い，侵襲が少ない，コストが安い，再手術が容易
- エピドラスコピーの欠点
  物理的な狭窄は解除できない，長期予後は不明

表VI・3　術前検査項目

- 術前一般検査
  1. 心電図
  2. 胸部X線写真
  3. 感染症
  4. 血液型
  5. 血算，血液生化学検査
  6. 抗生剤テスト
- 「腰痛」に対する検査
  1. 単純X線6方向
  2. 腰椎MRI（矢状断，横断）
  3. 理学所見など

因により起こるが，この治療は原因のなかの一つである「脊柱管内の炎症」を抑えることが目的であることを説明する．すなわち，治療の効果はさまざまであり，この治療ですべての患者で完治が望めるわけではないことを説明する．現実的には現在の痛みを少しでも減らすことを目的とする治療であり，目標は痛みを半分以下にすることであることを説明する．また，新しい治療法であるため，長期的予後は明らかになっておらず，特に脊柱管狭窄症については，症状が数カ月から半年くらいの経過で戻ってしまう場合があり，永続的な改善は望めない可能性を説明するべきであろう．

2）エピドラスコピーの具体的な方法

体位は腹臥位で手術時間は1～2時間であること，X線を用いることを説明する必要がある．カテーテルによる神経損傷や脳圧亢進による障害を予防するために，原則として意識下で行う必要があること，したがって痛み止めの薬を用いても多少の痛みを伴うことを説明する．

3）起こりうる合併症

われわれは実際にカテーテルによる硬膜の穿破を経験している．経験はないものの，直接の神経損傷，術後の感染および血腫形成も起こりうる．脳圧上昇によって脳血管障害や網膜出血が引き起こされる可能性もありうる[4]．また，抗生剤や造影剤によるアレルギーの可能性もある．合併症の詳細は別章を参照されたい．

4）その他

入院期間，術後の安静期間，抜糸までの消毒方法や術後のブロックのための通院期間を説明（詳細は以降の項目を参照）する．それに伴うコストの提示も必要である．観血的手術療法との比較など，他の代わりうる治療の説明も行うべきであろう．手術療法との比較を簡単に示す（**表VI・2**）．

d．入院まで

術前検査や術後のブロックを外来で行うか，入院で行うかによって，いろいろなパターンがありうる．

e．術前検査

採血など，通常の手術の術前検査に準じて行う．当院での検査項目を示す（**表VI・3**）．腰痛に対する検査は，神経学的所見や理学所見のほか，画像診断では腰椎X線6方向，腰椎MRI（矢状断，横断）を当院では必須として行っている．また，責任神経根の診断としても意味のあるルートブロックも積極的に施行している．

表VI・4　手術室と透視室のメリットとデメリット

	手術室	透視室
部屋の広さ	十分に広い	狭いことがある
配管，麻酔器，モニター類	揃っている	揃っていないことある
使いやすさ	慣れている	慣れていない
スタッフ	慣れている	慣れていない
清潔度	清潔	準清潔
透視装置	C-アームが狭いことあり	十分
術中撮影	やや困難	容易

f．入院の時期

当院では，事務的な都合で，手術予定日前日に入院を行っている．可能な施設ならば術当日の入院でも十分である．術前検査（MRI など）を入院後に行う場合には，それに合わせた入院を決定する．

g．入院期間

特に合併症がない限り，術後に安静が必要なのは数時間である．したがって，午後からの手術であれば，一泊の入院が必要となるが朝からの手術であれば日帰り手術も可能である．しかしながら，当院では，朝からの手術は不可能なために，まだ経験がない．最近の医療情勢の流れとしても，これからは日帰りが主流となってくる可能性がある．

原則として，それ以上の入院はオプションとなる．しかし，創は1針縫合されるため，抜糸までの最低1週間は連日の消毒が必要である．したがって，患者の通院の可否と考え併せて入院期間を決定する．遠方の患者，通院に介助が必要な場合など通院が困難な場合は抜糸まで約1週間の入院を予定した方が無難である．

また，退院後の患者急変時に，連絡および入院などの対応がとれない体制であれば，少なくとも抜糸までは入院させるべきであろう．

表VI・5　術前指示項目

1．来院（入院）日時
2．食事内容と禁飲食時間
3．活動制限
4．内服薬・睡眠薬
5．バイタルサインチェック
6．点滴
7．抗生剤
8．前投薬
9．その他

h．術前の準備

手術前の準備として，病棟の確保，手術枠および場所の確保，器材や人員の手配が必要となる．

i．エピドラスコピー施行の場所

エピドラスコピーは手術室または透視室で行う．手術室で行う場合，X線透視の機械が必要となる．双方のメリットとデメリットがあり，**表VI・4**に示す．手術室は，慣れた場所であり，清潔度も保たれ，モニターなどの設備も整っている．術者やナースも慣れているために使いやすいというメリットがある．しかし，透視の器械は透視室で行った方が使いやすい，また術中X線撮影も容易に行えるというメリットがある．

j．術前指示

術前に，必要な書類等を確認する．

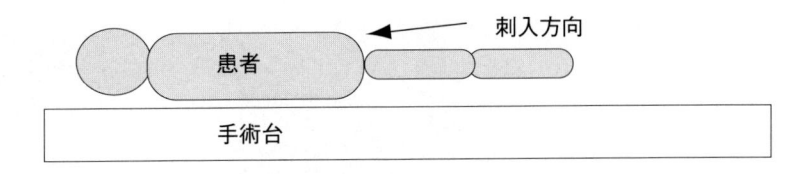

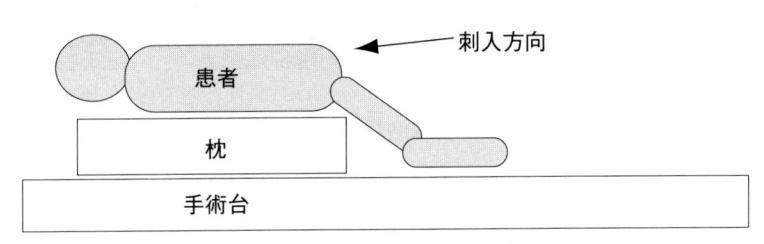

図VI・2

体（腰）の下に枕を入れて腰を浮かせたほうが（下図），上図に比べ足がじゃまにならず，操作しやすい。

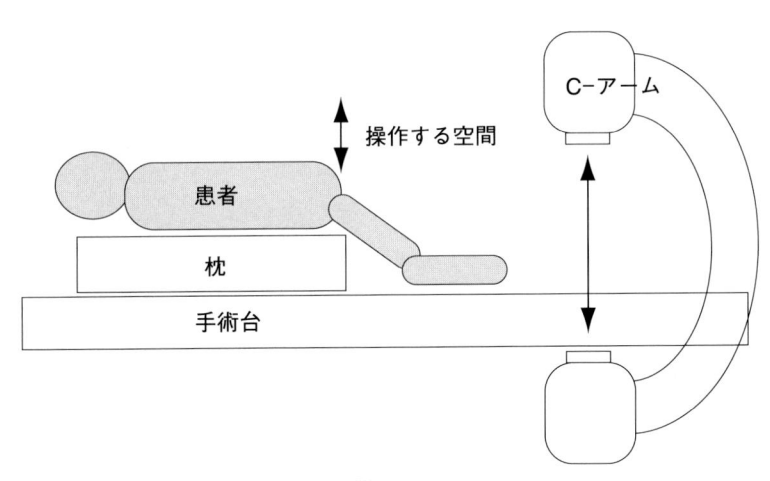

図VI・3

C-アーム間の長さ＞手術台＋枕＋患者＋操作する空間でなければならない。

術前の指示項目を**表VI・5**に記す。

入院患者の場合，前日夜の睡眠薬の投与は各施設の手術前患者管理にしたがう。

経口摂取は手術時間によって制限する。朝からの手術ならば朝から禁飲食とする。午後の手術であれば，朝食（軽食）の摂取は可能である。

当日入院の場合には，当日の経口摂取の制限を詳しく説明する。また，来院の時間と入院の流れを説明する。

手術前に18～20 Gの点滴ラインを確保する。当施設では病棟で末梢ラインを確保している。

k．抗生剤投与

末梢ライン確保後，手術開始前に手術創感染（SSI）予防のための抗生剤投与を点滴で行っている。予防的抗生剤の投与は執刀30分前に行うのが

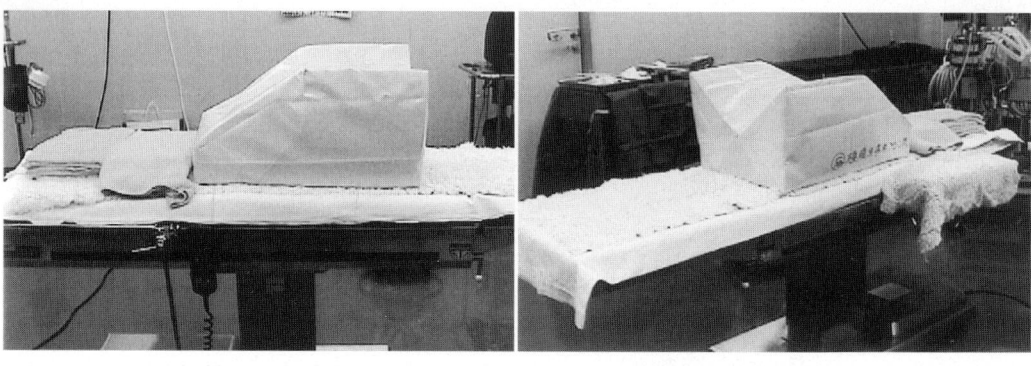

(a) 横から見た腰枕　　　　　　(b) 腰枕の断面はV字型をしている。

図VI・4

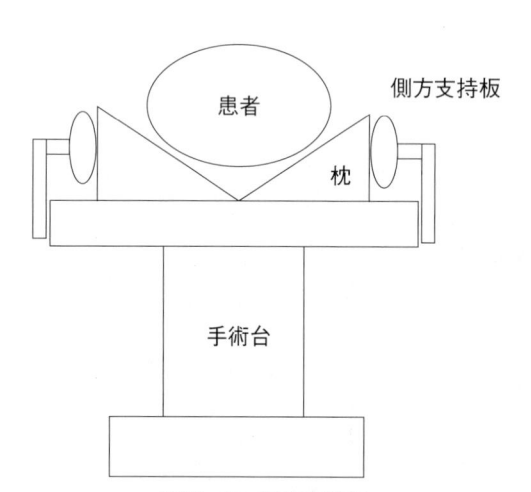

図VI・5　側方支持板

側方支持板を立てると体位が体動によってずれにくい。

表VI・6　モニター

当施設で用いられているモニター
・心電図モニター
・自動血圧計
・パルスオキシメータ
（内視鏡画像，硬膜外造影写真，患者の訴え！）

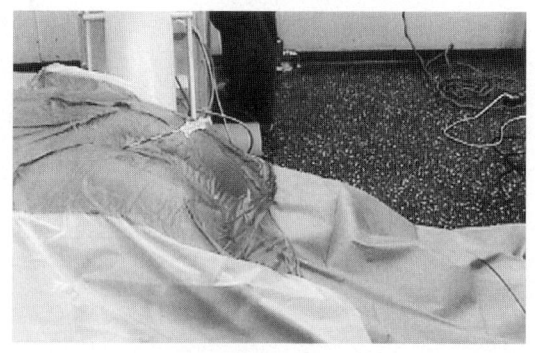

図VI・6
刺入部は粘着性ドレープで被覆されている。

表VI・7　当施設での麻酔方法

● 原則として awake で行う
・プロポフォール 4 mg・kg^{-1}・hr^{-1} 持続投与：年齢，状態により適宜増減
・フェンタニル 0.05 mg：痛みが強い場合に間欠的投与
・ミダゾラム 2〜5 mg：前投薬もしくは入室後に投与

最も効果的であるとされている。本法は清潔手術と考えられるために，当施設では抗生剤は第一選択と考えられているセファゾリンを用いている[5]。抗生剤は経口投与も可能であるが，われわれは，末梢ラインが確保されている間はより効果的と考えられる点滴で投与している。

VI. 周術期の患者管理

表VI・8　術中のポイント

1. バイタルサインの観察
2. 患者との会話
3. 腰から下の"重い"感じはやむを得ない
4. 癒着剝離時に必要に応じ鎮痛
5. 視野不良時，激痛時にはバック
6. 頭痛項部痛時には休止

表VI・9　術後指示項目

1. バイタルサインのチェック
2. 安静期間指示
3. 禁飲食期間指示
4. 点滴の指示
5. 抗生剤の指示
6. 包交の時期
7. 痛み止めの指示
8. 内服再開の指示
9. 緊急時の指示

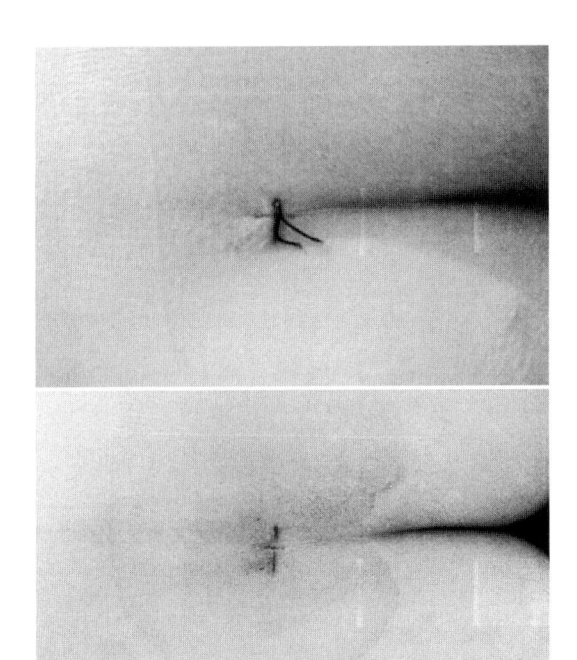

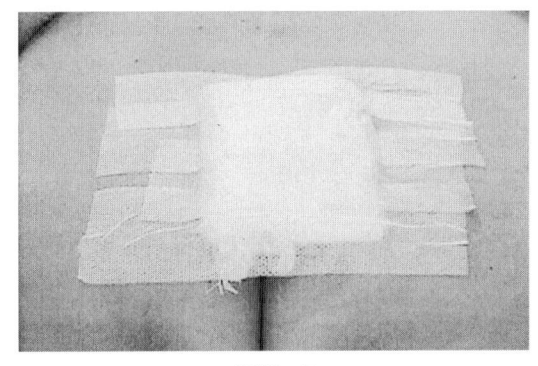

図VI・7
創はガーゼで覆われている。

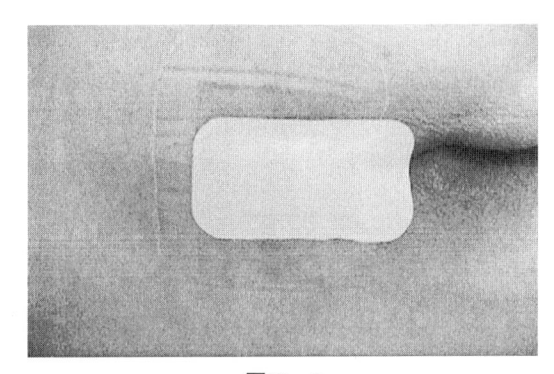

図VI・8
術翌日からは創は創傷保護剤で保護されている。

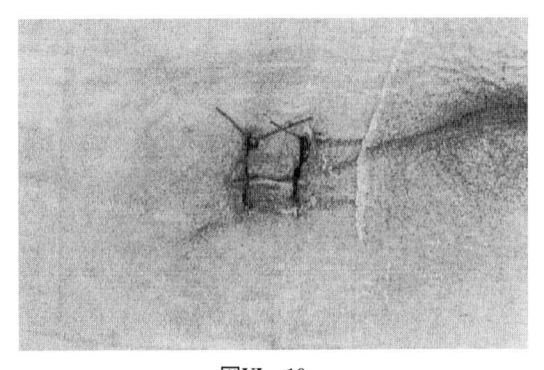

図VI・10
第7病日。創(2針かけられている)の治癒がやや遅れている状態。

(a) 第7病日，抜糸直前の創の様子
(b) 抜糸直後の創の様子
図VI・9
創は消毒されている。

図VI・11-a 硬膜外内視鏡の

	外来受診日（ 月 日）	入院・手術前日（ 月 日）	手術当日（ 月 日）術前
1．処置	必要があれば神経ブロックを行います 化膿止めの薬のテストを行います		（　）時頃，血圧・脈拍・体温を測定します 指示のある方は朝のお薬を飲んで下さい （　）時頃，点滴を行います （　）時頃，抗生物質の点滴を開始します （　）時頃，看護婦がお呼びしますので排尿を済ませた後，術衣に着替えて下さい （　）時頃，少く眠くなる注射をします 移動式ベッドに移っていただきます （　）時頃，手術室に到着します
2．検査	術前検査（採血・レントゲン・心電図など）	必要な検査は外来で済んでいます	
3．活動		自由	自由
4．食事		自由	朝から絶食となります
5．清潔		入浴	
6．排泄		自由	自由
7．説明	疾患についての説明 麻酔・手術の説明 入院費用 入院手続き 入院診療計画 入院時の注意事項 術後外来受診の説明 未成年者は親の同意	入院診療計画書に同意していただきます 手術同意書を準備して下さい	手術中は御家族は病棟でお待ち下さい
8．その他	持参薬の確認をします	入院時準備していただくものの説明をします	手術前にメガネ，時計，コンタクトレンズ装飾品等は外してください 手術の日は手術前の時間から面会ができます

1．前投薬

各施設の方針による。当院では原則として行わない。前投薬を行う場合には，当施設ではミダゾラム 2〜5 mg を入室 30 分前に筋注することが多い。前投薬を行う場合にも，アトロピンは不要と考えられる。

3．エピドラスコピー施行中の管理

a．患者入室

当院では，ストレッチャーでの搬送を行っているが，前投薬を行わない場合などでは，車椅子や独歩での入室も十分可能である。

手術を受けられる方に

手術当日（　月　日）術後	術後1日（　月　日）	術後2〜7日
点滴は手術前のものが続行されています 輸液剤と抗生物質の点滴を行います （　）時頃，ガーゼの交換を行います 痛みなど，急な変化が起こった場合にはお知らせ下さい 何回か検温や血圧を測定します	（　）時頃，消毒とガーゼの交換を行います	外来にて消毒とガーゼの交換を行います 7日目に抜糸を行います 必要に応じ硬膜外ブロックを行います
3時間はベッド上安静となります 麻酔の影響で少し眠気が残るかもしれません		
3時間は絶食となります		
3時間以降水分の摂取を開始します	清拭	抜糸翌日から入浴ができます
3時間以降トイレに行けます 歩き出しには気をつけてください		
手術結果の説明があります	退院にあたっての御案内をいたします 外来受診日を決めます	今後の治療方針を相談します
	退院時に会計があります	

b．体位

腹臥位とする。体の下，腰に枕を入れると腰椎の前彎が減少し，脊柱管内の操作がしやすくなる。また，手術操作自体も，足がじゃまにならないために，行いやすい（図VI・2）。

ただし，手術室で行う場合には，透視の機械のCアーム間の長さが制限されているためあまり高い枕を用いると，手術操作の妨げとなる（図VI・3）。手術操作を行うために，手術台とCアームとの関係を理解する必要がある。

手術中に，痛みにより患者が動くことがある。体動で体位がくずれ，枕がずれてくるため，なるべく大きめの安定した枕が望ましい。また，枕は両脇が高くなった形態が体位が崩れにくい（図VI・4-a，b）。枕の両側に側方支持板を立てるのも，枕をずれなくするための一法である（図VI・5）。また，両足を軽く開いた体位が操作が行いやすく，体位が崩れにくい。

図VI・11-b　エピドラスコピー用

	外来受診日（　月　日）	入院・手術前日（　月　日）	手術当日（　月　日）
			手術前
1．処置	□抗生物質皮内テスト		□（　゜　）末梢ライン確保 □術前点滴指示 □（　゜　）抗生剤投与 □（　゜　）前投薬 □（　゜　）手術室入室
2．検査	□術前検査 　□胸部X線，心電図 　□血型，血算，生化，出血，凝固 　□感染症 　□腰椎X線，MRI	□術前検査の確認	
3．活動		□フリー	□フリー
4．栄養		□常食または特別食	□絶飲食
5．清潔		□入浴	
6．説明	□疾患の説明 □入院計画・手術・麻酔の説明 □術後治療計画の説明 □入院手続きの説明 □コストの説明 □未成年者は親の同意	□同意書 □入院診療計画書	
7．その他	□手術申込 □透視申込 □持参薬の確認 □理解度を確認	□睡眠への援助 □不安の軽減	

c．モニター

心電図，血圧計，パルスオキシメータをモニターする（**表VI・6**）。また，手術中の内視鏡モニター画像をビデオに保存しておく。また，手術中の患者の訴えは極めて有用な情報であり，われわれは最も重要なモニターとも考えている。

モニターではないが，われわれはエピドラスコピー開始時および終了時に硬膜外造影写真を撮影している。硬膜外造影では詳細な評価はできないものの，癒着剝離の客観的な証拠の一つとなる。

d．麻酔

当院での麻酔方法を示す（**表VI・7**）。内視鏡による神経損傷の予防，また，脳脊髄圧の上昇による障害の予防のために患者と会話をしながら行う。したがって，原則として意識下で行う。完全に意識をとる全身麻酔はもちろん，脊椎麻酔や硬膜外麻酔も神経障害のモニターとしての本人の訴えを失うこととなる。

現在当院で行っている麻酔法はディプリバンによる鎮静を主にミダゾラムやフェンタニルを少量，適宜併用して行っている。

クリニカルパス（診療用）

手術後	術後1日	術後2～7日
□術後点滴指示 □抗生剤投与 □包交 □痛みのチェック □頭痛・麻痺のチェック	□抗生剤投与 □包交 □痛み・しびれのチェック	□包交 □7日目に抜糸 □痛み・しびれのチェック
□術後3時間ベッド上安静（ギャッジ可） □以降フリー	□フリー	
□術後3時間絶飲食 □以降飲水可。嘔吐なければ以降フリー	□フリー	
□清拭	□清拭	□清拭 □抜糸翌日から入浴可
□手術結果の説明	□術後の説明 □外来予約票 □退院処方 □サマリー	□治療方針の説明

e．消毒と布かけ

エピドラスコピーに際し，術者は清潔ガウンおよび手袋の着用は必要であるが，手洗いは必ずしも必要ではないと考えている。消毒に関しては，われわれは，イソジン® を用いて皮膚の消毒を行っている。布かけは，広い範囲を清潔な覆布で覆った方がよい。本手技は，術野は狭いものの，手術中の患者の体動によって覆布がずれ，不潔になりやすい。特に内視鏡のコード類が接続されているため，その部分が不潔になりやすい。小さい覆布を組み合わせるよりは，大きめの1枚の覆布を用いた方が清潔を保ちやすい。われわれは，1枚の穴あきのディスポーザブルの覆布を用いている。さらに，覆布のうえに粘着性ドレープを用いて，術野の清潔を保つようにしている（図VI・6）。また，透視で側面像をみる場合にも広く覆布をしておいた方が清潔を保ったまま撮影しやすい。

f．手術操作中の管理

手術中，カテーテル操作によって鋭い激痛を来す場合，神経そのものを刺激している可能性があるため，その操作を中止するべきである。カテーテルが確実に硬膜外にあることを内視鏡および透

図VI・12　腰部疾患治療成績判定基準（日整会）

判定日　　年　　月　　日　　総計　　／30（　　／16）

I．自覚症状　（9点）

A．腰痛に関して
  a．全く腰痛はない　3
  b．時に軽い腰痛がある　2
  c．常に腰痛があるかあるいは時にかなりの腰痛がある　1
  d．常に激しい腰痛がある　0

B．下肢痛およびシビレに関して
  a．全く下肢痛，シビレがない　3
  b．時に軽い下肢痛，シビレがある　2
  c．常に下肢痛，シビレがあるかあるいは時にかなりの下肢痛，シビレがある　1
  d．常に激しい下肢痛，シビレがある　0

C．歩行能力について
  a．全く正常に歩行が可能　3
  b．500m以上歩行可能であるが疼痛，シビレ，脱力を生じる　2
  c．500m以下の歩行で疼痛，シビレ，脱力を生じ，歩けない　1
  d．100m以下の歩行で疼痛，シビレ，脱力を生じ，歩けない　0

合計　　　　　　　　　　　　　点

II．他覚症状　（6点）

A．SLR（tight hamstringを含む）
  a．正常　2
  b．30～70°　1
  c．30°未満　0

B．知覚
  a．正常　2
  b．軽度の知覚障害を有する　1
  c．明白な知覚障害を認める　0
  注1：軽度の知覚障害とは患者自身が認識しない程度のもの
  注2：明白な知覚障害とは知覚のいずれかの完全脱出，あるいはこれに近いもので患者自身も明らかに認識しているものをいう

C．筋力
  a．正常　2
  b．軽度の筋力低下　1
  c．明らかな筋力低下　0
  注1：被験筋を問わない
  注2：軽度の筋力低下とは筋力4程度をさす
  注3：明らかな筋力低下とは筋力3以下をさす
  注4：他覚所見が両側に認められるときはより障害度の強い側で測定する

合計　　　　　　　　　　　　　点

III．日常生活動作　（14点）

	非常に困難	やや困難	容易
a．寝返り動作	0	1	2
b．立ち上がり動作	0	1	2
c．洗顔動作	0	1	2
d．中腰姿勢または立位の持続	0	1	2
e．長時間座位	0	1	2
f．重量物の挙上または保持	0	1	2
g．歩行	0	1	2

計

合計　　　　　　　　　　　　　点

IV．膀胱機能　（−6点）

  a．正常　0
  b．軽度の排尿困難
    （頻尿，排尿遅延，残尿感）　−3
  c．高度の排尿困難
    （失禁，尿閉）　−6
  注：尿路疾患による排尿障害を除外する

合計　　　　　　　　　　　　　点

VI．精神状態の評価　（参考）

  a．愁訴の性質，部位，程度など一定しない
  b．痛みだけでなく機能的に説明困難な筋力低下，痛覚過敏，自律神経系変化を伴う
  c．多くの病院あるいは多数料を受診する
  d．手術に対する期待度が非常に高い
  e．手術の既往がありその創部痛のみを異常に訴える
  f．異常に長く（たとえば1年以上）仕事を休んでいる
  g．職場，家庭生活で問題が多い
  h．労災事故，交通事故に起因する
  i．精神科での治療の既往
  j．医療訴訟の既往がある

視を用いて確認できる位置までカテーテルを引き戻す。

カテーテル挿入中は，腰から下肢にかけて「重い」感じがする，にぶい痛みがするなどと訴えるが，これはカテーテルの挿入そのものによるもので，やむをえないものと考える。しかし，特に癒着が高度な場合には，癒着した硬膜外を剥離する時に強い痛みを伴う。そのような場合，フェンタニルなどを用いた鎮痛を適宜行う。しかし，鎮静・鎮痛を行いすぎると，かえって患者の抑制がとれ，体動が激しくなることがあり注意が必要である。患者と会話をし，訴えを聞きながら，鎮静度をコントロールしていくと良い。

また，手術時間の経過に伴い，生理的食塩水注入量が増加し，脳脊髄圧上昇による頭痛，項部痛を来す。そのような場合には，生理的食塩水注入の中止および処置の休止で頭痛が回復するまで待機すべきである。頭痛が回復したのちに処置を再開する。

しかし，癒着剥離時に強い痛みを訴えた場合でも，ミダゾラムなどによる鎮静を行っていると，術後に詳細を記憶していることは少ない。

極めてまれと考えられるが，手術中にコントロール不良な出血や神経損傷，脳血管障害などの重大な合併症を来した場合には，整形外科など，他科の応援を依頼することになる。ただちに応援を期待できない施設であれば，他の施設への搬送も考慮しなければならない。

手術中のポイントを表VI・8にまとめて示す。

g．手術終了時

手術終了時，創の保護はガーゼで行っている(図VI・7)。特に手術当日は創からの滲出が多いため，ガーゼを用いる方がよい。手術終了時に鎮静を終了する。速やかに覚醒する。ストレッチャーで帰棟となる。フェンタニルの量が多い場合には術後しばらくの間傾眠傾向となる。

なお，日帰り手術の場合には，麻酔の覚醒を考えた配慮が必要となるであろう。

4．術後管理

a．安　静

数時間の安静が必要である。術直後から，病棟ベッドのギャッジアップは可能である。帰棟時，安静解除時および適宜にバイタルサインのチェックを行う。同時に，頭痛と麻痺のチェックを行う。通常，頭痛・項部痛は数時間で軽快する。

当院では3時間の安静を指示している。3時間後に，問題がなければ，経口開始，安静度フリーとする。翌日から，食事開始とする。術後指示項目を表VI・9に示す。

手術による合併症を来した場合には，別章を参考にされたい。われわれの経験では，硬膜の穿破を合併した場合にもいわゆる"post-spinal headache"は見られなかった。

b．創処置

手術当日に1回，翌日からも1日1回の創の消毒，包交が必要となる。われわれは，イソジン®を用いて創の消毒を行っている。なお，外来でも創処置は可能であり，患者の希望によって，入院か通院での処置か選択できる。また，事情によっては消毒薬を処方し，抜糸までの間，自宅で消毒を行ってもらうこともある。

術当日は創からの滲出が多いため，ガーゼを当てる。翌日からは，滲出が少なくなるため，オピサイト®やエアストリップ®などの創傷保護材で十分となる(図VI・8)。自宅で行ってもらう場合には，市販の絆創膏でも可能である。

創がきれいなら，約1週間で抜糸を行う(図VI・9-a，b)。抜糸の翌日から，入浴可能とする。自宅で行う場合には，抜糸まで入浴禁止を説明しておく。高齢者などで創の治りが悪い場合には抜糸を延期する(図VI・10)。創の感染が疑われる場合には開放創とする。抜糸までの期間はさらに消毒を続ける。

感染の予防のため，当日術後にもう一度抗生剤の点滴を行っている。翌日からはラインが確保されていれば点滴から，抜去されていれば，経口で抗生剤を投与する。当院では，通常，翌日まで点滴で投与を行い，以降は経口で投与を行っている。抗生剤は抜糸まで継続する。抜糸の翌日から入浴可としている。

c．術後経過

エピドラスコピー直後から症状が改善して持続する場合も多いが，翌朝にはもとどおりに症状が戻ってしまっている場合もある。しかし，そのような症例でも1〜2カ月の経過で症状が改善する場合があり，効果がないとは判断できない。また，癒着剥離の影響か，術後数日間，より痛みが増す症例がみられる。しかし，われわれの経験では，術前より症状が悪化した症例はない。

創部痛を訴える場合があるが，多くは数日で軽快する。このために特別な痛み止めを必要とすることはない。

d．術後硬膜外ブロック

約1週間の入院であれば，入院中から硬膜外ブロックを開始する。側臥位で皮膚を手術創からずらせば，仙骨ブロックも可能である。退院後も含めて，週に1回のブロックを4〜5週間行っている。術後のブロック時にステロイド剤を併用すると再癒着の予防効果があるという。

エピドラスコピー前，硬膜外薬液注入時に抵抗があったり，注入時放散痛を認めたりする症例では，エピドラスコピー後には注入時抵抗がなくなり，薬液がスムーズに注入できるようになる。

e．その他

エピドラスコピー後に理学療法などを併用することも可能である。その場合，特に術直後であれば，ごく軽度の負荷から開始するべきであろう。

f．再癒着と再エピドラスコピー

エピドラスコピー後2〜3カ月から，再び症状が悪化，エピドラスコピー前の症状に戻ってしまうことがある。硬膜外の再癒着の影響が考えられる場合，再エピドラスコピーを考慮する。エピドラスコピーの場合，観血的手術と違い，再エピドラスコピーが容易であるという特徴をもつ。患者の希望で再エピドラスコピーを行う場合，創治癒を考え，術後2カ月以降に再手術を行っている。

また，患者の頭痛や項部痛によってエピドラスコピーをそれ以上継続できなくなるために，十分に癒着剥離ができないうちに終了を余儀なくされる場合がある。そのような場合，癒着剥離し残した部分を重点的に剥離する目的で2回目の手術を予定することがある。

なお，エピドラスコピー後の再癒着が予想される場合に硬膜外ブロックを行っても，薬液の注入時にエピドラスコピー前のような抵抗は認められない場合が多い。

5．患者管理の実際

いままで述べてきたように，エピドラスコピーの患者管理はそれほど難しいものではない。

実際の患者管理の例として当院で試作したクリニカルパス（患者用と診療用）を図Ⅵ・11-a，bに示す。

また，治療前後の腰痛の評価に腰部疾患治療成績判定基準（日整会）などを用いると成績を数値化して比較できる[6]（図Ⅵ・12）。

参考文献

1) Saberski L, Kitahata LM：Persisitent radicuropathy diagnosed and treated with epidural endoscopy. J Anesth 10：292-295, 1996
2) 五十嵐孝，平林由広，清水禮壽ほか：エピドラスコピー．ペインクリニック 21：99-102, 2000
3) 斎藤和彦，五十嵐孝，平林由広ほか：腰椎椎間

板ヘルニアに対する内視鏡的硬膜外形成術．日本ペインクリニック学会誌 7：420-423, 2000
4) Kushner FH, Olson JC：Retinal hemorrhage as a consequence of epidural steroid injection. Arch Ophthalmol 113：309-313, 1995
5) 大久保憲，小林寛伊：手術部位感染防止ガイドライン，1999　I．手術部位感染：概要．手術医学 20，297，1999
6) 井上駿一：腰痛疾患治療成績判定基準委員会．日整会誌 60：905-911，1986

（齋藤和彦）

Epiduroscopy

VII エピドラスコピー所見

1．エピドラスコピー所見の意義

　最近の医用画像技術の進歩は著しく，脊柱管においてもさまざまな病態を低侵襲な方法を用いて検討できるようになってきた。エピドラスコピーは，難治性腰下肢痛患者の硬膜外腔を直接観察し，同時に効果的な治療を行うことのできる画期的な方法である。診断法としての特長は，通常の画像診断では描出しにくい病態，すなわち硬膜外腔や神経周囲の炎症や癒着などの有用な情報を得ることができることである。しかし，エピドラスコピーは，腰下肢痛を来す症状や理学所見に対応する硬膜外腔の所見が存在するかどうかを確認する補助診断法の一つであることを念頭に置く必要がある。肉眼的に異常と思われる所見が認められても，それが必ずしも腰下肢痛の病態を反映しない可能性もある。したがって，エピドラスコピーを行う前には，病歴，理学所見，X線などから得られた情報をもとに，腰下肢痛を来した病態をできるだけ正確に把握することが重要である。

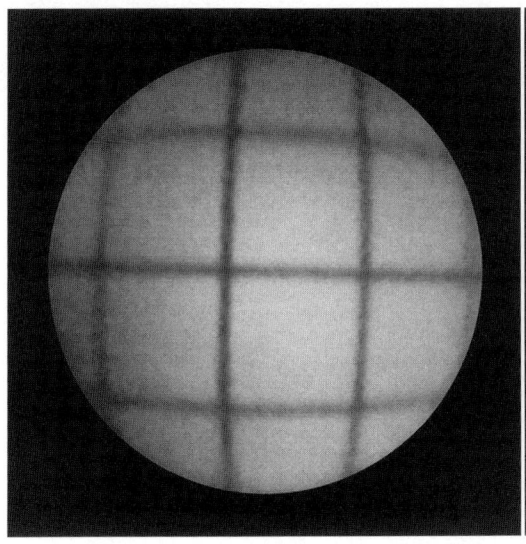

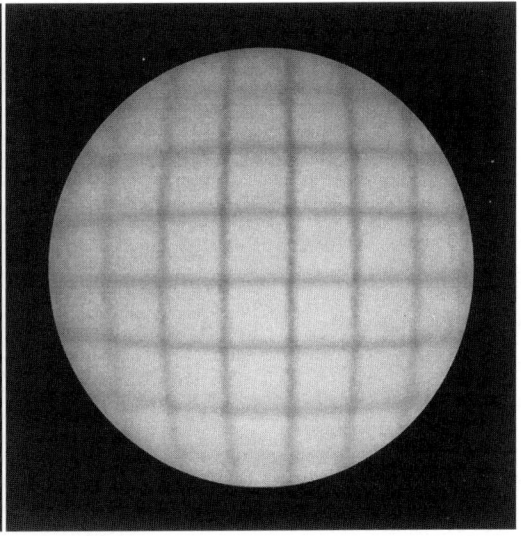

図VII・1　内視鏡の歪曲収差
(左)内視鏡先端から1 cm離れた5 mm間隔の方眼紙を撮影。画面の中心は拡大されて，周辺部は圧縮されて写る。
(右)内視鏡先端から3 cm離れた5 mm間隔の方眼紙を撮影。内視鏡先端と方眼紙の距離が大きくなると解像力が低下する。

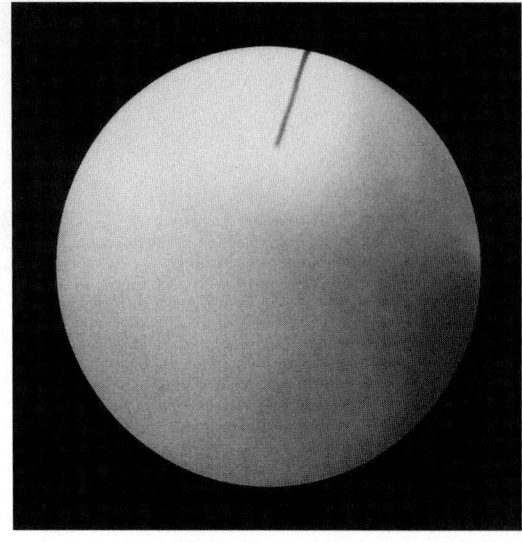

(a) 生理食塩水の注入前   (b) 生理食塩水の注入後

図VII・2　腰部硬膜外腔

2．内視鏡の性能上の限界

　内視鏡の対物レンズは，広角の凸レンズである。このレンズは，視野角が大きいほど硬膜外腔の広い範囲を一度に観察できる反面，レンズによる像の歪み（樽型の歪曲収差）が著しくなるという特長がある。図VII・1-a，bは，5 mm間隔の方眼紙を，細径内視鏡（マイロテック社，3000 E：内視鏡径0.9 mm，視野角70°，解像度10,000ピクセル）を用いて撮影した写真である。この写真を見ると，画面の中心は拡大気味に，周辺部は圧縮されて写ることがわかる。しかし，エピドラスコピーの施行中に肉眼的な不都合は感じない。その理由は，視野の中心に，遠距離にある生理食塩水の注入によって形成される管腔が位置し，視野の周辺部に，近距離にある管壁が位置するため，レンズによる像の歪みが相殺されるからである。内視鏡を用いて計測を行う場合には，レンズによる像の歪みを考慮しないと，計測値が不正確となるので注意を要する。

　エピドラスコピーに用いられる細径内視鏡は直

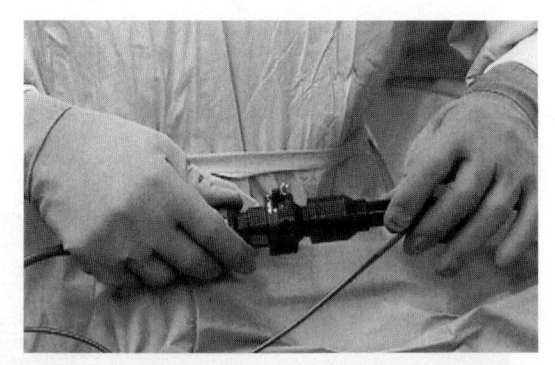

図VII・3　細径内視鏡とイメージガイド用ケーブルの接続

視鏡である。したがって，生理食塩水の注入によって硬膜外腔に形成された狭い空間でも，進むべき前方を直視しながら，容易に内視鏡を挿入することができる。しかし，直視鏡単独では，硬膜外腔に形成された空間の側方構造を観察する際に，手前からの斜方向への観察となり，この部分が盲点となりやすい。ビデオガイドカテーテルを内視鏡に装着すれば，内視鏡先端の彎曲が可能となるので，観察の盲点が少なくなる。

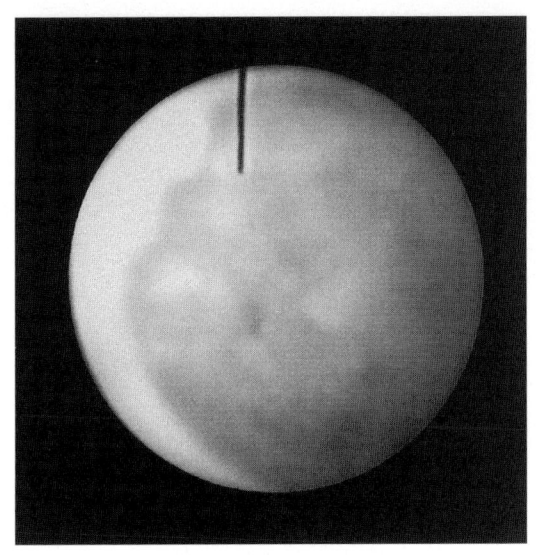

図Ⅶ・4　仙骨部硬膜外腔
(五十嵐孝ほか：Epiduroscopy. ペインクリニック 21：99-102, 2000 より許可を得て転載)

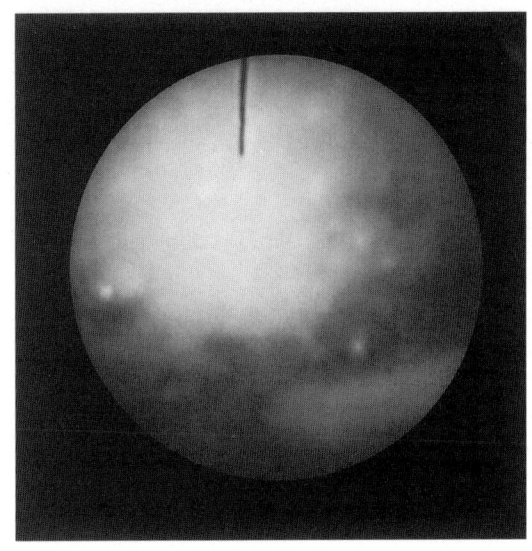

図Ⅶ・5　生理食塩水の注入によって開存した仙骨部硬膜外腔

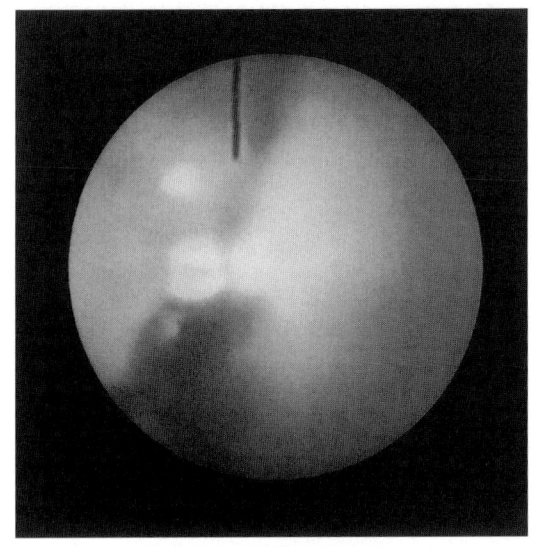

図Ⅶ・6　腰部硬膜外腔
硬膜（右）と脂肪組織（左）
(五十嵐孝ほか：Epiduroscopy. ペインクリニック 21：99-102, 2000 より許可を得て転載)

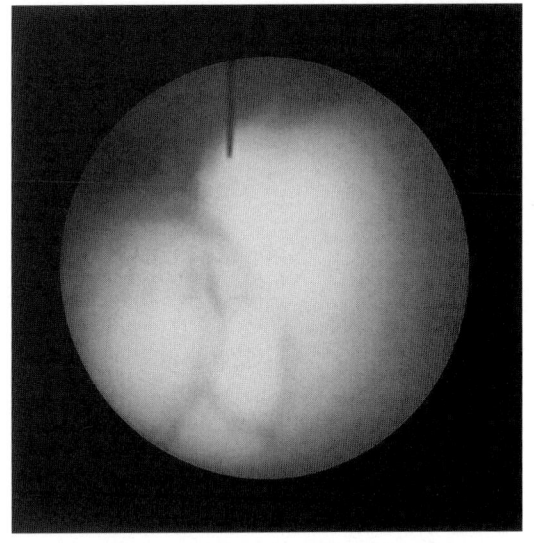

図Ⅶ・7　硬膜（右）と神経根（左）
(五十嵐孝ほか：Epiduroscopy. ペインクリニック 21：99-102, 2000 より許可を得て転載)

3．硬膜外腔のオリエンテーション

　硬膜外腔は，脂肪組織，線維性結合組織，血管，神経根から構成されており，薬液などの注入により形態が変化するため，potential space といわれている。エピドラスコピーでは，視野を確保して内視鏡を硬膜外腔に挿入するため，あるいは癒着を剥離するために，生理食塩水を硬膜外腔に注入する。したがって，本法によって得られる画像所

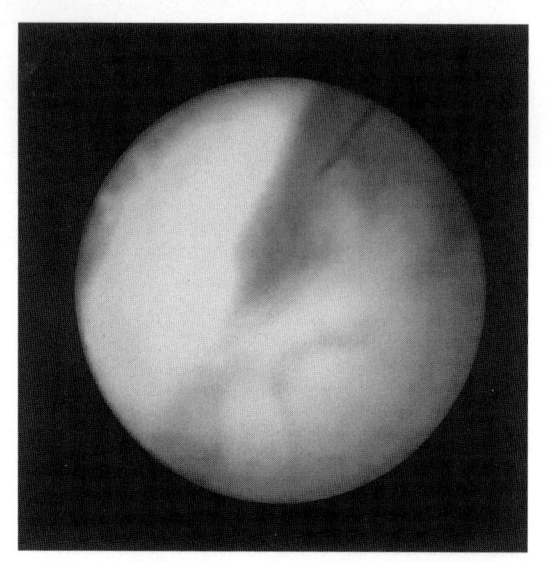

図Ⅶ・8 硬膜（右下）表面の細い血管と脂肪組織（左上）

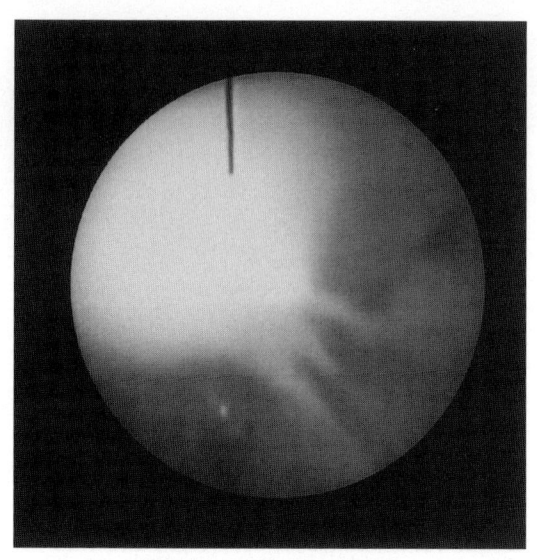

図Ⅶ・9 糸状の結合組織
（五十嵐孝ほか：Epiduroscopy. ペインクリニック 21：99-102, 2000 より許可を得て転載）

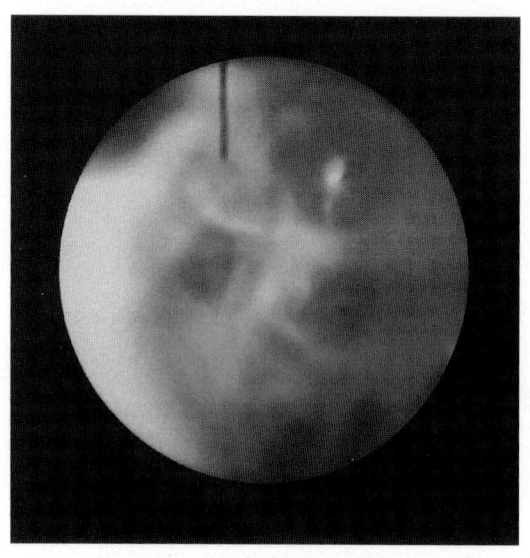

図Ⅶ・10 膜状の結合組織
（五十嵐孝ほか：Epiduroscopy. ペインクリニック 21：99-102, 2000 より許可を得て転載）

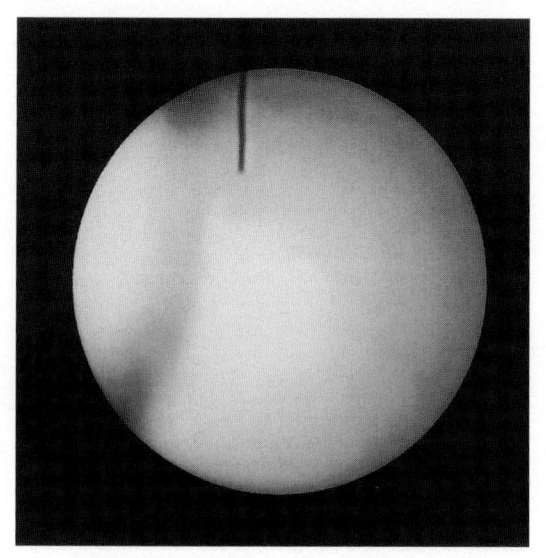

図Ⅶ・11 黄靱帯（右）と硬膜（左）
（五十嵐孝ほか：Epiduroscopy. ペインクリニック 21：99-102, 2000 より許可を得て転載）

見は，本来の硬膜外腔の所見と比較して，硬膜外腔の開存性などに違いがあることを念頭に置く必要がある（図Ⅶ・2-a, b）。

オリエンテーションをつける際の主要な指標は，硬膜，脂肪，生理食塩水の注入によって形成された空間である。生理食塩水の注入によって形成される空間は，硬膜と脂肪の間に形成されることが多い。硬膜と脂肪が見える椎体高位において，内視鏡の動き，内視鏡モニター画像の動き，X線透視モニター上の画像の動きを統合することによ

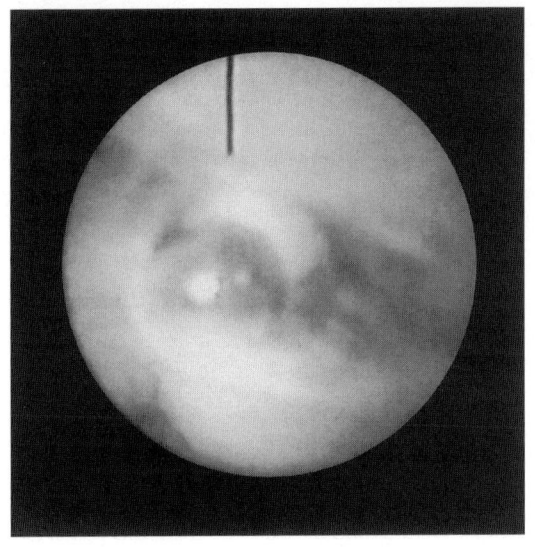

図Ⅶ・12　気泡（中央部）

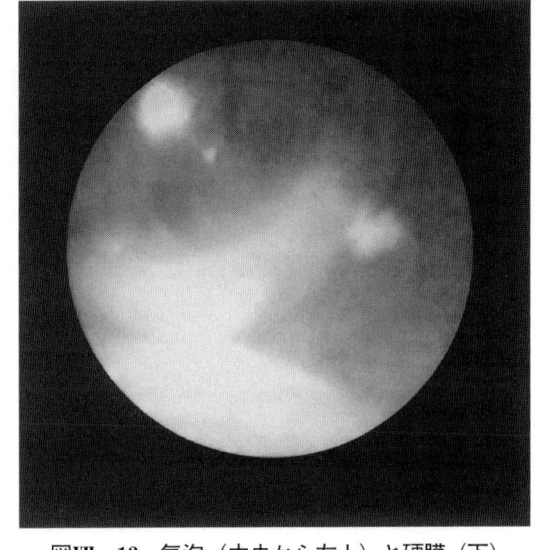

図Ⅶ・13　気泡（中央から左上）と硬膜（下）

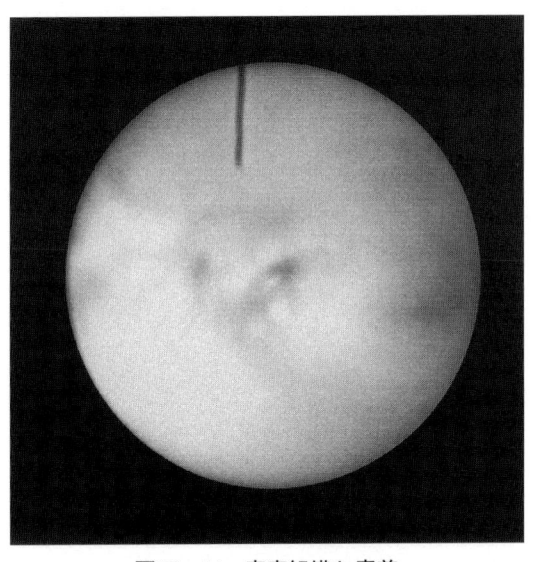

図Ⅶ・14　瘢痕組織と癒着
（五十嵐孝ほか：Epiduroscopy. ペインクリニック 21：99-102, 2000 より許可を得て転載）

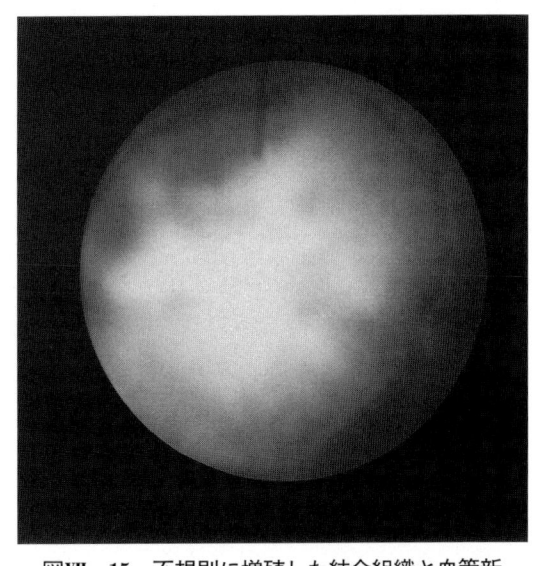

図Ⅶ・15　不規則に増殖した結合組織と血管新生

り，正確な観察部位を把握することができる．硬膜外腔の観察部位によって，硬膜，脂肪組織，黄靱帯などの硬膜外腔の構築の観察が可能である．

　硬膜外腔のオリエンテーションを容易につけるためには，内視鏡とビデオガイドカテーテルを硬膜外腔へ挿入する前に，あらかじめ内視鏡の先端が彎曲によって動く方向とモニター上の画像の動く方向が一致するように，内視鏡を回転してビデオガイドカテーテルに固定することが重要である．これは内視鏡を硬膜外腔へ挿入した後に調節することも可能である．この場合の調節は，内視鏡とイメージガイド用ケーブルとの接続部を回転させて行う．内視鏡先端の動く方向とモニター上の画像が動く方向が一致するように接続部を固定

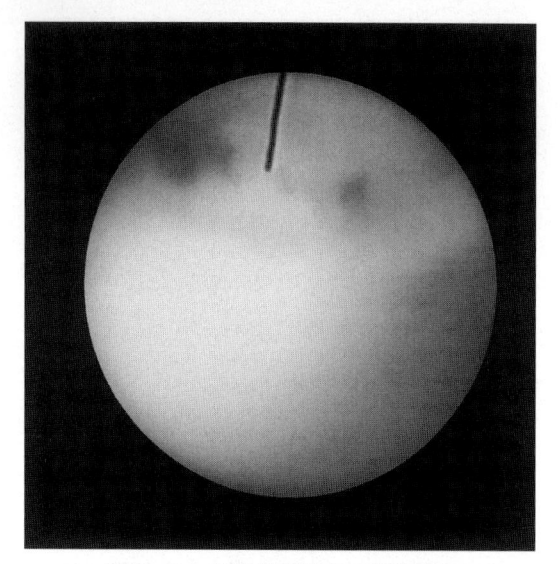

図Ⅶ・16　癒着剝離途中の硬膜外腔

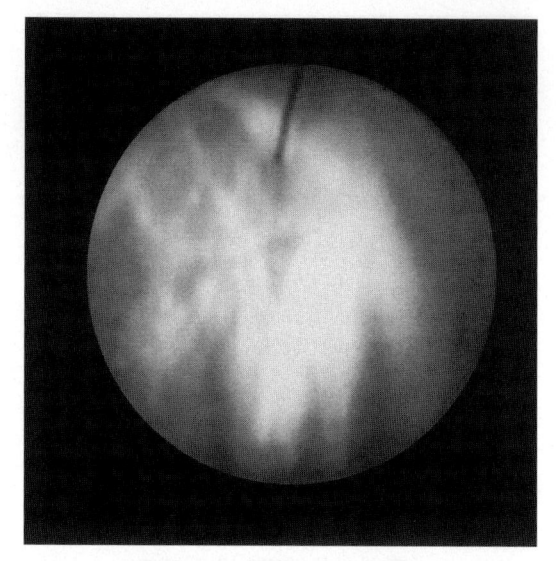

図Ⅶ・17　発赤を伴う線維化

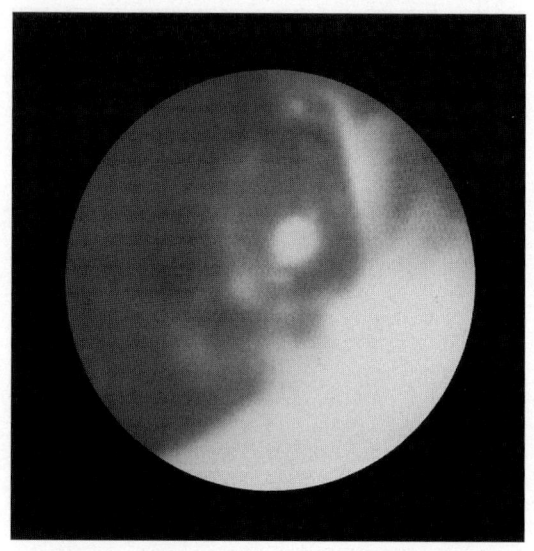

図Ⅶ・18　発赤と充血を伴う結合組織（上）と硬膜（下）

する（図Ⅶ・3）。万一，モニター上の画像の動く方向が実際の内視鏡の動く方向と反対になって，上下，左右が逆に見える場合には，内視鏡操作を誤る可能性があるので注意を要する。また，エピドラスコピーでは，左右，軸回転，挿入抜去という3種類の手技を組み合わせて硬膜外腔を観察するので，実際に得られる画像は，内視鏡本体の回転操作によって，若干回転した状態で見えることが多い。

4．硬膜外腔の正常所見

　仙骨部硬膜外腔には，腰部硬膜外腔と比較して多くの脂肪組織が存在しているため，エピドラスコピーの視野全体が，脂肪組織で占められていることが多い（図Ⅶ・4）。生理食塩水を注入すると脂肪組織の中に空間が形成されて，視野が確保でき，内視鏡を腰部へ進めることができる（図Ⅶ・5）。
　腰部硬膜外腔では，硬膜（図Ⅶ・6），脂肪組織，線維性結合組織，血管，神経根（図Ⅶ・7）が明瞭に観察できる。硬膜や脂肪組織の表面には細い血管が存在する（図Ⅶ・8）。線維性結合組織は，糸状のもの（図Ⅶ・9），それらが癒合したもの（図Ⅶ・10）など種々の形態を示すが，肉眼的に非常に柔らかである印象を受ける。黄靱帯は黄色調であるが脂肪よりもやや白色調である（図Ⅶ・11）。生理食塩水の注入によって，通常，硬膜と脂肪組織の間に硬膜外腔が開存する。この空間の開存性は，注入した生理食塩水の量，硬膜と脂肪組織の間の線維性結合組織の量や強度，脊柱管の断面積などによって異なっている。内視鏡を頭側に進めてゆくと，脂肪組織のある部分とない部分とが交互に出

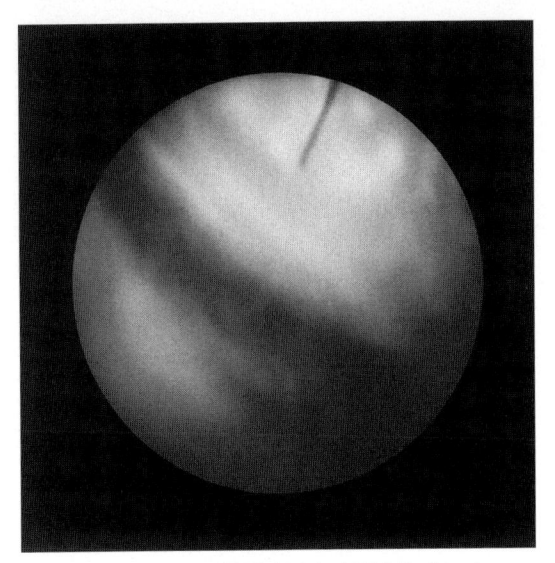

図Ⅶ・19 皮下の脂肪（上）と生理食塩水によって形成された空間（中央部）

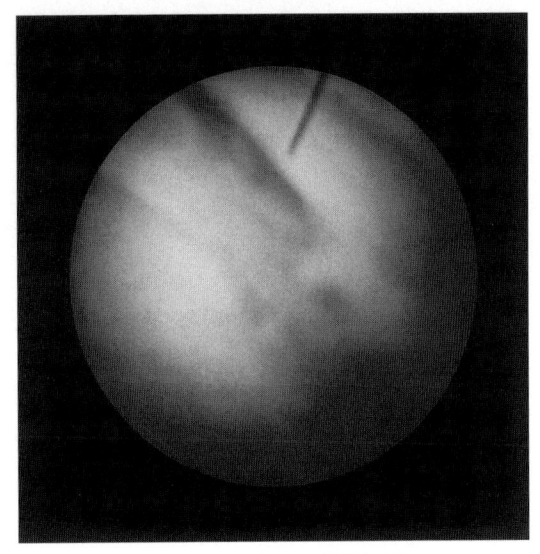

図Ⅶ・20 皮下の線維組織

現する．これは胸椎から腰椎高位の硬膜外腔の脂肪組織がはしご状に存在しているためである．

気泡が混入した場合には，本来の硬膜外腔の構築が隠されて，画像所見の判定に苦慮することがある（図Ⅶ・12）．また，気泡の一部が視野の周辺部に観察される場合には，気泡に反射した像が不可解な構造物に見えることがあるため，特に注意を要する（図Ⅶ・13）．

5．硬膜外腔の異常所見

脊椎手術の既往のある患者の硬膜外腔には，手術部位に，硬膜と椎弓内面の癒着（図Ⅶ・14），瘢痕組織，不規則に増殖した結合組織（図Ⅶ・15）などが認められる．瘢痕組織は正常の結合組織に比較して，固く，血流が少ないため青白く見える．不規則に増殖した結合組織は，充血，発赤，血管新生などを伴うこともある．生理食塩水の注入によって開存する硬膜外腔の空間は，通常の場合と異なり，結合組織や脂肪組織が裂けて形成されることもある．また，エピドラスコピーでは癒着や瘢痕組織の剝離が可能である（図Ⅶ・14，Ⅶ・16）が，癒着の程度や瘢痕組織の性状によっては，癒着の剝離が十分に行えない場合もある．

脊椎手術の既往のない患者においても，充血や発赤を伴った結合組織や脂肪組織が認められる（図Ⅶ・17，Ⅶ・18）．高度の脊柱管狭窄症の場合，責任椎間付近では血流の少ない結合組織が認められ，むしろ隣接椎間高位で充血や発赤が著明になっている場合もある．

6．その他の所見

a．皮下組織

皮下組織には，硬膜外腔と同じように脂肪や線維組織が存在する．エピドラスコピーが仙骨後面の皮下組織に挿入された場合，内視鏡画像による硬膜外腔の結合組織との鑑別は難しい（図Ⅶ・19，Ⅶ・20）．硬膜外腔の画像所見との明らかな違いは，硬膜が観察されないことである．内視鏡の皮下組織への迷入を回避するためには，Tuohy針やイントロデューサを確実に硬膜外腔に挿入することが重要である．エピドラスコピーの施行中にも，X線あるいは造影剤を必要に応じて併用し，内視鏡の位置を確認する必要がある．特に，皮下脂肪が

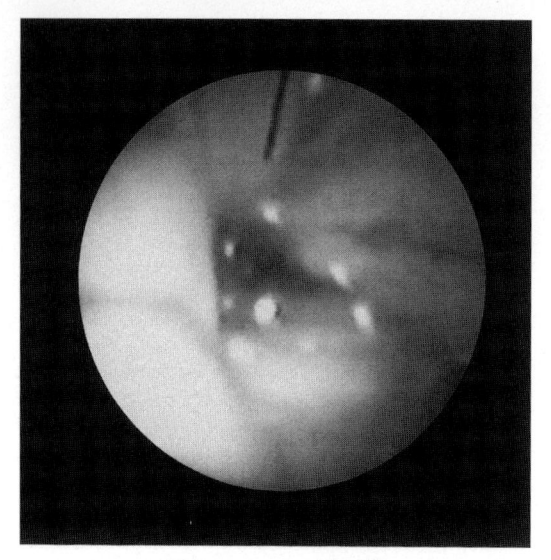

図Ⅶ・21　くも膜下腔

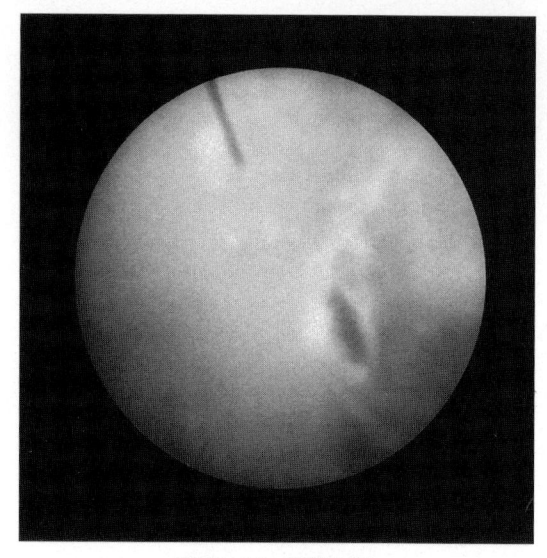

図Ⅶ・22　硬膜下腔

豊富な患者で仙骨裂孔の触知が難しい場合には注意を要する。

b．くも膜下腔

エピドラスコピーの偶発症として，内視鏡のくも膜下腔への穿破が起こりうる。くも膜下腔には髄液が存在するため，くも膜下腔で得られる視野は硬膜外腔よりも良好であり，馬尾が明瞭に観察できる（図Ⅶ・21）。偶発的な内視鏡のくも膜下腔への穿破は，視野が十分に確保されない状態での操作中に起こりやすい。

c．硬膜下腔

硬膜下腔の観察も場合によっては可能である。硬膜下腔では生理食塩水によって形成された空間の側方構造全体が薄い白色の膜で覆われているように見える（図Ⅶ・22）。観察する方向により，薄い膜を通して馬尾や硬膜外腔の構築が観察できる。

参考文献

1) 五十嵐孝，平林由広，清水禮壽ほか：Epiduroscopy．ペインクリニック 21：99-102，2000
2) 五十嵐孝：エピドラスコピー．ペインクリニック 22：41-47，2000

（五十嵐孝，瀬尾憲正）

Epiduroscopy

VIII 仙骨硬膜外造影

1. 仙骨硬膜外造影 (lumbar peridurography) とは

　仙骨硬膜外造影とは，硬膜外腔に造影剤を注入して脊柱管内の形態学的観察をする検査方法である。ミエログラフィー（脊髄造影）とは硬膜を隔てて表裏の造影である。造影の際に局麻薬やステロイドを投与することもあり，その意味では検査と同時に治療的意味合いを持つ。現在はMRIが普及してきたため，その診断的有用性は減少してきたが，硬膜外鏡手術の場合はその効果をみるのに最も適した簡便な方法である。また，術前におこなう造影所見により適応を決める手がかりになることも多い。このような観点から硬膜外鏡手術の施行にあたり術前術後に必ず行うべき検査法であると思われる。

　硬膜外鏡手術の手技と同様に仙骨裂孔から穿刺し造影するのを基本とするが，腰部などから持続硬膜外カテーテルを挿入してある場合はこれから造影剤を注入してもよい。今回は，仙骨裂孔より穿刺する方法について述べる。

2. 仙骨硬膜外造影の歴史的背景

　仙骨裂孔から薬剤を注入する試みは，鎮痛目的によって行われたコカインが最初である。これは現在の仙骨硬膜外麻酔（ブロック）として発展してきた。一方，造影剤を注入する試みは，1921年，Sicardらがリピオドールを用いて行ったのが最初であると言われている。日本では1932年に東が，1936年に前田らが行ったのが最初であると考えられている。この後，脊髄疾患の診断には油性ミエログラフィーが広く用いられていたが，油性造影剤残留によるくも膜癒着が問題となり，仙骨硬膜外造影が見直されていた時期もあった。しかし，1970年代以降，水溶性非イオン性ヨード造影剤（後述）が開発されてミエログラフィーの管理も容易になってきたため，仙骨硬膜外造影の臨床的価値は減少し，加えてMRIの普及によりその単独での診断的意味は低くなってきた。

3. 正常な仙骨硬膜外造影（解剖・手技）

　仙骨硬膜外造影は仙骨裂孔よりTuohy針を穿刺し，そこから造影剤を注入する方法であるが，施行の際に注意する点はその解剖学的変異である。仙骨部硬膜包の終末部の位置には個人差が多く，第3/4仙椎間終末型は約2％にみられるという報告[1]もある。また，仙骨神経部のperineural cystの例もあるため，針刺入時には，先端を第2仙骨孔（できれば第3仙骨孔）より尾側にとどめるようにし，髄液逆流の有無については必ず確かめる必要がある（図VIII・1）。

　必要物品は表VIII・1の通りである。

　患者の体位は腹臥位で腹の下に枕などを入れお尻を突き出す（図VIII・2）ようにする。患者の下肢を少し内旋した（患者の足先が内側を向く）方が

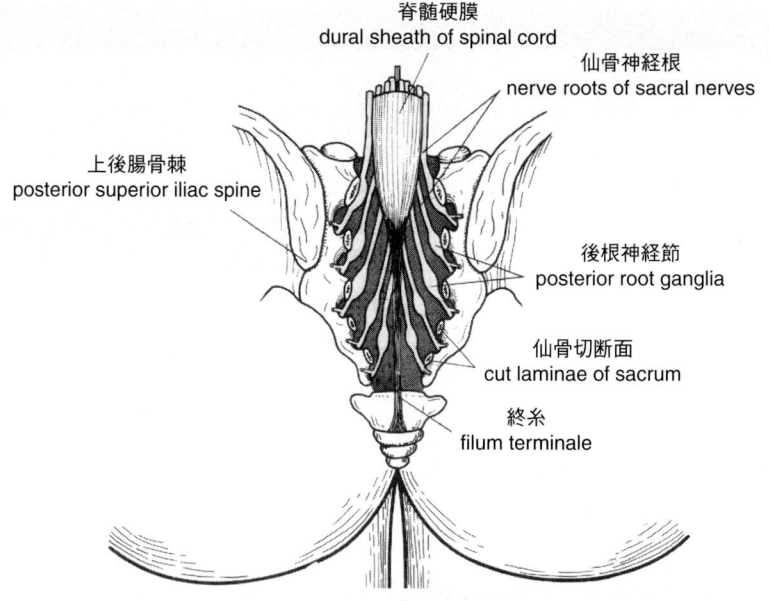

図Ⅷ・1　仙骨部の脊髄神経根
(山内昭雄ほか監訳：スネル臨床解剖学．東京，メディカル・サイエンス・インターナショナル，1983，p 246 より引用)

表Ⅷ・1　準備物品

透視用ブロックセット（消毒器具，ペアンなど）
穴あき覆布　1枚
20 ml ディスポシリンジ＋18 G 注射針（造影剤用）　1本
10 ml ディスポシリンジ＋21 G 注射針（局麻・ステロイド注入用）　1本
5 ml ディスポシリンジ＋25 G 注射針（局麻用）　1本
硬膜外針（20 G　曲）　1本　三方活栓　1個
エクステンション（細く短いもの）　1個
局麻薬：1％メピバカイン（カルボカイン®）（局麻用，注入用）
ステロイド：デキサメサゾン（デカドロン®）2〜4 mg
造影剤：水溶性非イオン性造影剤（イソビスト®，オムニパーク® など）
消毒：0.5％クロルヘキシジン加80％エタノール（ヘキザックアルコール®）など
絆創膏：バンドエイド® など

刺入しやすくなることが多い．また，術者が右利きの場合は患者の左側に立った方が，手技が楽になる．皮膚を消毒する前にあらかじめ臀裂にガーゼなどを挟んでおく．これはアルコールなどが入った消毒液が肛門粘膜まで流れると激烈な痛みを生じるためである．その後，皮膚を消毒して穴あき覆布をかける．左示指と中指で左右の仙骨角（図Ⅷ・3）を触れ，仙骨裂孔の位置を確かめる．高齢者などで仙骨裂孔の位置がわかりにくい場合は，左右の後上腸骨棘と仙骨裂孔は正三角形の位置関係にある（図Ⅷ・4）ので，それを目安にしてもよい．局所麻酔をする際に，仙尾靱帯を通過させ，硬膜外腔に達することを確認しておく．次にTuohy針を体表面に約50°の角度で刺入する（図

Ⅷ・5)。この際ベベルは上向きにしておく。針が仙尾靱帯を通過した際に急に抵抗が弱くなるので造影剤などで確認しなくても硬膜外腔であることがわかることが多い。Tuohy針が刺入しにくい場合，尾骨角（図Ⅷ・3）を仙骨角と誤認している場合もあるが，その場合は頭側の正中仙骨稜との位置関係で推察するとわかる場合がある。それでもわかりにくい場合は，患者を側臥位にし（もしくは管球を動かし），側面像で透視をして仙尾靱帯を確認するとよい。このとき患者を側臥位に変換すると，皮膚が下方にずれて刺入点が側方に移動してしまうことが多いので，注意が必要である。Tuohy針が仙骨管前面に達したところで，ベベルが上向きであることを確認し，針の腹で骨面を

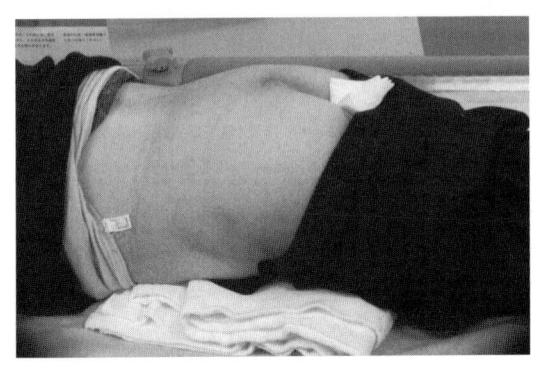

図Ⅷ・2 針刺入時の体位
腹臥位で腹部の下にタオルケットなどを挿入して臀部を突き出すようにする。臀裂部には消毒液が垂れていかないようにガーゼを挟んである。

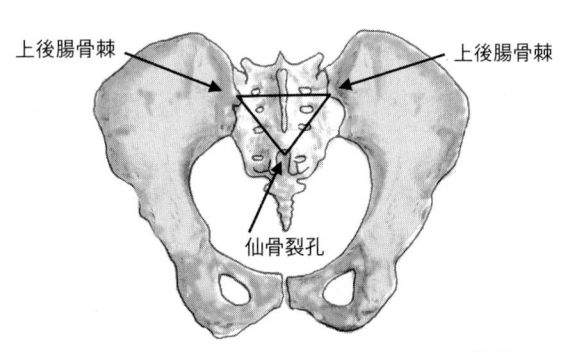

図Ⅷ・4 左右上後腸骨棘と仙骨裂孔との位置関係
左右の上後腸骨棘と仙骨裂孔を結ぶ線はほぼ正三角形となる。

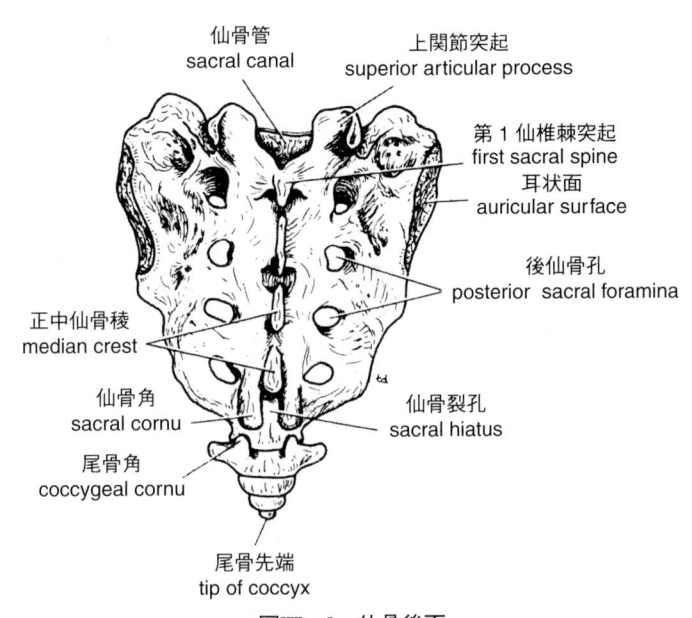

図Ⅷ・3 仙骨後面
（山内昭雄ほか監訳：スネル臨床解剖学．東京，メディカル・サイエンス・インターナショナル，1983，p 246 より引用）

滑らせて頭側に針を進める。先ほど述べたように先端の位置は第3仙骨孔付近で留めておくことが望ましい。実際行ってみると約5％の患者で仙骨裂孔穿刺困難例が存在する。このような症例では、筋層内や硬膜下注入などの合併症が起きやすいので、より慎重な手技が必要となる。

針からの髄液の逆流がないことを確認後、造影剤を少量注入する。根嚢像や前条線が見えれば硬膜外腔であることが確認できるが、筋層のような細長い造影が見られた場合は、針先が仙骨後面にあることが多く、注意が必要である。不明の場合は造影剤をそれ以上追加せず、側面透視を行う方がよい。不明なまま造影剤を注入し続けると、後の所見の解釈が困難になることが多いからである。これは、筋層に注入した造影剤はなかなか吸収されないが、本来の目的である硬膜外腔に注入された造影剤は発達した静脈叢などの血管組織に速やかに吸収されるからである。（図Ⅷ・6-a, b）。側面像で仙骨後面に沿って造影剤が流れていれば問題ないが、皮膚に沿って流れる場合は針先が皮下（仙骨後面）であるので、針を刺入し直す。針が仙骨後面を滑っている場合は、造影で皮下の所見となるだけでなく、針を頭側に進めた時点において、造影剤を注入する前に側面像透視で針先の位置だけで確認できることもある。そのため針先が硬膜外腔かどうかはっきりしない場合は、造影剤を注入する前に側面像で針先の位置を確認し、その後側面像で少量造影剤を注入する方がよい場合が多い。前後像より側面像の方が少量の造影剤でも硬膜外腔である確認がしやすく、誤注入も最小限で済ますことができる。硬膜包終末部が低い場合は、この時点でくも膜下造影の所見になるので、針を抜去し、検査を中止する。造影剤が非イ

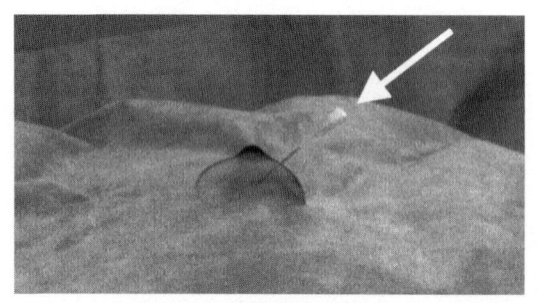

図Ⅷ・5 Tuohy針の刺入
Tuohy針を体表面に約50°の角度（矢印）で刺入する。

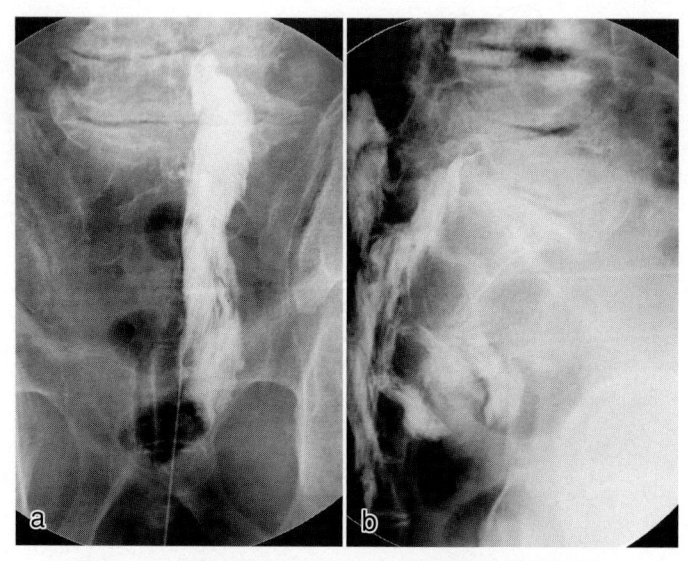

図Ⅷ・6 筋層内誤注入後に行った仙骨硬膜外造影所見
筋層内の造影剤の量が多いと硬膜外腔の造影像と重なり所見がわかりにくくなる。

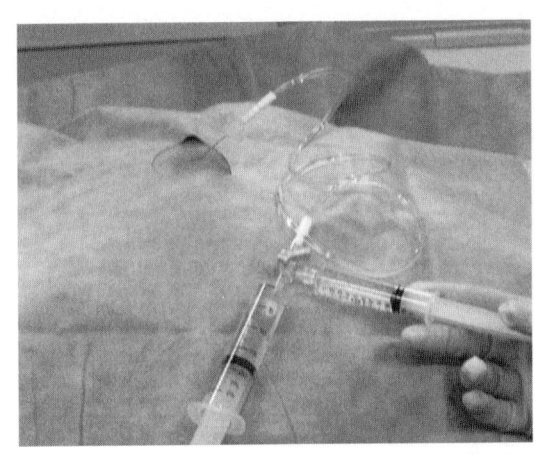

図Ⅷ・7 エクステンションと三方活栓を利用した注入法

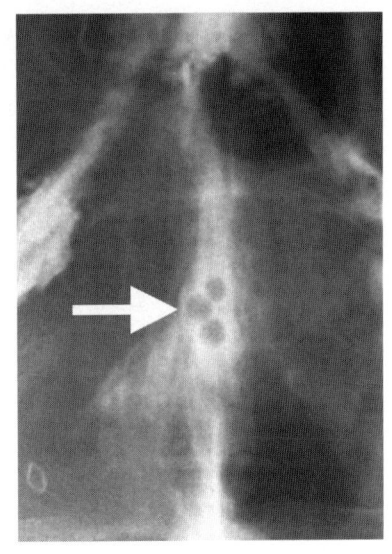

図Ⅷ・8 気泡の混入した造影
矢印の部位に気泡が見られる。

オン性水溶性であれば問題ないが，イオン性の場合は高率に痙攣を誘発する場合があり，透視下で髄液とともに造影剤を排除し，その後数日間は入院しての経過観察を要する。

硬膜外腔を確認後，局麻薬(1%カルボカイン®)10 ml とステロイド（これは必須ではない）の混合液を注入する。あらかじめ局麻薬を注入するのは，造影剤注入時の疼痛緩和と造影剤の根嚢部浸潤を助けるためである。その後，造影剤を透視下で注入する。図Ⅷ・7のようにエクステンションと三方活栓を利用すれば簡単に注入でき，針先が動くことも少ない。また，手の被曝を避けることもできる。ただし，エクステンションや三方活栓にはあらかじめ気泡を取り除いておき，造影剤で満たしておく必要がある。気泡が混入すると画像診断の妨げになるからである（図Ⅷ・8）。造影剤の必要量は個人差があるが，上部腰椎付近まで造影する場合は 20～30 ml 程度必要になることが多い。また，造影剤注入時の疼痛再現の有無も，手術の適応を決めるのに役立つことがあるので確認しておく。

造影剤注入後，ただちに Tuohy 針を抜去し，絆創膏を貼付し，4方向もしくは6方向の撮影を行う。硬膜外腔の造影剤は速やかに吸収されるため，手早く行う必要がある。

安静は1時間半～2時間程度（体位自由の臥位安静）であるが，高齢者の場合などは3時間程度たってもふらつきが残っている場合もあり，十分な確認が必要である。

4．X 線造影剤

X 線写真のコントラストは，照射を受けた物質の X 線吸収の差によって生じる。しかし，臓器組成が似通って X 線吸収の差が少ないときは，X 線写真上組織の違いが見分けられないため，造影剤という薬剤を用いて臓器別に X 線の吸収を増大させる。

造影剤の分類は図Ⅷ・9のようになっており，このうち今回は水溶性ヨード造影剤について述べる。

トリヨードベンゼンを基本骨格とする最初のイオン性造影剤は 1950 年頃導入された。これが今日まで広く使われている理由は，ヨードが造影剤にとって必要な3つの性質を兼ね備えた元素であるからである。その3要素とは，①コントラスト密度の高さ，②ベンゼン分子に強固に結合する化学的性質，③化合物としての毒性の低さである。また，3つのヨードをベンゼン環の対称的な位置に

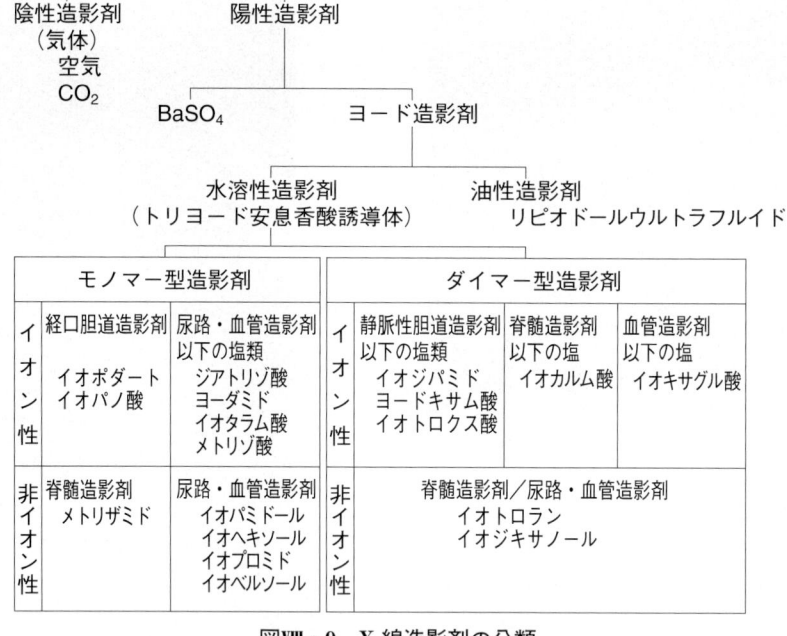

図Ⅷ・9　X線造影剤の分類

		モノマー型造影剤		ダイマー型造影剤	
イオン性	経口胆道造影剤 イオポダート イオパノ酸	尿路・血管造影剤 以下の塩類 ジアトリゾ酸 ヨーダミド イオタラム酸 メトリゾ酸	イオン性	静脈性胆道造影剤 以下の塩類 イオジパミド ヨードキサム酸 イオトロクス酸	脊髄造影剤 以下の塩 イオカルム酸	血管造影剤 以下の塩 イオキサグル酸
非イオン性	脊髄造影剤 メトリザミド	尿路・血管造影剤 イオパミドール イオヘキソール イオプロミド イオベルソール	非イオン性	脊髄造影剤／尿路・血管造影剤 イオトロラン イオジキサノール		

（山口昻一監訳：X線造影剤．メディカルレビュー，1993，p2より引用）

表Ⅷ・2　高浸透圧による造影剤の副作用

- 血管痛
- 血管内皮障害
- 血液-脳関門の障害
- 血栓症および血栓性静脈炎
- 心臓血管造影による徐脈
- 肺循環圧の上昇
- 末梢血管の拡張，血圧低下，循環血液量過多（高用量使用時）
- 利尿（高用量使用時）

置換するとヨードの結合が最適なものになることや，このトリヨードベンゼンを用いるとヨードのついていない側鎖にいろいろな化合物を結合させ，物理化学的にも生物学的にも多様に変化させることができることも，トリヨードベンゼン核を骨格としたヨード造影剤が広く使われ続けている理由の1つである。

　水溶性ヨード造影剤には大きく分けてイオン性のものと非イオン性のものがある。1953年にイオン性造影剤であるジアトリゾ酸（アンギオグラフィン®，ウログラフィン®）が導入され，尿路造影・血管造影・CTと幅広く使われた。しかし，造影剤を使用した患者において副作用が見られることがたびたびあり，その原因を追及したところ，イオン性ヨード造影剤の化学的毒性よりも，その高い浸透圧によって引き起こされていることが多いことがわかった。高浸透圧による造影剤の副作用としては**表Ⅷ・2**のようなものが考えられる。そのため，浸透圧の低い非イオン性ヨード造影剤が開発された。非イオン性造影剤は浸透圧が低いほ

（図の左上）
陰性造影剤（気体） 空気 CO_2
陽性造影剤 — $BaSO_4$，ヨード造影剤
ヨード造影剤 — 水溶性造影剤（トリヨード安息香酸誘導体），油性造影剤 リピオドールウルトラフルイド

かに以下の2つの点でもイオン性造影剤に優って
いた。①神経耐容性が良好、②全身耐容性も良好
(悪心嘔吐やアレルギー反応などの副作用が少な
い)。これらは電荷を持たないので蛋白結合や酵素
阻害がまれとなり、生体膜の機能に対する障害が
少ないためと思われる。また、浸透圧を下げる方
法として非イオン化以外にモノマーをダイマー化
する方法もある。イオン性造影剤でダイマー化に
より低浸透圧化したものはオイキサグル酸(ヘキ
サブリックス®)があるが、非イオン性造影剤に
は劣るため、用途が限られてくる。非イオン性造
影剤でなおかつダイマー化したものが、イオトロ
ラン(イソビスト®)であり、神経耐容性が最も
良好なため脊髄造影では好んで使われている。

　仙骨硬膜外造影の際に用いる最も適した造影剤
は、くも膜下腔に誤注入されても問題の少ないイ
オトロラン(イソビスト® 240)であると思われ
る。このほかに適していると思われる造影剤は、
非イオン性造影剤(モノマー型)のイオヘキソー
ル(オムニパーク® 180, 280, 300)だけである。

5. 正常な仙骨硬膜外造影所見 (図Ⅷ・10)

　正常な仙骨硬膜外造影の読影ポイントを述べ
る。ミエログラフィー(脊髄造影)とは硬膜を隔
てて表裏の関係になっているが、ミエログラ
フィーほど鮮明な画像ではない。また、癒着など
の影響もあり、同一疾患でも個体差が大きい。そ
のため責任神経根(椎間)の同定には、臨床的理
学所見やMRIなどの画像診断をあわせて行うべ
きであり、仙骨硬膜外造影単独での同定は困難で
ある。造影は、一般的には前後像(正面像)、側面
像、両斜位像の4方向の撮影を行う。機能撮影も
合わせて行う場合は、加えて前屈像と後屈像を撮
影する。機能撮影は通常の側面像では得られない
体位変換時の脊柱管前後径の増減の程度とその部
位、すべりによる変化などをみるもので、腰椎す
べり症などの必要な場合に限り追加撮影を行う。
この際、体位変換などで時間が経過すると、造影

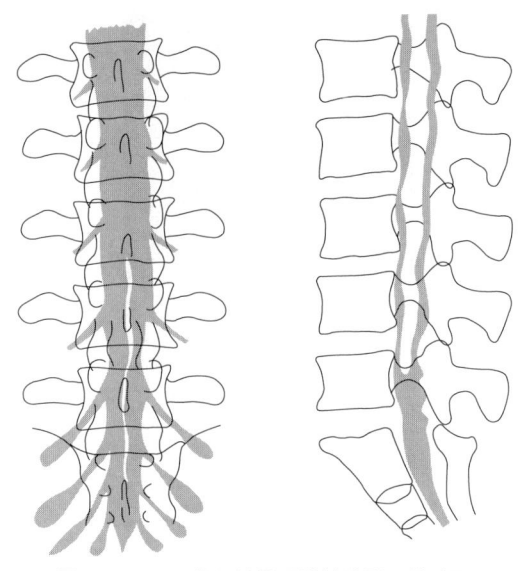

図Ⅷ・10　正常な仙骨硬膜外造影の模式図
　前後像で plica mediana dorsalis によるす
じ像がみられる。神経根の造影がすべてみら
れることはまれではあるが、条件がよいとき
にはみられる。側面像では椎管の腹側を縦走
する前条線と、背側を縦走する後条線がみら
れるが、仙骨部付近は一体化している。

剤はすぐに吸収されてしまうので、迅速な撮影が
必要である。

　前後像(正面像)(図Ⅷ・11)は、一般的には腹
臥位で撮影するが、場合によっては両膝を立てた
仰臥位で撮影を行ってもよい。膝を立てた仰臥位
の場合、腰椎の前弯が緩やかになり、X線撮影時
の腰椎のゆがみは少なくなるが、撮影までに時間
がかかるため、先に述べたように造影剤が吸収さ
れ造影が薄くなることが多い。

　正常な仙骨硬膜外造影の前後像は、上部腰椎に
比べ下部腰椎になるに従い椎管横径が狭くなる。
神経根像は、椎間孔を出ると分散していくが、仙
骨部では仙骨孔から樹枝状に分散していく。正中
に plica mediana dorsalis によるすじ状の欠損像
(図Ⅷ・12)がみられることがあるが、若年では細
く直線的であるが、高齢者では太く蛇行すること
が多い。

　一部注入圧などの関係で仙骨孔より造影剤が流

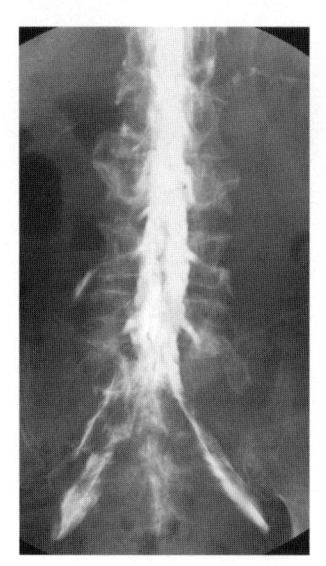

図Ⅷ・11　正常な仙骨硬膜外造影所見（前後像）

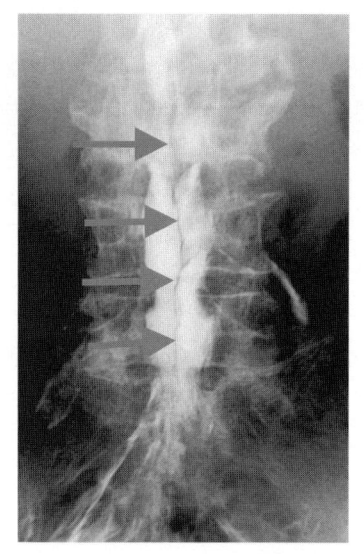

図Ⅷ・12　Plica mediana dorsalis
前後像で矢印の部位にplica mediana dorsalisが認められる。

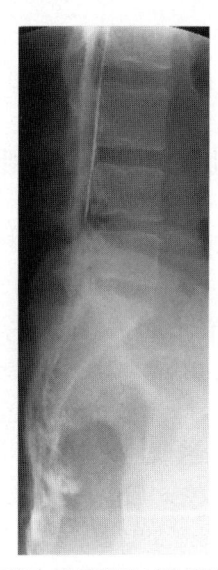

図Ⅷ・13　正常な仙骨硬膜外造影所見（側面像）

出しやすい。硬膜外腔の癒着などにより狭窄像や停止像，欠損像などがみられる。停止像や高度狭窄像などでは仙骨孔からの漏れがひどくなる。

側面像（図Ⅷ・13）は，側臥位で撮影することが多いが，管球が移動できる場合は腹臥位（仰臥位）のまま，側面より撮影する方が望ましい。これは，体位による造影剤の拡散に左右差を起こしにくくするためである。側面像は，椎管の腹側を縦走する前条線と，背側を縦走する後条線からなる。前条線は椎間板レベルに一致してやや細くなる。若年者では走行が直線的であるが，高齢や変形の進行により蛇行や欠損像がみられる。後条線は前条線に比べやや幅広いのが特徴で，下部腰椎から仙骨部にかけて鋸歯状の走行を示すことが多い。これも後方要素の変性により走行が細くなったり，欠損したりする。

斜位像（図Ⅷ・14-a，b）は，両斜位で撮影するが，側面像と同様に管球が移動できる場合は腹臥位（仰臥位）のまま撮影する方が望ましい。斜位像では椎間孔部や仙骨孔部での神経根陰影が描出される。神経根陰影の左右差をみるのが最も重要な点であるが，それ以外の情報はあまり参考にならない。そのため，ルーチンには2方向（前後像，側面像）のみを撮影することもある。

機能撮影（前屈像，後屈像）（図Ⅷ・15-a〜c）は，体位変換による硬膜外腔の圧排の変化をみるもので，腰椎すべり症の際に最も有効である。また，

椎間板ヘルニアの際の前方要素や腰部脊柱管狭窄症の黄色靱帯（後方要素）による圧排の程度の変化をみるときにも有効である。本来なら全例ルーチンで行うことが望ましいが，実際に行うことは少ない。それは，同時に注入してある局麻薬により立位での撮影は困難であるため透視台上での撮影となるが，側臥位での体位変換では十分に前後屈できない場合が多いからである。正常では体位変換による造影の変化はあまりみられないが，椎間板ヘルニアや腰部脊柱管狭窄症の場合は脊柱管前後径が変化する。また腰椎すべり症の場合は，圧排に加え，すべりの変化が観察できる。

6．術前の仙骨硬膜外造影所見

術前の仙骨硬膜外造影所見をまとめてみる。疾患によって異なるが，一般的には責任部位周辺の陰影欠損像がみられることが多い。しかし，ミエログラフィーなどと異なり，単純な所見は少なく，多彩な像がみられることがときにある。そのため，本造影から責任部位の同定は困難なこともある。責任部位の診断については，理学所見による臨床診断や MRI などで確定する方が望ましい。

腰部椎間板ヘルニアの場合は，軽症例（図VIII・16-a～d）では，病変椎間板レベルに一致して前後像で部分欠損像がみられることが多い。また，責任神経根の造影が描出不良となる。側面像で前条線の欠損や湾入像がみられることが多い。斜位像で

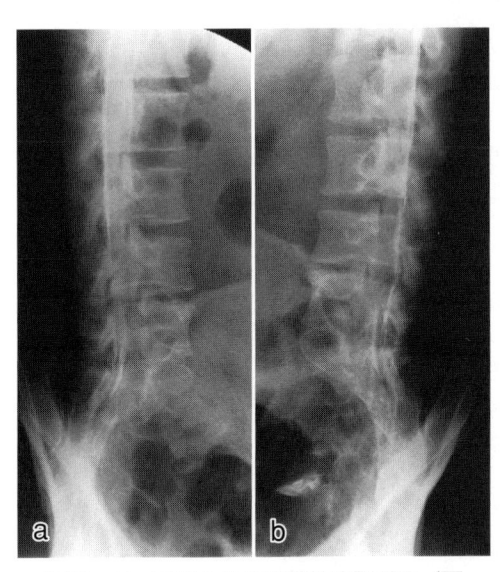

図VIII・14　正常な仙骨硬膜外造影所見（両斜位像）

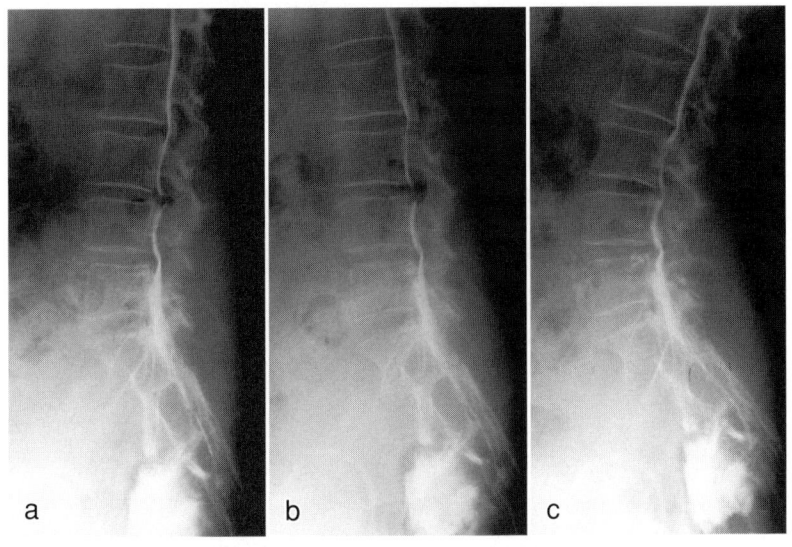

図VIII・15　腰椎椎間板ヘルニア患者の機能撮影所見
（a）側面像（正常位）（b）前屈像（c）後屈像
体位の変化で圧排の程度が変化している。

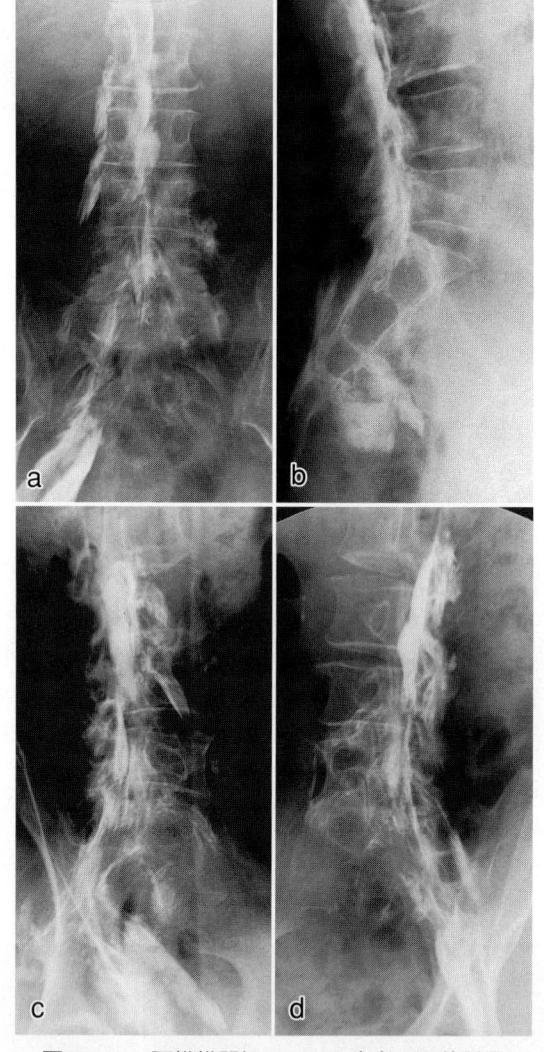

図Ⅷ・16　腰椎椎間板ヘルニア患者の術前所見
　　　　（軽症例）
　　前後像で，L 3/4，L 4/5 の椎間板付近が部分欠損像となっており，側面像で前条線の欠損や湾入像がみられる。責任神経根は造影されていない。

は神経根の造影不良や欠損像などがみられる。中等症以上の症例（図Ⅷ・17-a，b）では，病変椎間板レベルより頭側には造影剤が拡がらず，完全ブロック像となることがほとんどである。この場合は，もちろん責任神経根は描出されない。

脊柱管狭窄症の場合は，病変が多椎間にわたっていることが多く，前後像で複数の椎間板レベルで部分欠損像（不完全ブロック像）がみられる（このような所見を砂時計様狭窄像と呼ぶ）ことがある（図Ⅷ・18）。また場合によっては，その椎間板レベルより頭側に造影剤が拡がっていかない完全ブロック（停止）像がみられることがある（図Ⅷ・19-a，b）。硬膜外鏡手術の適応となるような症例では不完全ブロック像より完全ブロック像が多

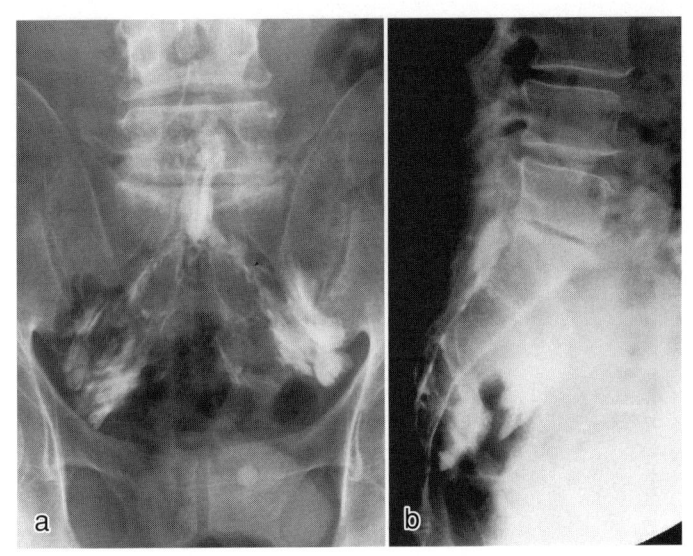

図Ⅷ・17　腰椎椎間板ヘルニア患者の術前所見（中等症例）
L 4/5（病変）椎間板付近より頭側に造影剤が拡がらない。

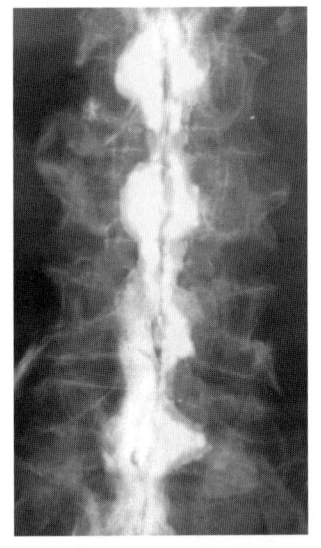

図Ⅷ・18　腰部脊柱管狭窄症患者の術前所見（軽症例）
砂時計様狭窄像が認められる。

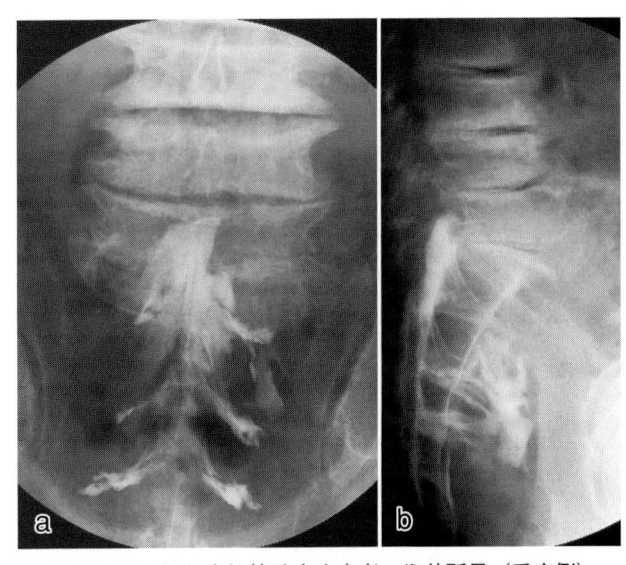

図Ⅷ・19　腰部脊柱管狭窄症患者の術前所見（重症例）
L 5 椎体上部付近より頭側には造影剤が拡がらない。

く，頭側に造影剤が拡がらないため，仙骨孔より造影剤が流出する像がみられることが多い。また，神経根の陰性造影も描出不良のことが多くなる。側面像では，不完全ブロック像の場合は，前条線は椎間板レベルで細くなったり欠損したりし，後条線も同様に椎間板レベルを中心に椎間関節付近まで欠損することが多い。完全ブロックの側面像は，前後像と同様椎間板レベルで完全停止像がみられる。

腰椎すべり症（変性すべり症）の場合（図Ⅷ・20-a, b）は，すべりを起こしている椎間板レベルでの狭窄像や完全ブロック像がみられる。前後像で

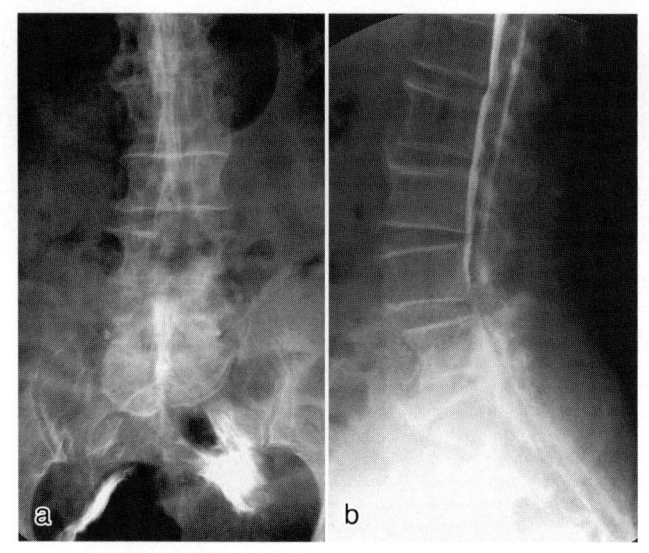

図Ⅷ・20　腰椎すべり症患者の術前所見（軽症例）
前後像で，L 4/5 椎間板レベルでの狭窄像が認められ，側面像では，すべりにより前条線および後条線の途絶がみられる。

は責任椎間板レベルでの狭窄像（両側からの一部欠損像）および該当神経根の欠損像がみられることが多い。場合によっては完全ブロック像がみられることもある。側面像では，すべりにより前条線の途絶，後条線の狭窄像がみられることが多い。また，機能撮影では，後屈による後方要素の圧排のため狭窄の増強がみられ，前屈像で狭窄像が減少することが多い。

Failed back syndrome の場合は，経過によりその造影所見は多彩（図Ⅷ・21-a，b）である。一般的には責任神経根に該当する椎間板レベルの狭窄もしくは完全ブロック像を呈することが多い。また，複数の神経根の陰性造影も欠損する。しかし，手術によって硬膜外腔が破壊されている場合は，もっと尾側での完全ブロック像がみられることもある。

7. 術中の仙骨硬膜外造影所見

術中に造影を行う場合は，一般的に，Tuohy 針で硬膜外腔を穿刺した直後（図Ⅷ・22）と，手術終了時（図Ⅷ・23）の2回である。もちろん術中にも癒着剝離の確認のため，随時造影を行ってもかまわないが，頻繁に造影すると造影剤の量が増えてしまうことになりえる。そのため術操作中は，くも膜下腔に誤入した場合の確認造影以外は控えた方が望ましい。造影剤はくも膜下腔への誤注入の危険を考えて脊髄造影が行えるものを使用することが必要となる。

最初に行う Tuohy 針の造影は，硬膜外腔に穿刺したことを確認する造影である。これは前後像と側面像の2方向で行うことが望ましい。造影所見は術前の所見に一致するが，硬膜外腔確認のためだけなので術前のように多量の造影剤を用いる必要はない。むしろ，手術終了時に効果をみる透視像のために造影剤を残しておいた方がよいと思われる。また，癒着のひどい症例は，針先の位置により左右どちらかに偏った部位のみ造影されることがあるので，症状のある側の硬膜外腔が造影されているかどうか確認する必要がある。

術操作中は造影に頼らなくとも，連続透視を行いながらビデオガイドカテーテルを左右に振りな

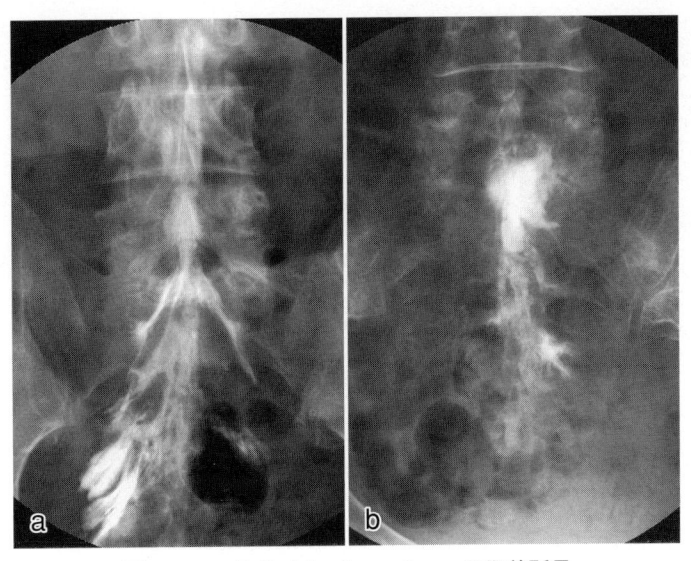

図Ⅷ・21　Failed back syndome の術前所見
症例により多彩であり，責任神経根付近の欠損像のみで頭側に造影剤が拡がる症例（a）もあるが，ほとんど造影剤が拡がらない症例（b）もある。

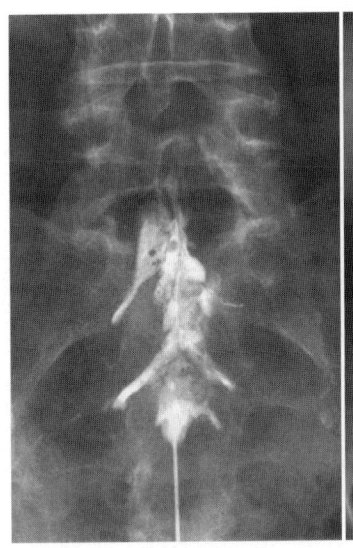

図Ⅷ・22　硬膜外腔を確認の造影
造影剤が硬膜外腔に拡がり，Tuohy 針の針先が硬膜外腔にあることを確認できる。

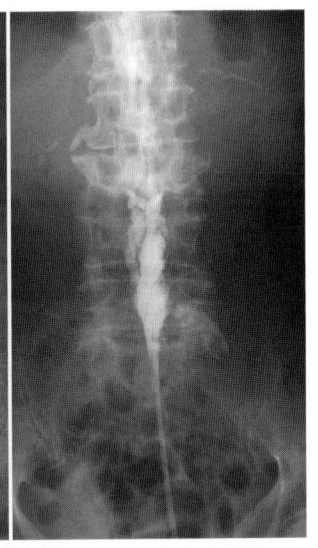

図Ⅷ・23　手術効果確認のための造影
ビデオガイドカテーテルより造影剤を注入して，癒着剝離の効果を確認している。

がら引いてくることによって癒着剝離の程度を十分推察することができる。ただし，くも膜下腔に誤入したかもしれないと思われるときは，ただち に生食の注入をやめて，造影剤で硬膜外腔か，くも膜下腔であるかを確認することが必要である。くも膜下腔に誤入したことを知らずに生食を注入

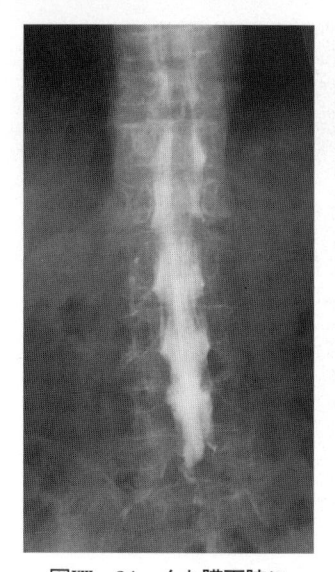

図Ⅷ・24　くも膜下腔に刺入した場合の造影所見
馬尾によるすじ状模様が認められる。

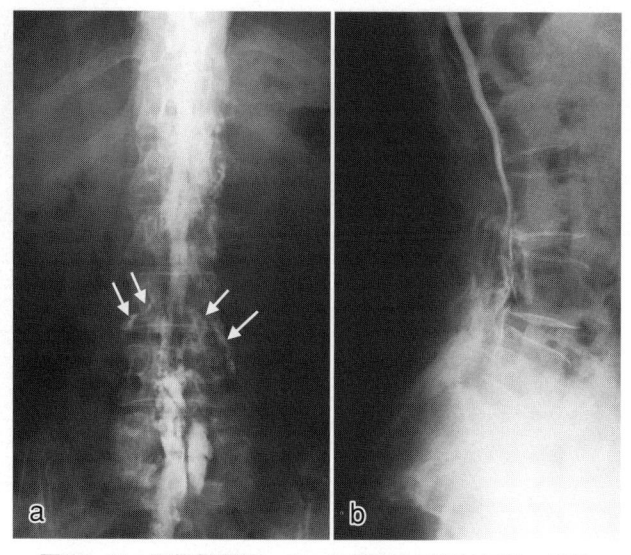

図Ⅷ・25　腰椎椎間板ヘルニア患者の手術終了時の所見
L3/4の椎間板付近は造影剤の拡がりはやや不良ではあるが、両側のL4の神経根も描出（矢印）されており、頭側に造影剤が拡がっている。

し操作を続けていると、脳脊髄圧が上昇し、網膜などの血管損傷、血圧低下や脳卒中などを起こしかねないので注意が必要である。くも膜下腔へ誤入した場合は、少量の造影剤でも広く拡散し、馬尾による縦縞模様が観察できる（図Ⅷ・24）。この場合はすぐに操作を中止した方がよい。

　術操作が終了して硬膜外腔の癒着剝離の程度を観察するため、手術終了時に造影を行うことが望ましい。この場合は透視画面のみの確認でもかまわないが、できればポータブルによるX線撮影（図Ⅷ・25-a, b, 図Ⅷ・26-a, b）がよいと思われる。これにより、後で行う術後の仙骨硬膜外造影所見と比較ができ、再癒着の進展具合が推察できる。このとき使用する造影剤は20ml程度必要である。可能なら前後像の他、側面像も撮影する方がよい。

　術前所見で欠損像になっていた部分が、操作により硬膜外腔の癒着がはがれ、その部位に造影剤

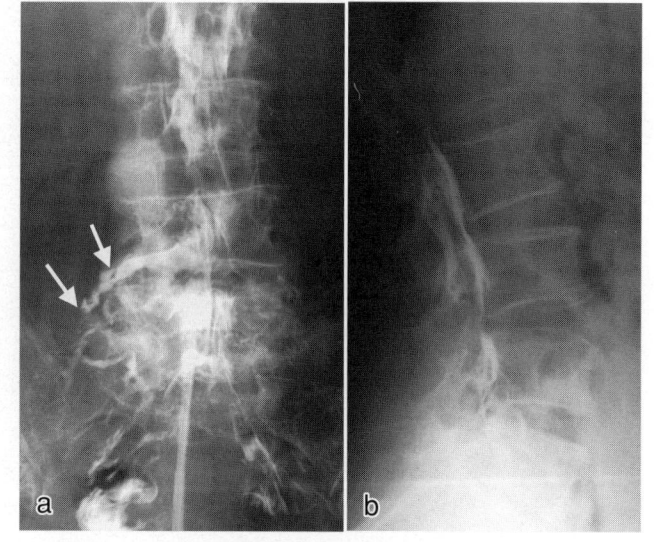

図Ⅷ・26　腰部脊柱管狭窄症患者の手術終了時の所見
造影剤が頭側まで拡がり、病変部の神経根（左L5神経根：矢印）も描出されている。

が拡がるようになり、神経根が造影されれば手術操作は成功したといえよう。また、術前に完全ブロック像を呈していた場合は、それに加えて頭側に造影剤が拡がっていればよいと思われる（図

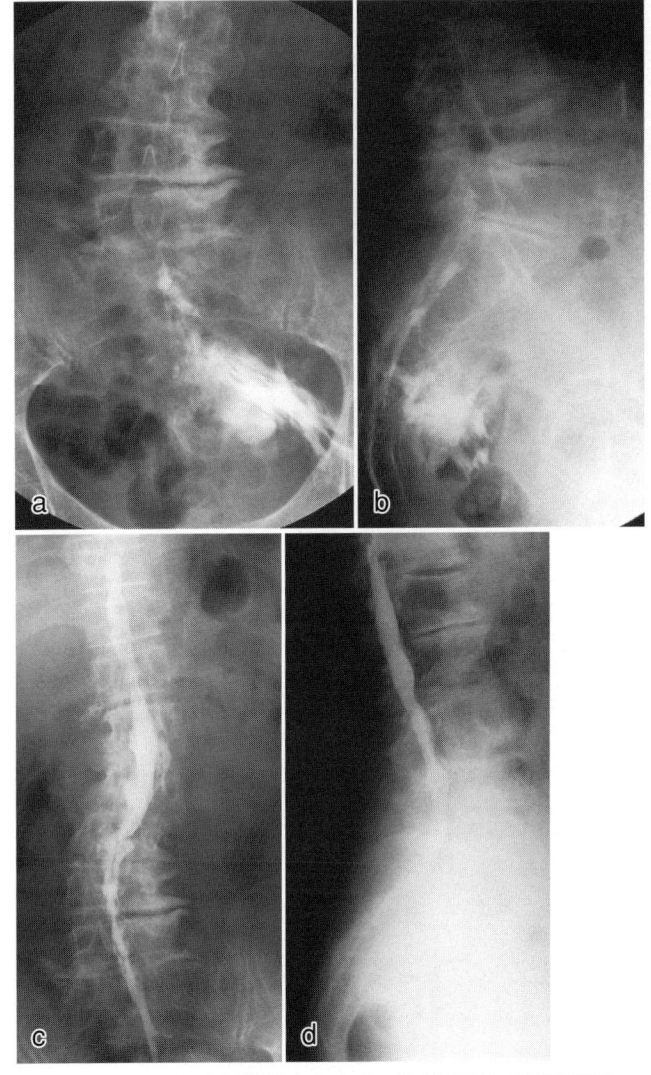

図Ⅷ・27 腰部脊柱管狭窄症患者の術前所見と手術終了時の所見の比較

術前（a, b）は，L5/S1より頭側には造影剤が拡がらなかったが，手術終了時（c, d）には頭側まで拡がっており，剥離が十分行われたことを示している。

Ⅷ・27-a～d）。

8. 術後の仙骨硬膜外造影所見とその変化

手術後数日で仙骨硬膜外造影を行った場合は，ほとんどの症例で，術終了直後の造影に比べてある程度再癒着がみられるが，一応癒着剥離の効果を確認することができる。しかし，一部症例ではこの時期から再癒着のため（不）完全ブロック像がみられることがある。その場合でも，造影停止部位より尾側の硬膜外腔は拡張していることが確認できる。術後早期に再癒着がみられた症例においても，その時点では症状の軽快はみられており，造影所見と症状においての解離がみられる。

いつ頃から再癒着が始まるかを調べるために，

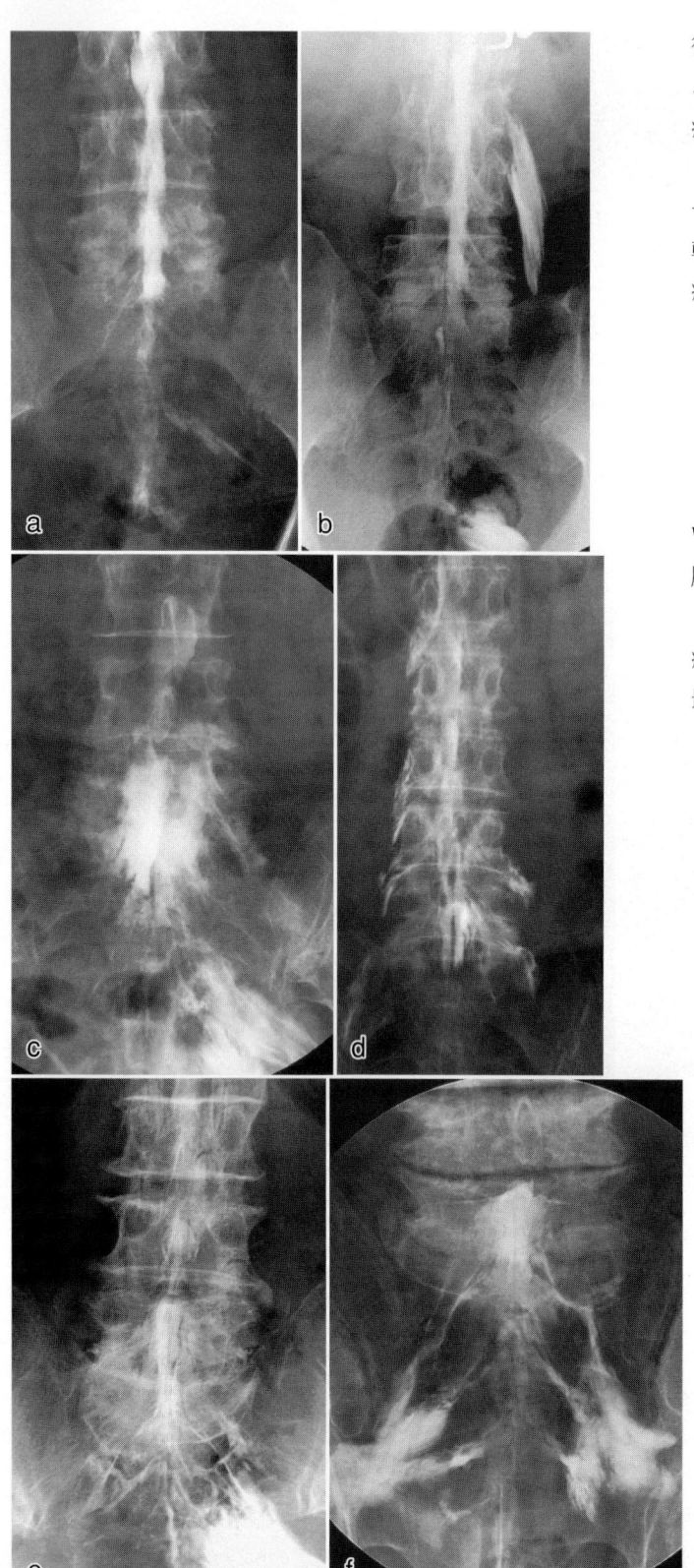

術後2日，3日，5日，7日などでランダムに造影（図Ⅷ・28-a〜f）を行ってみた。症例によっては術後3日でも再癒着による（不）完全ブロック像がみられたが，一般的には術後7日では再癒着の程度は軽度であった。また，一般的には術中に癒着剥離により出血がみられた例で早期に再癒着が起きる傾向があった。

また，仙骨部に癒着が強かった症例では，Tuohy針が硬膜外腔に刺入されているにもかかわらず，静脈叢からと思われる血管造影が強く出ることもある（図Ⅷ・29）。これは，仙骨部の癒着のために腰部の硬膜外腔に拡がるのに圧力が必要となり，造影剤注入圧が高くなるため，癒着剥離の際に損傷した毛細血管より造影剤が血管内に流れやすくなるためであ

図Ⅷ・28 術後早期の造影所見（6症例）

(a) 69歳，女性，failed back syndome
　術後2日目の造影所見。再癒着は見られず，頭側まで造影剤が拡がっている。

(b) 64歳，男性，failed back syndome
　術後3日目の造影所見。椎間孔からの造影剤の漏れは続いている。再癒着は見られていない。

(c) 67歳，女性，腰椎椎間板ヘルニア
　術後3日目の造影所見。ヘルニア部に一致して，再癒着が始まり頭側への造影剤の拡がりはほとんど見られない。

(d) 60歳，女性，腰椎椎間板ヘルニア
　術後5日目の造影所見。ヘルニア部付近の造影剤が拡がっており，神経根も造影されている。再癒着はほとんど見られていない。

(e) 85歳，女性，腰部脊柱管狭窄症
　術後7日目の造影所見。椎間板部に一致して造影はやや不良となるが，頭側まで造影剤は拡がっている。手術終了時の所見とほぼ同様で，再癒着は見られていない。

(f) 87歳，男性，腰部脊柱管狭窄症
　術後7日目の造影所見。L4/5部より頭側には造影剤は拡がらず，再癒着が認められる。

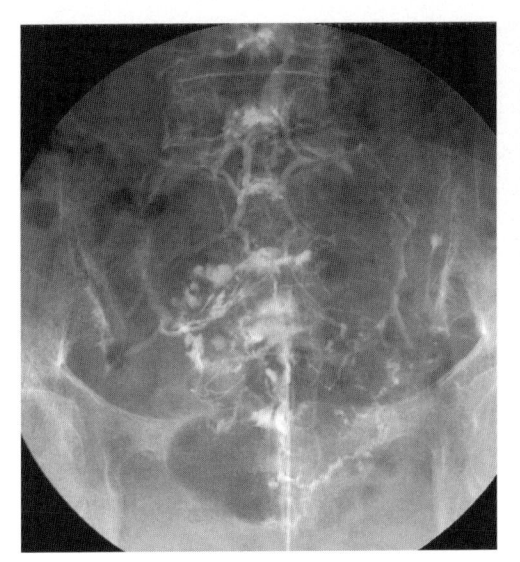

図Ⅷ・29　術後の造影で血管像が強く出た症例

　針先は硬膜外腔にあるが，血管が造影されている。このまま少し針先を進めたら通常の硬膜外腔の造影となった。

る。術後の造影所見は，術前の癒着の状態および術中にどれだけ癒着が剥離できたかによって異なる。一般的には，今まで造影されず欠損像となっていた部分に造影剤が拡がり，その部分の神経根が造影される。また，病変部より頭側に造影剤が拡がらない完全ブロック像になっていた症例では，頭側まで造影剤が拡がることが観察される。術後経過を追ってみると，これらの所見がまた再癒着によって徐々に変化していくのがわかる。ここで症例を呈示してみてその術後変化をみてみよう。

　症例は42歳，男性で，平成8年に右側腰下肢痛が出現し，MRIなどの所見からL4/5の椎間板ヘルニアと診断され，同年A病院整形外科でラブ法を受け一時軽快。2年後の平成10年頃から再度右側腰下肢痛出現し，再度A病院受診するも手術の適応はないといわれ，翌11年1月，B病院麻酔科を紹介された。B病院に入院のうえ神経根ブロック，硬膜外ブロックなどを行ったが効果は一時的もしくは無効のため，硬膜外鏡手術目的に平成11年8月当院に紹介された。来院時，右側L5/S1の神経根症を呈していた。MRI（図Ⅷ・30-a～c）では，L4/5の椎間板腔が狭窄しanular bulgeを伴っていた。また，以前ははっきりしなかったL5/S1の椎間板に右後側方型のヘルニアがあり，右S1の神経根を圧迫していた。術前の仙骨硬膜外造影の写真（図Ⅷ・31-a，b）である。造影剤はL5/S1で停止しており，それより頭側には拡がっていなかった。またS領域も左側にのみ拡がり右側は欠損像となっていた。硬膜外鏡手術の術中所見はL5/S1およびL4/5付近の癒着が強固で発赤も強い状態であった。手術終了時の造影所見（図Ⅷ・32-a，b）である。造影剤が細々ではあるが，頭側まで拡がっていることがわかる。特に病変部では症状のある右側で剥離されていること

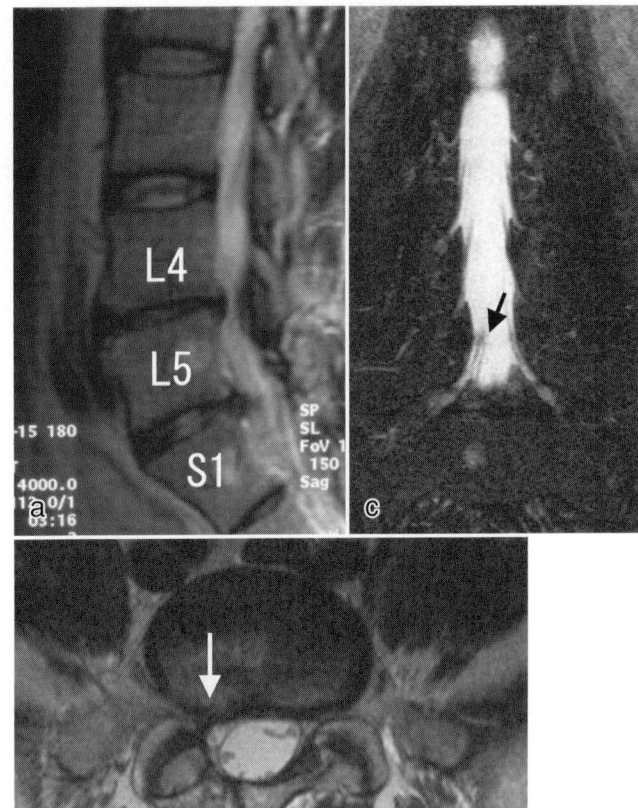

図Ⅷ・30　症例の来院時のMRI（T2強調画像とミエロMRI）

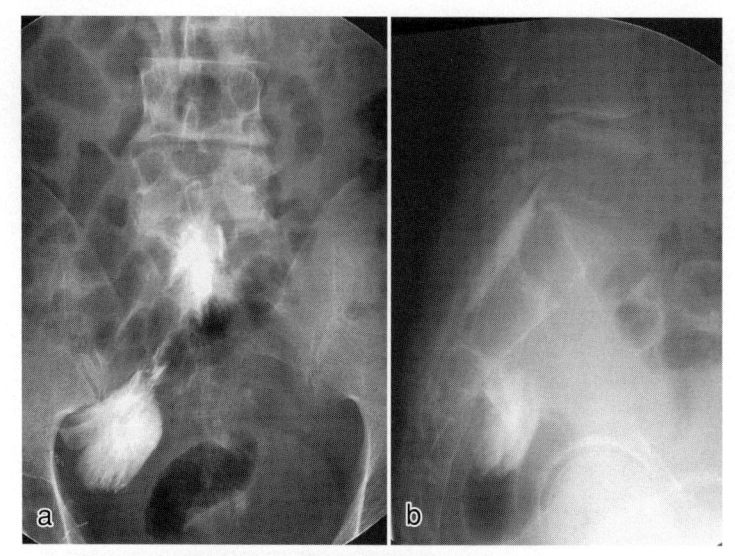

図Ⅷ・31 症例の術前仙骨硬膜外造影

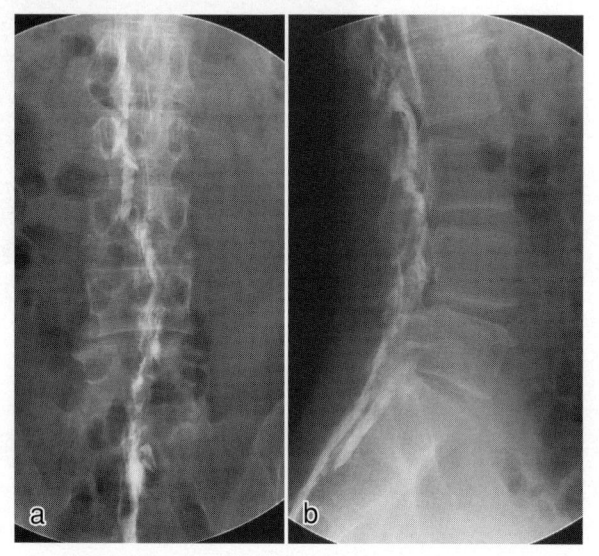

図Ⅷ・32 症例の手術終了時の仙骨硬膜外造影

がわかる。術翌日には症状がほとんど軽快し，一部下肢のシビレ感が残存する程度であった。術後1週目の仙骨硬膜外造影の写真（図Ⅷ・33-a, b）である。造影剤はL4椎体付近で停止しておりそれより頭側には拡がっていない。また右のL4/5からL5椎体付近での造影剤の拡がりは悪くなっている。右S1以下の神経根は描出されているが，右L5神経根は描出されていない（左側のL5神経根は描出されている）。この時点での患者の訴えは，下肢痛が2割程度戻ってきたようだが，腰痛は軽減しているとのことであった。術後1カ月の造影所見（図Ⅷ・34-a, b）である。L5椎体付近での完全ブロック像である。そのためL5より頭側の神経根は描出されていない。右S1神経根は描出されている。この時点での症状は腰臀部痛および下肢のシビレであったが，程度は術前の半分

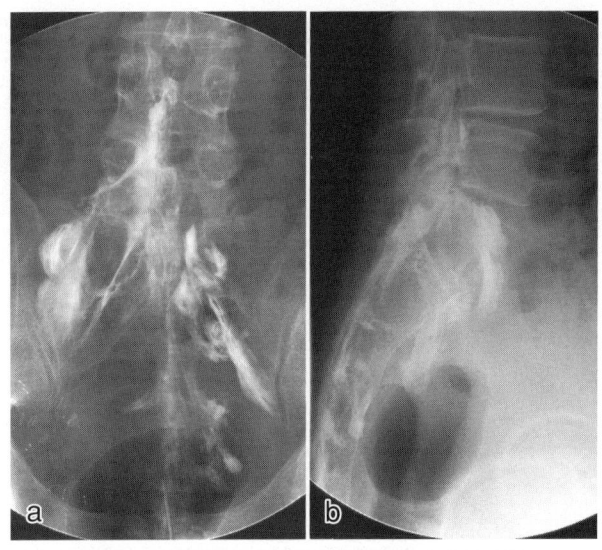

図Ⅷ・33　症例の術後1週の仙骨硬膜外造影

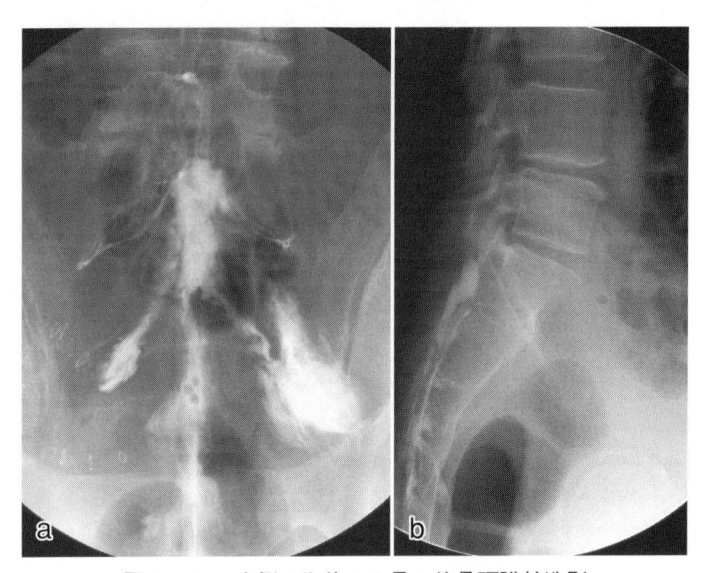

図Ⅷ・34　症例の術後1カ月の仙骨硬膜外造影

以下とのことであった。術後5カ月の仙骨硬膜外造影でもほぼ同様な所見（図Ⅷ・35-a, b）が得られている。術後5カ月のMRIでは以前に比べてL5/S1のヘルニアは縮小していることが認められている（図Ⅷ・36-a～c）。症状もそれ以上進むことはなく，徐々に軽快してきているとのことであった。

9. 合併症（造影剤の副作用とブロックの副作用）

仙骨硬膜外造影の合併症は，大きく分けて手技そのものに起因するものと造影剤に起因するものに分けられる。手技に起因するものは，あまり多くないが，およそ5％といわれる仙骨裂孔穿刺困難時に起きやすい傾向があるので，注意を要する。

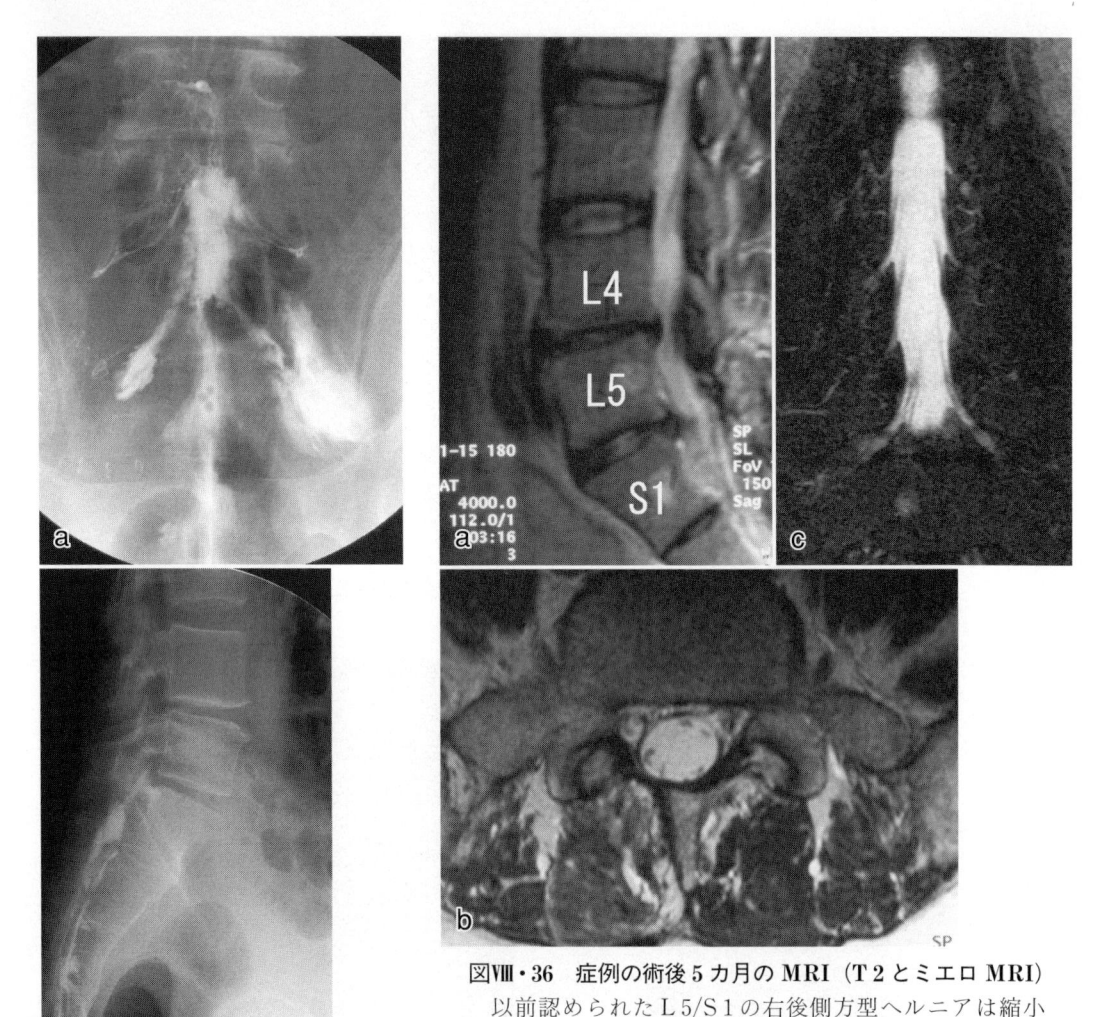

図Ⅷ・35 症例の術後5カ月の
　　　　仙骨硬膜外造影

図Ⅷ・36 症例の術後5カ月のMRI（T2とミエロMRI）
以前認められたL5/S1の右後側方型ヘルニアは縮小し，小さな突出が認められる程度になっている。L4/5のanular bulgeは変化が認められない。

a．筋層内注入・皮下注入

　仙骨裂孔穿刺時に起きる。筋層内注入は，硬膜外腔確認の造影ですじ状の筋層構造がみられることや造影剤の拡がりが細長くなるのが特徴である（図Ⅷ・6，p 118）。疑わしいときは，側面からの透視を行えば簡単に判明することが多い。知らずに造影剤注入を続けていると，後の硬膜外腔の造影と重なり判読を困難とすることが多いので，早めに気がつくことが大切である。仙尾靱帯を通過した際の抵抗消失感が弱い場合は，造影剤を注入する前に側面透視を行い，針先を確認することである程度判別できる。またそれでも判別できかねる際は，側臥位のまま薄い造影剤を注入すると，少量でも判別しやすくなる。筋層内に注入した造影剤は硬膜外腔に注入されたものと異なりなかなか吸収されにくいので，多量に筋層内に注入した際は後日に再度施行することも考慮した方がよい。皮下注入はまれであるが，穿刺困難例では頻度として多くなるので注意を要する。硬膜外腔確認造影で簡単に判別がつく。まれに前後像では簡単に判別できない症例も存在するので，必ず側面像で

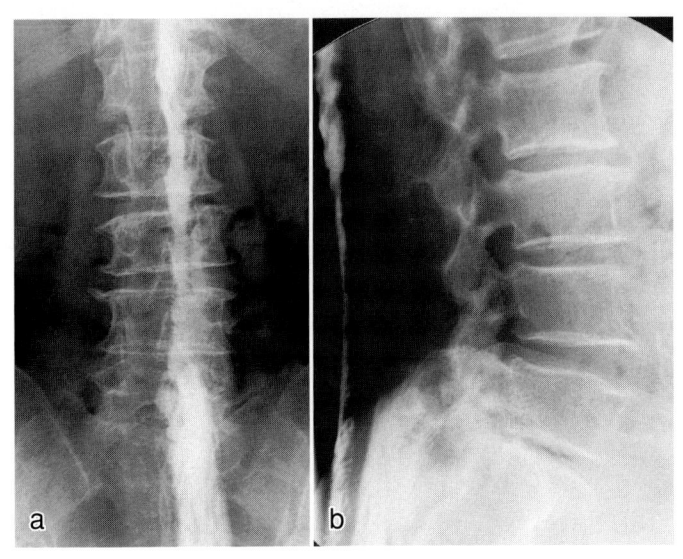

図VIII・37　皮下注入
前後像では硬膜外腔の造影とも思える像であるが，側面像で見ると皮下注入であることがわかる。

の確認が必要である（図VIII・37-a，b）。

b．くも膜下注入（図VIII・24, p 128）

　Tuohy針を頭側に進めすぎて硬膜嚢を穿破したときに起きる。先に述べたようにTuohy針先端を第3仙骨孔付近とし，第2仙骨孔より尾側にとどめるようにすると予防できることが多い。また造影剤注入前に，髄液逆流の有無については必ず確かめる習慣をつけておくとよい。造影剤は脊髄腔に少量で拡がり馬尾のすじ状陰影がみられるなどミエログラフィーと同様な所見がみられ，硬膜外造影に特徴的な神経根に沿って漏出する造影像がみられないので，すぐに判別できる。腹臥位で注入された造影剤は腰椎の前弯のために中部腰椎付近に貯留することが多い。また体位により移動することが特徴である。ほとんどの場合少量の造影剤注入で判別できるので，あまり問題となることは少ない。気がつかずに造影剤を注入した場合でも，ミエログラフィーに使用できる非イオン性水溶性造影剤を用いているかぎり多量注入とならなければミエログラフィーと同様な管理で問題ない。ただし，造影剤だけでなく局所麻酔薬まで注入した場合は，少量でも下肢の筋力低下がみられ，また多量に注入した場合は意識消失や呼吸停止など全脊麻と同様な状態になるので注意が必要である。

　術操作中に起きた硬膜損傷によるくも膜下注入の場合は，特に処置しなくても問題となることは少ない。当初われわれも術当日の点滴を増やすなどしていたが，特にそのようなことをしなくても翌日に頭痛を訴えることもなく，脊麻後頭痛（post spinal headache）の症状はみられなかった。おそらく術操作中に硬膜穿破を起こしやすい場所というのは，もともと硬膜外腔癒着が強度であること，そのため微少な出血なども起きやすいこと，硬膜外腔にはもともと生食によって圧がかかっていたことなどの要因により再癒着が速やかに行われるためと思われる。ただしこのような場合には，術中の局所麻酔薬の注入は慎重にしなければならない。

c．硬膜下注入

　硬膜下腔は，硬膜と硬膜に密着するくも膜の間に存在する空間であるため，意図的に薬剤を注入

することは困難である。また，胸部頚部などの硬膜外穿刺の場合にはまれに起きるが，仙骨部の場合に起きることはほとんどない。硬膜下腔は狭いスペースであるため，少量でも広範囲に拡がり前後像でbutterfly shadowと呼ばれる特異な像を示すことが多い。まれにTuohy針の針先が硬膜外腔と硬膜下腔との両方に位置し，硬膜外腔と硬膜下腔が造影されることがあるが，その場合は圧の関係で硬膜外造影にマスクされてわからないことが多い。

d．血管内注入

仙骨部の硬膜外腔は特に血管に富んでいるため，血管内に造影剤が注入されることがある（図Ⅷ·29, p 131）。透視下で造影剤が血管内から消失するのですぐに判別できる。このような場合はTuohy針の針先をずらすと問題ないことが多い。しかし，術後しばらくしてからの造影で仙骨部の癒着が高度であった場合は，針先の位置をずらしても血管内に入ることもあり，その際は再度穿刺が必要となることもある。造影剤注入だけなら特に症状はみられず，局所麻酔薬を注入した場合も一過性の眩暈，耳鳴り程度のことが多い。

e．神経損傷

Tuohy針をむやみに進めすぎると神経根を穿刺する可能性がある。針穿刺時に放散痛を訴えるので容易に気がつく。ただちにTuohy針の針先の位置を修正しなければならない。多くは1～2日程度局所のシビレを訴えるのみで症状は消失することが多いが，穿刺時の放散痛が高度な場合は長期にわたり激しい痛みやシビレが持続することがあるので，針先を修正する前に局所麻酔薬を含んだステロイド剤を注入しておいた方がよい。

f．感　染

仙骨硬膜外造影によって感染することは皆無であるといってよいが，穿刺部位が臀部であること，高齢者が多いこと，褥創の好発部位であることなどの点から注意が必要である。穿刺前によく消毒するなど手技をきちんと行えばあまり問題とはならない。

g．疼痛の増強

造影剤による刺激痛の場合と再現性疼痛の場合が考えられる。造影剤による刺激痛の場合，一過性であり，局麻薬注入によりある程度緩和されるが，再現性疼痛の場合は注入量が増えるに従い症状がひどくなることが多い。再現性疼痛を起こす可能性のある患者は，硬膜外腔に腫瘍など何らかの圧迫がある場合や脊髄症変がある場合に多くみられる。そのような患者の場合は硬膜外鏡の適応とならないので，あえて仙骨硬膜外造影を行う必要性はない。

h．アナフィラキシー

造影剤そのものに起因する合併症であり，ショックを呈する重篤なものから発疹程度の軽度のものまである。造影検査中は，腹臥位であるため，患者の状態を把握するのに時間がかかりやすく，患者の異変に気づくのが遅れる可能性がある。また，ショック時の処置の際には腹臥位では困難であることが多い。生あくび，悪心・嘔吐，掻痒感など副作用の兆候に早く気づくことが大切である。その際は必要な処置を行う。

また，検査中問題がみられなくてもその後（場合によっては数日後）に起きる副作用を遅発性副作用と呼ぶ。症状は発疹，皮膚の発赤・掻痒，悪心・嘔吐，動悸などであるが，場合によってはショック症状になることもありえる（本邦でも非イオン系造影剤による遅発性ショックが4例報告されている）。検査直後でなくても副作用が起こる可能性があることを考慮することが大切である。

10．仙骨硬膜外造影の意味

硬膜外鏡手術において仙骨硬膜外造影の意味合いは何であろうか。ひとつは，手術による癒着剥

離の程度の評価である。術前の造影所見と，術中（もしくは術後早期）の造影を比較して，硬膜外腔の癒着の状態とその剝離手技がどの程度有効であったかを客観的に評価できる。また神経根の描出などによりその部分の癒着が一部解除されたことを示している。患者やその家族などに説明する場合もわかりやすく説得力がある。

2つめとしては，術後の再癒着の状態の変化を経過観察できるということである。先に示したように手術後早期より再癒着は始まっている。経時的に造影を行うことによりその変化を知ることができる。しかし，術後早期の場合は造影で再癒着が起きていても，症状がすぐに戻ることは少ない。この理由についてはまだ不明であるが，筆者が推察するところでは，硬膜外鏡手術の効果は癒着剝離だけではなく，生理食塩水による洗浄効果による部分が多いからかもしれない。

3つめとしては，術前に行う造影所見により手術適応がある程度推察されることである。責任神経根の描出不良，責任部位の造影欠損などがあれば，硬膜外鏡手術の効果が期待できる。逆にそのような所見が弱い場合には術後の症状改善度は低いことが考えられる。それに加えて筆者の印象では，硬膜外腔の癒着により頭側に造影剤が拡がらない症例（完全ブロック像）の場合は，一部造影剤が拡がる症例（不完全ブロック像）に比べ，手術による症状改善度が高くよい適応であると考えている。このように手術前の造影所見により硬膜外鏡手術の適応を決める基準ができるかもしれない。

仙骨硬膜外造影は，簡単な手技で行える造影（ブロック）である。MRI全盛時代の今，その必要性は低下してきているが，硬膜外鏡手術を前提とした場合，是非行うべき手技であると考えられる。

参考文献

1) 山内昭雄，飯野晃啓訳：スネル臨床解剖学．東京，メディカル・サイエンス・インターナショナル，1983
2) 四宮謙一訳：腰椎の臨床解剖．東京，医学書院，1989
3) 金子丑之助：日本人体解剖学．第一巻．東京，南山堂，1973
4) 山口昴一監訳：X線造影剤．メディカルレビュー，1993
5) 吉田恒丸：硬膜外造影，伝えておきたい局所造影検査の手技．多田信平監．メディカルビュー，1999
6) 唐澤秀武：硬膜外造影・ブロック．MB Orthp 8：25-33，1995
7) 長沼芳和，塩谷正弘：硬膜外ブロックと硬膜外造影，図説ペインクリニック．東京，医学書院，2000
8) 大瀬戸清茂：硬膜外造影，ペインクリニック―神経ブロック法―第2版．若杉文吉監．東京，医学書院，2000
9) 大瀬戸清茂：硬膜外造影．ペインクリニック 18：837-842，1997
10) 兼子忠延：仙骨麻酔，図説局所麻酔，神経ブロック法．東京，中外医学社，1988
11) 伊達 久，村上 衛：脊柱管狭窄症のエピドラスコピーと硬膜外通電刺激療法．ペインクリニック 22：1381-1389，2001

〈伊達　久〉

IX 放射線の取り扱い

Epiduroscopy

1. 画像診断における放射線照射の指示

　現在の医療の進歩は，採血などの検査結果とともに，画像診断が大きく寄与してきた。近年，MRIや超音波診断などが普及してきてはいるが，いまだX線による画像診断が中心であるといえよう。X線による画像診断，すなわち，X線単純写真や透視，CT検査などは，診断のために意図的に人体に放射線が照射される（医療被曝）ものである。もちろんこれらの検査は，患者にもたらすメリットが多いから行われるわけではあるが，患者に被曝をもたらしていることも事実である。このような行為が許されているのは現在のところ，医師，歯科医師，診療放射線技師だけである。このうち診療放射線技師はその法律（診療放射線技師法第26条）で「診療放射線技師は，医師または歯科医師の具体的な指示を受けなければ，放射線を人体に対して照射してはならない」とされており，画像診断における放射線などを用いるかどうかの判断はすべて医師および歯科医師に任されている。

2. 放射線の尺度（単位）

　放射線の線量や放射性物質の放射能などを規定するために，国際放射線単位測定委員会（ICRU）はいくつかの放射線に関する単位を定義している。

　ICRUが最初に定めた放射線単位は有名なレントゲン（R）単位であり，1960年代より使用されていた。その後，ラド（rad）単位やレム（rem）単位が定められたが，いずれもCGS単位系を基盤にしたものであった。近年は国際的に統一されたSI単位系をすべての分野で使用しようとする動きが活発となり，これが放射線単位にも導入された（表IX・1）。

表IX・1　放射線に関する単位

項目	SI単位	旧単位	換算
照射線量	クローン毎キログラム C/kg	レントゲン R	1C/kg＝3.876 R
吸収線量	グレイ Gy	ラド rad	1Gy＝100 rad
等価線量	シーベルト Sv	レム rem	1Sv＝100 rem
放射能	ベクレル Bq	キュリー Ci	$1Bq=2.7 \times 10^{-11} Ci$

放射線被曝において問題となるのは放射線そのものの強さではなく、照射を受けた人体における放射線の量である。放射線に照射された人体のある点の単位質量あたりに吸収されるエネルギーを、組織における吸収線量という。吸収線量の単位はグレイ（Gy）であり、これは1 kg あたり1ジュール（J）のエネルギーが吸収されたことになる。古い単位との換算では、1 Gy＝100 rad である。

放射線の効果は生体の吸収線量に強く依存するが、実験によると仮に吸収線量が同じでも、放射線の種類（線種）やそのエネルギー（線質）が異なると、生体に及ぼす効果は一般的に異なる。それは、生体中での電離密度(比電離)が線質によって異なるためである。たとえば、α線とX線とでは、同じ1 Gy の吸収線量であっても、臓器や組織に与える影響はα線の方が格段に大きい。よって放射線防護の面から考えると、放射線の種類にとらわれることなく人体への影響の程度を表すことができる単位（線量）が必要となり、これを等価線量と定義した。等価線量の単位はシーベルト（Sv）であり、これは吸収線量に放射線荷重係数を乗したものである。放射線荷重係数は、X線・γ線・電子線が1、中性子線は1～20、α線は20である。つまり、X線においては1 Sv＝1 Gy である。等価線量の古い単位との換算では、1 Sv＝100 rem である。

3. 確定的影響と確率的影響

放射線被曝の影響は、被曝線量を目安とした確定的影響と確率的影響に分けられる。

確定的影響とは、影響の発生する最小の線量(しきい線量)が存在し、そのしきい線量を超えて被曝した場合には、線量の増加に伴い発生確率と症状の重篤度が増加する影響のことである。しきい線量とは、集団の1～5％の人々に何らかの影響を及ぼす線量のことをいい、放射線に対して感受性が高い人を基準としているため、この値を超えたからといって必ずしも影響が出るというわけではない。癌と遺伝的影響以外の影響は、すべて確定的影響であると考えられている。放射線防護の基準のひとつである線量限度は、すべて確定的影響のしきい線量以下に設定されており、これを遵守していれば確定的影響はないものと考えられる。

一方、確率的影響とは、しきい線量が存在しなく、低い線量域でも何らかの影響が考えられるもので、癌と遺伝的影響が考えられている。遺伝的影響とは生殖細胞に起こった突然変異のため起きる異常のことであり、被曝を受けた本人ではなくその子供以降の世代に現れるものである(しかし、ヒトの疫学調査では放射線被曝により遺伝的影響が有意に増加することは認めておらず、放射線診断などのメリットを考えると遺伝的影響は心配することはない)。

4. 実効線量と等価線量

放射線防護上、線量を制限するための用語として、実効線量と等価線量とがある。

実効線量とは確率的影響の程度を示す用語で、医療従事者などの線量限度などに用いられている。これは外部被曝（全身被曝と部分被曝）と内部被曝をあわせて評価する。外部被曝とは、体外より放射線を照射されることにより起こるもので、普段われわれが問題となるものである。これには全身被曝（骨髄移植前の全身照射など）と部分被曝があるが、画像診断に用いる放射線の場合はすべて部分被曝であると考えてよい。これに対して、内部被曝とはin vivo の核医学検査や核医学治療に伴って体内より被曝するものであるが、われわれ医師は、ごく限られた場合を除いて問題になることはない。

実効線量は自然放射線などの異なる線源からの被曝の程度を直接比較することもでき、単位あたりの確率的影響の発生確率（ICRP 1990 年勧告では5％/Sv）を乗じると癌や遺伝的影響の発生確率などを求めることもできる。

表IX・2 線量限度の勧告値[*1]

適用	線量限度	
	職業被曝	公衆被曝
実効線量	決められた5年間の平均が1年あたり20 mSv[*2]	年1 mSv[*3]
年等価線量		
目の水晶体	150 mSv	15 mSv
皮膚[*4]	500 mSv	50 mSv
手先，足先	500 mSv	—

[*1] これらの限度は，特定の期間の外部被曝からの該当する線量と，同一期間内の摂取による50年預託線量（子供に対しては70歳まで）との合計に適用される。

[*2] 実効線量は任意の1年に50 mSvを超えるべきでないという付加条件がつく。妊娠女性の職業被曝には追加の制限が適用される。

[*3] 特殊な状況下では，5年間にわたる平均が年1 mSvを超えなければ，単一年にこれよりも高い実効線量が許されることがありうる。

[*4] 実効線量の制限により，確率的影響に対し皮膚は十分に防護される。局所的な被曝については，確定的影響を防ぐため追加の限度が必要である。

等価線量とは先に述べたように放射線の種類による影響の相違を考慮した吸収線量のことであり，組織における確定的影響の程度を表す用語である。そのため，しきい線量以下の等価線量であれば影響がないと判断される。

5．放射線被曝

放射線被曝は，放射線管理の視点から以下の3つに分けられる。

①医療被曝：放射線診断や放射線治療のために患者が受ける被曝のこと

②職業被曝：医療などの業務の過程で，医師や看護師，診療放射線技師などが受ける被曝のこと

③公衆被曝：医療被曝と職業被曝以外の放射線被曝のこと

このうち職業被曝と公衆被曝にはその上限ともいえる線量限度が設けられている。線量限度とは，これを超えて被曝してはいけないと法令などで決められている上限値のことで，国際放射線防護委員会（ICRP）が1990年に勧告した値は**表IX・2**の通りである。わが国でも2001年4月より法令でほぼ同様の値に改正された。

6．公衆被曝[1)]

先に述べたように公衆被曝とは医療被曝および職業被曝以外の放射線被曝すべてである。一般に考えられる自然被曝のほか，医療現場においては以下のようなものも公衆被曝に含まれる。病院内の管理区域の外側における事務職員や一般患者の被曝，医療施設周辺の住民の被曝，放射線治療病室付近の一般病室にいる患者の被曝などである。このような公衆被曝に対しても職業被曝と同様に線量限度が設けられている。

公衆被曝の線量限度は実効線量として年間1 mSvであり，職業被曝におけるそれ（年間20 mSv）よりも少なく設定されている。これは放射線に感受性が高いとされている妊婦や子供が含まれていることや長期間の被曝である可能性などを考慮したためである。

また，職業被曝とは異なり，公衆被曝では一人

図Ⅸ・1　各国の医療被曝線量
（UNSCEAR 1993.をもとに作成）

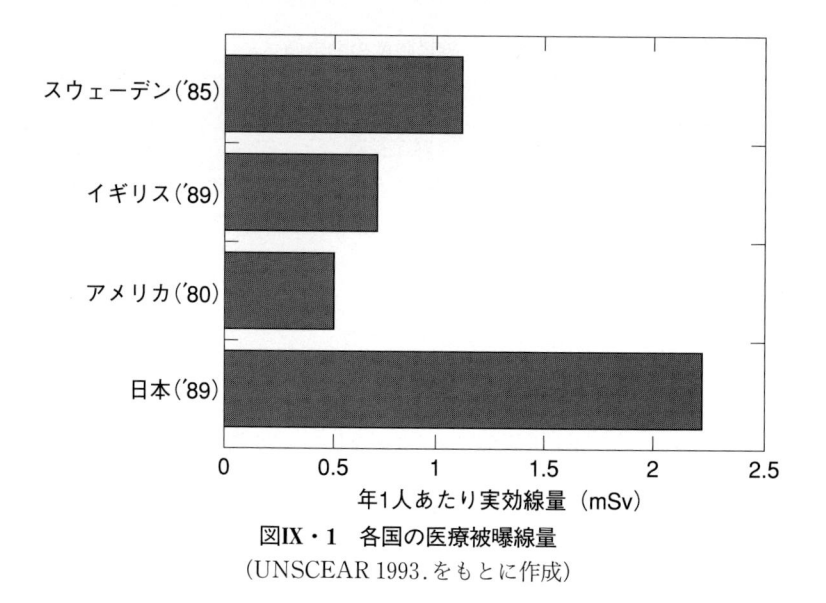

一人の個人を対象としたモニタリングはできないので，環境モニタリングの結果を参考にする。

7．医療被曝

医療被曝とは患者が放射線診断や放射線治療のために受ける被曝のことをいう。他の2つの被曝とは違い被曝の線量限度が決められていない。これは，医療被曝を伴う検査や治療が患者にとって，被曝を上回るメリットがあり，その線量は患者の病状によって異なるため一概に基準を定めるわけにはいかないからである。また，検査や治療を行ったり指示したりするのが医師であるためその裁量権に任していることもその要因である。そのため，われわれ医師は患者の被曝量を考慮のうえ，検査などを進めていく必要がある。

原子放射線の影響に関する国連科学委員会（UNSCEAR）の1993年の報告によると，1989年の日本における年1人あたりの医療被曝による実効線量は2 mSvを超えており，これはアメリカの4倍以上，イギリスの3倍以上となる（図Ⅸ・1）。

8．透視における患者の被曝量

透視時間や撮影枚数によって患者の被曝線量は高くなるが，目安は以下の通りである。

透視における患者の入射面の皮膚線量：約30～50 mGy/分

撮影における患者の入射面の皮膚線量：約1～40 mGy/枚

一般に撮影部位によって表面皮膚線量は異なり，胸部正面（P-A）撮影では1回あたり約0.4 mGyであるが，今回われわれが行う仙骨硬膜外造影に部位が近い腹部撮影（A-P）では，1回あたり約10 mGyとなる。また，患者の体格によっては電圧を上げる必要があり，その場合はもっと被曝量が増加する。国際原子力機関（IAEA）による基本安全基準（BSS）ガイダンスレベルとしての表面組織吸収線量は**表Ⅸ・3**の通りである。

しかしこれらの値は，皮膚面における線量であり，実際問題となる臓器面における線量ではない。そのため臓器線量はもっと少ない値になる。透視などにおける放射線被曝の影響は確定的影響であり，そのしきい線量が問題となる。各臓器におけるしきい線量は**表Ⅸ・4**の通りである。

表IX・3　典型的な放射線診断行為に対するガイダンスレベル（成人患者）

検査		入射面の線量 （1撮影あたり mGy）
腰椎	AP	10
	LAT	30
	LSJ	40
腹部，IVU，胆嚢	AP	10
骨盤	AP	10
股関節	AP	10
胸部	PA	0.4
	LAT	1.5
胸椎	AP	7
	LAT	20
歯科	歯根尖	7
頭部	AP	5
	PA	5
	LAT	3
CTスキャン*	頭部	50
	腰椎	35
	腹部	25
乳房	グリッドなし	1
	グリッドあり	3
透視	通常	25 mGy/分
	高レベル	100 mGy/分

＊ 水ファントムの回転軸上の線量
（IAEA BSS 1994/9 より引用）

表IX・4　確定的影響に関するしきい線量

臓器/組織	影響		急性被曝（Gy）	慢性被曝（Gy/y）
精巣	一時的不妊		0.15	0.4
	永久不妊		3.5〜6	2.0
卵巣	永久不妊		2.5〜6	0.2
水晶体	白内障	低LET	5（2〜10）	0.15
		高LET	0.6〜5	
	水晶体混濁		0.5〜2	0.1
造血臓器	機能低下		0.5	>0.4
胎児	奇形発生		0.1	
	重度精神発達遅滞		0.12〜0.2<	

（ICRP 60 より引用）

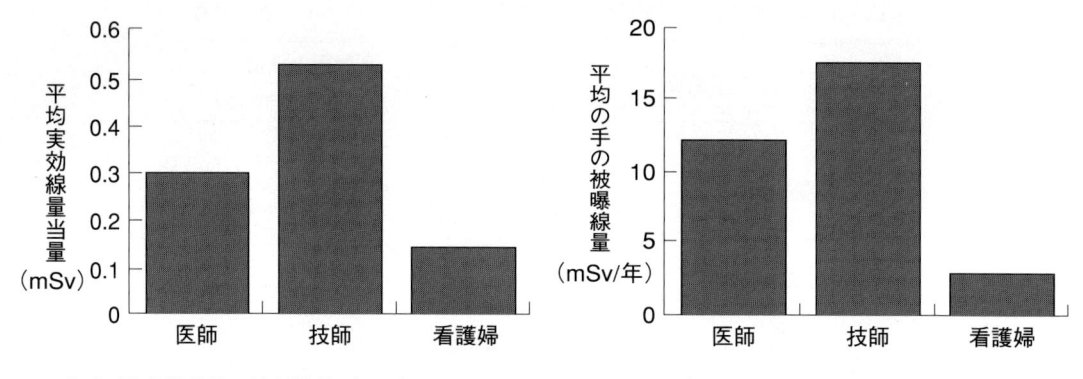

(a) 医療従事者の被曝線量（1995）
（フィルムバッジニュースをもとに作成）

(b) 医療従事者の手の被曝線量（1995）
（FBだよりをもとに作成）

図IX・2　医療従事者の職業被曝

表IX・5　線量限度の勧告値（職業被曝）

実効線量限度	①100 mSv/5年 ② 50 mSv/年 ③女子 5 mSv/3カ月 ④妊娠中の女子 　（内部被曝を含む） 　1 mSv/妊娠より出産まで
等価線量限度	①眼の水晶体　150 mSv/年 ②皮膚　　　　500 mSv/年 ③妊娠女子の腹部表面 　2 mSv/妊娠より出産まで

患者の被曝量を減らすために，透視時間をなるべく短くし，こまめにスイッチを切ることや不用意な撮影をしないことなどを日頃から心掛けておくべきである。また，イメージインテンシファイア（I.I.）を使用すること，照射野をできるだけ絞ること，放射線機器のDR（デジタルラジオグラフィ）あるいはCR（コンピューティッドラジオグラフィ）などのシステムを使用することなどによっても，患者の被曝量も軽減することができる。

9．職業被曝

業務のうえで受けた放射線被曝のことをいう。医療の分野では医師，歯科医師，診療放射線技師，看護師，臨床検査技師などが対象となる。職業被曝においても公衆被曝と同様に線量限度が設けられている。わが国の現行法でも表IX・5のようにICRPの1990年の勧告を遵守するように，2001年4月より改正された。

医師などが放射線業務に従事する場合は「放射線診療従事者」として登録され，法令などで定められた被曝線量管理や健康管理を受けなければならない。また，個人の職業被曝量を推定するために，個人モニタリングを実施しなければならない。個人モニターの種類としてはガラスバッジ（従来はフィルムバッジ（FB）が用いられていたが，現在はガラスバッジにおき替わった）と熱蛍光線量計（TLD）がある。これらのモニタリングから集計した，1995年の放射線診療従事者の年平均被曝線量は図IX・2の通りである。

個人モニターの装着部位は胸部または腹部（女性の場合）となっており，被曝防護用プロテクターの内側に装着するのがよいが，透視下の作業を多く行う医師などは，そのほかに襟先のモニター（被曝防護用プロテクターの外側）や手指のリング型モニターを追加した方が望ましい。

10．職業被曝を低減するための防護措置

われわれ医師が，職業被曝で受ける線量を低減させる措置としては，有名な放射線防護の3大原

表IX・6　組織荷重係数

組織荷重係数（W_T）	0.2	0.12	0.05	0.01
臓器・組織	生殖腺	結腸 肺 赤色骨髄 胃	膀胱 乳腺 肝臓 食道 甲状腺 残りの臓器・組織*	骨表面 皮膚

* 副腎，脳，大腸上部，小腸，腎臓，筋肉，膵臓，脾臓，胸腺，子宮

(ICRP 60 より引用)

則がある。「距離」，「時間」，「遮蔽」。これらをふまえた実際的な防護措置は以下の通りである。

a．被曝防護用プロテクターの装着

0.25 mm 鉛当量以上の防護プロテクター（エプロン）を装着する。これにより体幹部の被曝量を 1/10 以下に減らすことができる。成人の場合放射線に感受性の高い（組織荷重係数，表IX・6）臓器は体幹部に存在するので，これにより大部分の影響を軽減することができる。このとき必ず透視の線束に対してプロテクターを間に入れるような体向をとり，後ろ向きなどにならないように注意する。

甲状腺用に頚部のプロテクター（0.35 mm 鉛当量の防護プロテクター）が，水晶体用に防護メガネがあるが，これは必ずしも必要ではないという意見もある[2]。その根拠は，1回の検査あたりの甲状腺や水晶体の線量は 100 μSv 以下であり，年間の線量限度（甲状腺：500 mSv/年，水晶体：150 mSv/年）を考慮するとあまり問題にならないからである（表IX・6）。

b．手指を透視像の中に入れないこと

透視像に手指が映ること（手を直接線の線束内に入れる）のないようにすることが大切である。この場合の手指の被曝量は，患者皮膚線量とほぼ同様か，場合によってはそれ以上になる。そのため，体幹や水晶体，甲状腺などは線量限度を超える可能性はほとんどないものの，手指に関しては，少しでも直接線束内に入れるとすぐに線量限度を超えてしまう。やむをえず，手が透視の利用線束内に入る場合は，鉛入りの手袋を利用することが望ましいが，体幹部のプロテクターとは異なり，実効線量を半分にする程度しか効果は見られない。また，ピンセットや鉗子などを用いて，線束内に直接手指が入らないように工夫する。また，針の穿刺の場合などは，少し長めの針を用いることにより，照射野より手をはずすことができる。

c．撮影の時はできるだけ放射線源から離れること

透視中の医療従事者の被曝は，直接線束内の被曝以外はほとんどが患者やベッドなどからの散乱線によるものである。散乱線の線量は，距離の2乗に反比例するので，できるだけ放射線源から遠ざかるように心がけなければならない。透視の時はある程度仕方がないが，撮影の時はできる限り放射線源から離れ，被曝を避けることを心がける必要がある。実際的には約2m以上遠ざかれば被曝の心配は激減すると考えられる。

d．アンダーチューブ型のX線装置の使用

オーバーチューブ型のX線装置の場合，患者の身体が散乱体となるため，術者は有意な被曝をしやすいが，アンダーチューブ型の装置の場合，術者の被曝は軽減できる（図IX・3）。

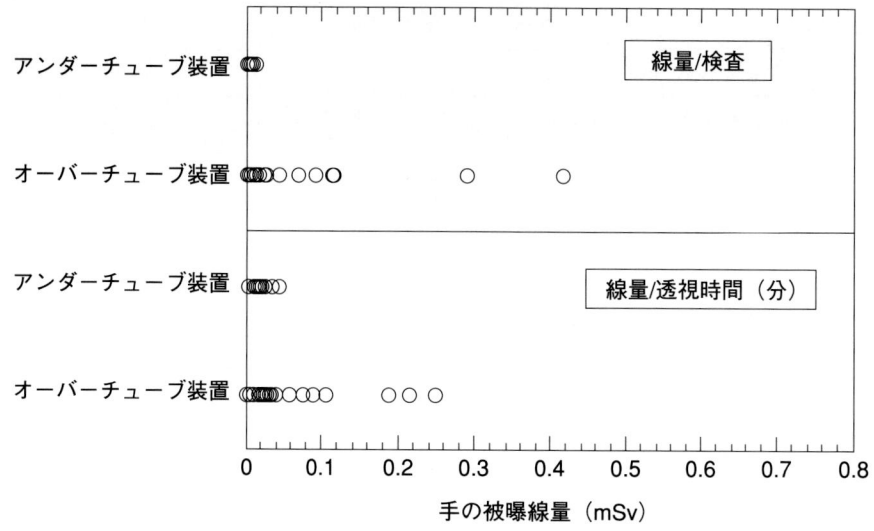

図IX・3 注腸造影の際の医師の手の被曝線量（1回あたり）
（草間朋子：あなたと患者のための放射線防護Q&A．東京，医療科学社，1996, p87 より引用）

表IX・7 被曝部位と影響との関係

影響	被曝部位
白血病	赤色骨髄
肺がん	気管・気管支，肺胞
乳がん	乳腺
不妊	生殖腺（卵巣，精巣）
遺伝的影響	生殖腺（卵巣，精巣）
胎児の奇形	2〜8週の胎児（胎芽）

（草間朋子：あなたと患者のための放射線防護Q&A．東京，医療科学社，1996, p10 より引用）

e．DR・CRシステムの使用

近年，放射線機器のデジタル化によりDR（デジタルラジオグラフィ）あるいはCR（コンピューティッドラジオグラフィ）などのシステムを使用することができるようになってきた。これらのシステムを導入することにより撮影に要する線量を軽減できるようになってきた。現在当院ではこれらのシステムを導入しているが，実際の胸部正面撮影では1回あたり約0.15mGy，腹部撮影では約1.5mGyと，先に述べた国際原子力機関（IAEA）の定めた安全基準ガイダンスレベル（胸部0.4mGy，腹部10mGy）を大きく下回ることができ，患者の被曝量軽減に寄与している。

11．放射線による人体への影響

放射線を受けたことに対する影響を考慮するときは，まず以下のことを整理して考える必要がある。

a．被曝部位との関係

放射線による影響を受けるのは人体を構成する細胞レベルの問題である。細胞の中のDNAや細胞膜，リゾソームなどが放射線の電離や励起により損傷などの影響を受ける。この作用時間はほんの一瞬であるが，それが生物学的影響として現れてくるには，早くて数日，長い場合は数十年かかる。しかし，放射線による影響は被曝した部位でのみ起きるものであり，どこが被曝したかによって大きく異なる。たとえば，白血病との関係は赤色骨髄に対する被曝が問題になってくる（**表IX・7**）。

b．急性被曝か慢性被曝か

極めて短時間に放射線を受ける場合を急性被曝といい，長期間にわたって受ける場合を慢性被曝という。医療被曝は一般的に急性被曝であり，自然放射線による影響は慢性被曝である。被曝線量が等しい場合では，人体に与える影響は急性被曝の方が大きい。これは人体に備わっている修復作用が関与しているためと考えられている。

そのため，先に表IX・4で示したように組織における影響（しきい線量）も急性被曝と慢性被曝で異なる。

c．被曝線量との関係

先に述べたように放射線による影響は，確率的影響と確定的影響に分けられるが，確定的影響にはしきい線量が決められてあり，これ以下であれば問題がないと考えられる。また，確率的影響にはしきい線量が存在せず被曝の多寡に関わらず影響があると考えられる。しかし，これには癌と遺伝的影響しか関与しないと思われ，そのうち遺伝的影響に関してはヒトでは因果関係が確認されていない。

12．放射線による遺伝的影響

遺伝的影響とは，放射線に被曝した本人ではなくその子孫に現れる影響のことをいう。広島，長崎の被爆者の子供や自然放射線レベルの高い地域における子供，放射線科医の子供などを対象とした疫学調査が行われているが，これらの結果では，遺伝性の疾患の発生頻度が有意に増加することは認められていない。

また，遺伝的影響は確率的影響によると考えられている。先に述べたようにヒトにおいての因果関係は確認されていないが，ショウジョウバエやマウスなどの実験動物では放射線による突然変異の発生率がしきい線量のない直線的関係であることから，確定的影響ではなく確率的影響と考えら

表IX・8　放射線誘発皮膚がんの生涯リスク $(10^{-2}\mathrm{Sv}^{-1})$ *

	発生率	死亡率（％）
絶対リスクモデル	2.3	0.005
相対リスクモデル	9.8	0.02

＊労働期間：18〜64歳，男女比は1

(ICRP 59 より引用)

れている。よく患者などに，「レントゲン写真を何回も撮って子供に障害はないのですか？」などと質問されることがある。これに対しては以下のように回答しておくのがよいと思われる。「子供などに影響が出ることを遺伝的影響といいますが，これが問題になるのは今後子供を産む可能性のある年齢の方の生殖腺が被曝するときのみ起きる可能性があります。しかし，通常の検査（線量）では，遺伝的影響を心配する必要はないと思われます。いまのところ，広島原爆による被爆者の子供に遺伝性の病気が増えたという結果は出ていません。」

13．放射線による皮膚障害

皮膚における放射線の影響は，確率的影響と確定的影響との2つに分けられる。確率的影響は皮膚癌の発生であるが，通常の放射線診断においては問題になることは少ない（表IX・8）。

確定的影響は，表IX・9のようなしきい線量が設定してあり，これを超えて線量が増加すると放射線皮膚障害の程度も重症化してくる。これには急性障害と慢性（晩発性）障害に分けられ，急性の症状としては一過性の紅斑や脱毛，落屑などが見られる。また，慢性の障害は数年以上たってから起こる晩発性の障害で，過去の慢性被曝が原因となっている。その症状は皮膚の萎縮と線維化，毛細血管の拡張，慢性潰瘍などである。

透視の際の標準的皮膚表面線量は約30〜50 mGy/分であると考えられる。同一箇所に対する線量が数 Gy を超えると皮膚障害が起きる可能性があるが，これは時間にして約1時間であると考

表IX・9　皮膚の確定的影響のしきい線量および出現時期

	被曝面積など	しきい線量	発症時期
湿性落屑	5 mm	25 Gy	4～6週
	25～40 mm	17.5 Gy	
壊死		18 Gy	10週
急性潰瘍	1.1 mm² (ホットパーティクル)	75 Gy	2週
永久脱毛		14 Gy	4～6週
初期紅斑		2 Gy	2～3時間
紅斑		12.5 Gy	30日後
遅発紅斑		20 Gy	
真皮の萎縮および毛細血管拡張	急性照射	10 Gy	5年後
	分割照射	35～40 Gy	1年以上

(ICRP 59 より引用)

表IX・10　放射線による皮膚障害

皮膚障害	しきい線量 (Gy)	障害の出現時間	30 mGy/分で透視した場合にしきい線量に達する時間
初期一時的紅斑	2	数時間	約1時間
一時的脱毛	3	3週	約100分
主紅斑	6	10日	約200分
永久脱毛	7	3週	約4時間
乾性落屑	10	4週	約5時間30分
侵襲性線維症	10		約5時間30分
皮膚萎縮	11	14週以降	約6時間
毛細血管拡張	12	52週以降	約6時間30分
湿性落屑	15	4週	約8時間20分
晩発性紅斑	15	6～10週	約8時間20分
皮膚壊死	18	10週以降	約10時間
二次性潰瘍	20	6週以降	約11時間

(草間朋子：放射線防護マニュアル．東京，日本醫事新報社，1998，p 15 より引用)

えておいたほうがよい（表IX・10）。

14. 放射線と癌・白血病との関係

　放射線被曝により白血病をはじめとする『がん』が起きることを心配する患者も多い。広島や長崎の原爆被爆者を対象とした疫学調査でも白血病の発生が有意に多いことが認められている。白血病は赤色骨髄に放射線を受けて，発生が増加するも

表IX・11　小児（0～9歳）の放射線感受性

白血病	4～5倍
甲状腺がん	2～3倍
乳がん	3倍
その他のがん	不明

(草間朋子：あなたと患者のための放射線防護Q&A．東京，医療科学社，1996，p 32 より引用)

のである。よって，どのくらい赤色脊髄が被曝したかによって問題になってくる。癌などは確定的影響ではなく確率的影響と考えられているが，一般的には白血病の発生は 200 mGy 以上でのみ有意な増加をしている。このことからしきい線量が存在する可能性も考えられるが，低線量被曝での疫学調査は困難であるため，よくわかってはおらず，確定的影響ではなく確率的影響であると考えられている。

また，小児は放射線誘発癌に対する感受性が高いといわれ，成人に比べて『がん』になる率は**表 IX・11** のように高くなっている。

参考文献

1) 草間朋子：放射線防護マニュアル．日本醫事新報社，1998
2) 草間朋子：あなたと患者のための放射線防護 Q&A．東京，医療科学社，1996
3) ICRP Publication 60：国際放射線防護委員会 1990 年勧告．日本アイソトープ協会，1991
4) ICRP Publication 73：医学における放射線の防護と安全．日本アイソトープ協会，1997
5) ICRP Publication 59：1990 年勧告．日本アイソトープ協会，1990
6) UNSCEAR（国際連合原子放射線の影響に関する科学委員会）：電離放射線の線源と影響．1993
7) (社)日本放射線技術学会学術委員会：血管撮影領域における放射線被曝と防護，1999

（伊達　久）

X 内視鏡の保守

Epiduroscopy

1. 内視鏡の機種

現在市販されている内視鏡機器のうち，硬膜外腔の観察に用いられる製品を示す．内視鏡には各社専用の光源装置が必要であるが，他社光源装置に接続するためのアダプターも市販されている．

a．マイロテック

内視鏡本体（3000 E, Mylotec Inc., Roswell, USA）：直径 0.9 mm

光源装置（500, Mylotec Inc.）：BNC 端子，S-VHS 端子

ビデオガイドカテーテル（2000, Mylotec Inc.）：直径 2.7 mm，2 チャンネル（内径 1 mm ダブルルーメン）

イントロデューサーセット（4005, Mylotec Inc.）

b．五十嵐医科工業

内視鏡本体（MS-501, 五十嵐医科工業, 東京）：直径 0.9 mm または 0.7 mm

光源装置（FV-2000 E, 五十嵐医科工業）：BNC 端子，S-VHS 端子

c．オリンパス光学工業

内視鏡本体（AF type 5 または AF type 8, オリンパス光学工業, 東京）：直径 0.5 mm または 0.8 mm

光源装置（OTV-A, CTV-A, オリンパス光学工業）：BNC 端子，S-VHS 端子

2. 内視鏡取り扱い上の注意

エピドラスコピーに用いられている内視鏡は無理な使い方をしなければ重大な故障を起こすことは少ない．しかし，内視鏡自体が細径であるために消化管内視鏡や気管支鏡に比較して非常に破損しやすいのも事実である．したがって，大切に取り扱うことと使用後の手入れを怠らないことを心がけたい．

a．内視鏡本体

細径内視鏡は準備や後片づけの際に物理的に破損することが多い．軟性部には傷がつきやすく，折れやすいため内視鏡と金属部分は重ならないように置き，内視鏡，コード，金属部分の上には物を置かない，物をかぶせないという注意が必要である（図 X・1）．運搬時にも内視鏡は両手で持ち，軟性部を金属部分に押し当てないよう注意が必要である．また，レンズ，ねじ，光源との接続部は，落下や障害物への衝突によって容易に破損する．特にレンズ面に衝撃を加えないように注意する．

内視鏡は内部のガラス繊維とレンズが接着剤，プラスチック，ゴムで被覆されている．したがって温度に関する注意も必要である．オートクレブを用いた高圧蒸気滅菌法は，滅菌中の高い温度によって内視鏡が損傷する可能性が大きい．同様な

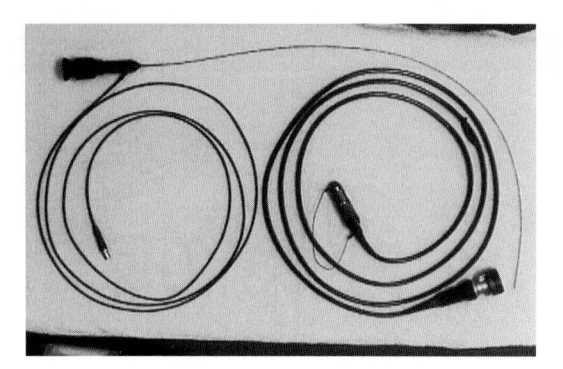

図X・1 内視鏡本体とイメージガイドケーブル

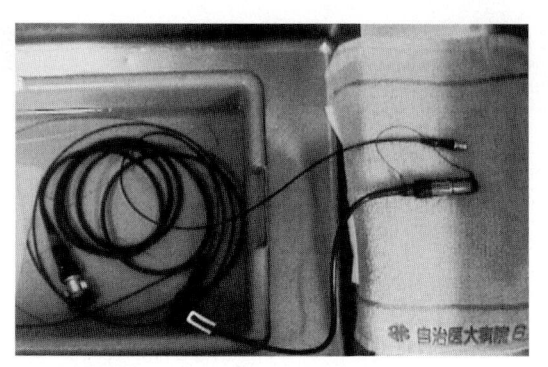

図X・2 内視鏡の薬液中への浸漬
電気的接続部が水に濡れない配慮が必要である。

理由で，エピドラスコピー終了後の光源装置やモニターは非常に高温となっているため，これらの機器の上に内視鏡を放置しないよう注意する。

内視鏡は完全防水型で消毒薬液などに浸漬することが可能であるが，光源装置との電気的接続部は防水されていないので，接続部を水に濡らしたり，素手で触れないよう注意することが必要である（図X・2）。また，耐久性の面では，レンズ内視鏡への接着部分が破損する可能性が最も高い。したがって，洗浄や消毒の際には，薬液への浸漬時間を必要以上に長くしない配慮が必要である。また，超音波洗浄器は推奨できない。

直径0.9 mmの内視鏡には約1万本の極めて細いガラス繊維が組み込まれている。これらのガラス繊維は，両端が固定されて束ねられている。したがって，内視鏡を手で捻る，曲げる，強くしごく，保管時に小さな曲率半径で丸めるといった動作により，内視鏡を構成する個々のガラス繊維が容易に折れる。軟性部のガラス繊維が完全に断裂すると画像がまったく得られない（図X・3）。個々のガラス繊維が折れると，その繊維は光を伝達しない。すなわち，照明導光用の繊維の断線では光量が低下し，イメージガイド用の繊維の断線では対応した視野に黒点が出現する。

エピドラスコピーの施行中には，内視鏡先端のレンズと接着部分を保護する配慮が必要である。内視鏡の先端は，内視鏡とビデオガイドカテーテルをイントロデューサーシースに挿入する時に破

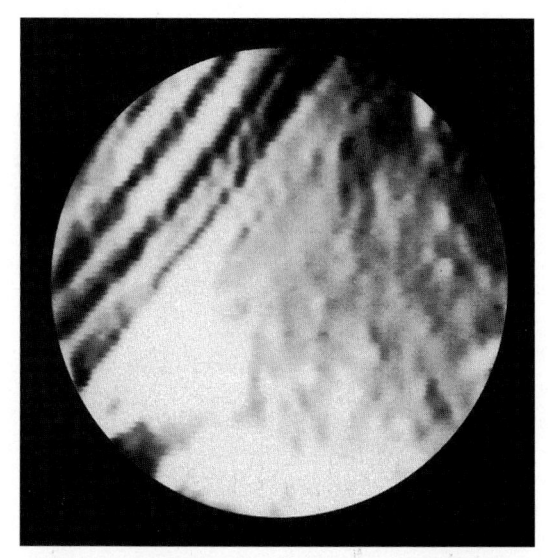

図X・3 軟性部のガラス繊維が完全に断裂した場合の内視鏡画像

損しやすい。この時の破損を防止するため，内視鏡の挿入時には内視鏡先端がビデオガイドカテーテルの先端よりも少し引き戻した位置に固定し（図X・4），硬膜外腔を観察する場合には内視鏡先端がビデオガイドカテーテル先端と一致する位置まで挿入する（図X・5）。ビデオガイドカテーテルへ内視鏡を固定する強さは必要最小限とする。あまりに強く固定すると内部のガラス繊維が断裂する可能性があり，逆に固定が不十分であると観察に支障を来す。

また，エピドラスコピーの施行中には，必要に応じてX線透視を併用して，内視鏡の位置を確認

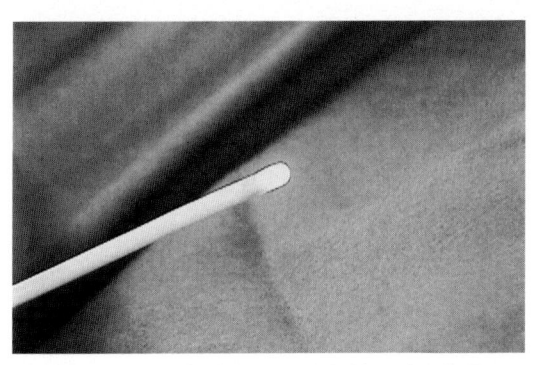

図X・4　内視鏡挿入時の内視鏡先端の位置

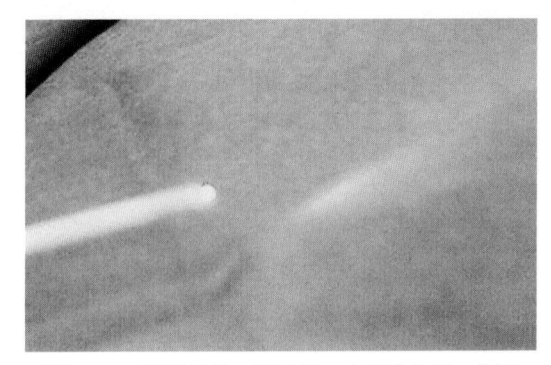

図X・5　硬膜外腔の観察時の内視鏡先端の位置

するが，X線の照射量が増すと内視鏡の折れや変質が強くなる。したがって，患者や医療従事者の被曝を少なくする面だけでなく，内視鏡の耐久性を保つ面からも，X線照射は必要最小限にとどめる必要がある。

b．光源装置

精密機器であるので，ほこり，落下，衝突などが故障の原因となり，水滴，不確実なアースなどは感電の原因となりうる。また，内視鏡との電気的接続部や画像入出力端子は，防水処理されていないので，この部分には水がかからないよう，素手で触れないよう注意する。

c．ビデオガイドカテーテル

ダブルルーメン構造で，ディスポーザブルである。ビデオガイドカテーテルの先端は左右方向に彎曲できる機構となっている。これはカテーテルの左右に内蔵されたワイヤーのどちらかを引くことにより，その方向へ先端が彎曲するしくみである。先端を彎曲する操作はできるだけゆっくり注意深く行うことが必要である。許容範囲を越えた無理な操作，たとえば過度に先端を彎曲させるような操作によって内蔵されているワイヤーが破損し，破損側への先端の彎曲が不能となる。このような場合には，もう一方の切れていないワイヤーの機能を最大限に利用し，ビデオガイドカテーテル全体を180°回転させることによりワイヤーの破損した方向を観察する。

3．機器のトラブル，故障とその処理

医療機器の異常は人体の安全に直接関わる問題である。異常の場合，その原因が故障であるのか，あるいは，スイッチ，接続などの取り扱い上の問題であるのか調べることが大切である。故障の場合には，その内容によりある程度自分で解決できるもの，代理店にすぐ連絡した方がよいものとがある。遭遇する頻度が高いトラブルの原因や処理方法を以下に示した。

a．モニター画面が出ない

①光源装置に内蔵されたシステムセンサーの出力とモニター入力の方式が一致していることを確認する。
②光源装置には，出力端子としてBNC端子とS-VHS端子が装備されている。複数のモニターを使用する場合などで，両方の端子に出力ケーブルを接続すると，S-VHS端子より出力される画像が優先され，BNC端子を介する画像は出力されないため，注意を要する。

b．視野がぼやける

①接眼レンズとアイピースの焦点距離を調節する（図X・6）。視野の輪郭がきれいに出ていれば，焦点距離があっていると考えてよい。

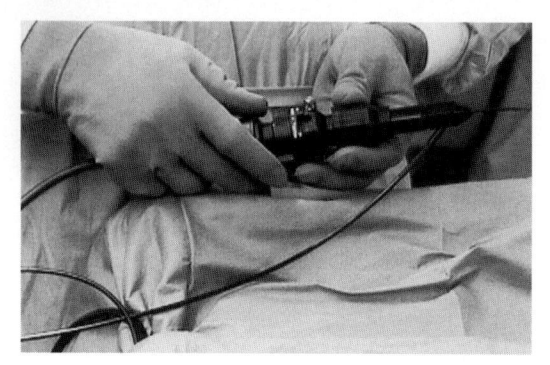

図X・6 接眼レンズとアイピースの焦点距離の調節

②対物レンズと被写体が近すぎる場合には，内視鏡を少し引き戻す。内視鏡の性能上，被写体との距離は，3 mm 程度以上必要である。
③硬膜外腔の観察中には，必要に応じて，対物レンズへ付着した脂肪滴を拭き取る。
④対物レンズや接眼レンズのよごれ，特に消毒液の残留による乱反射によるよごれは十分な清掃が必要である（図X・7）。

c．視野が暗い

①照診ダイヤルの設定を調節する。
②ランプ（キセノンランプ，24 W）が不良である場合，光源装置の裏蓋をはずして交換する。交換は比較的簡単である。
③対物レンズやライトガイドの汚れを清掃する。
④内視鏡のガラス繊維が断裂した場合には修理，交換を要する。

d．視野のくもり

内視鏡内部への水漏れの可能性がある（図X・8）。

4．内視鏡と感染

感染対策は非常に重要で，いったん感染症が発症すると難治で重篤な後遺症を残す可能性がある。また，感染症はエピドラスコピーに伴う他の偶発症のようにすぐには判明しない。エピドラス

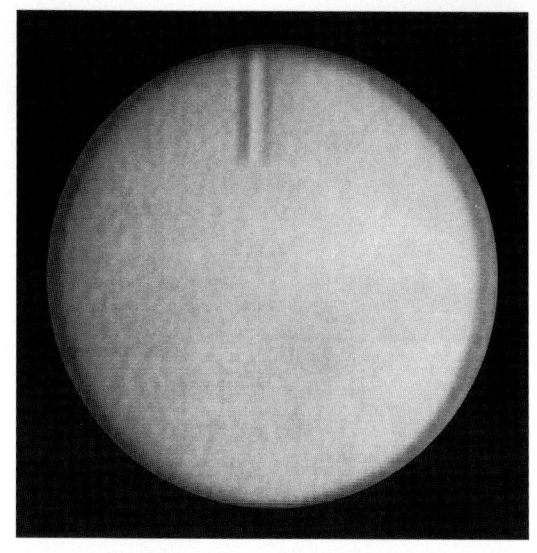

図X・7 レンズのよごれ
視野周辺部に多重反射が出現

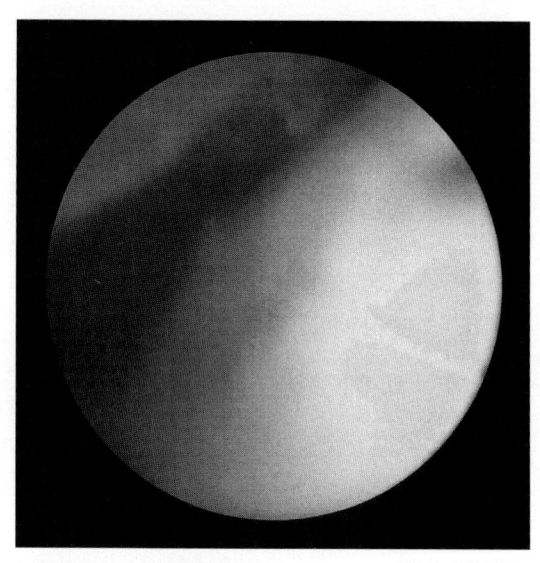

図X・8 内視鏡内部への水漏れ（視野の右下方のくもり，硬膜の一部に重なる部分）

コピーにおいては，内視鏡が医療従事者と患者間，患者相互間における感染の媒体になりうるので，少なくとも器具の汚染や内視鏡を介した感染症が発生しないよう，内視鏡機器の取り扱いには十分な注意を払うことが必要である。

医療器具を介した感染で，実際に問題となるのは病原細菌，結核菌，梅毒スピロヘータおよび肝

炎ウイルス，AIDS ウイルスなどである。人間ドックなどに用いられる消化管内視鏡の場合には，消毒で感染予防が可能であるが，エピドラスコピーに用いる内視鏡は滅菌が必要である。ここで，滅菌とはすべての微生物を殺滅あるいは除去することである。これに対し，消毒とは病原微生物を殺滅し感染性をなくすことである。したがって，消毒を行っても，病原性のない微生物は存在する可能性がある。また，内視鏡を介した感染症を予防するためには，後述の洗浄，消毒，滅菌という工程のなかで，洗浄が最も大切であることを強調したい。

5．内視鏡の洗浄，消毒，滅菌

　内視鏡の洗浄，消毒，滅菌方法は，さまざまな事情によって各施設で異なるのが実状である。そこで，著者らの施設の手順を紹介し，各施設での工夫をお願いしたいと考える。著者らの施設では，一般的な手術用の内視鏡と同様に管理している。通常の患者に使用した場合には洗浄と滅菌を行い，感染症（肝炎ウイルスなど）が判明している患者に使用した場合には，洗浄，消毒，滅菌を行っている。

　このなかで最も重要な過程は，十分な洗浄であり，滅菌ではない。なぜならば，洗浄はすべての病原微生物に有効で，病原力をもっとも短時間に確実に減少させることができるからである。理想的には洗浄によって病原微生物の数を感染力のない程度に減少させることが望ましい。注意すべき点は，洗浄は，内視鏡に付着した血液などが乾燥する前に実施する必要があることである。すなわち，時間が経過し洗浄前に内視鏡が乾燥すると，①付着した血液や粘液が固まり除去が困難となること，②その凝血塊によって内視鏡自体の消毒や滅菌の効果が期待できなくなること，③消毒液によって血液，蛋白がさらに凝固し，除去できない汚れや内視鏡の劣化につながることが予想される。

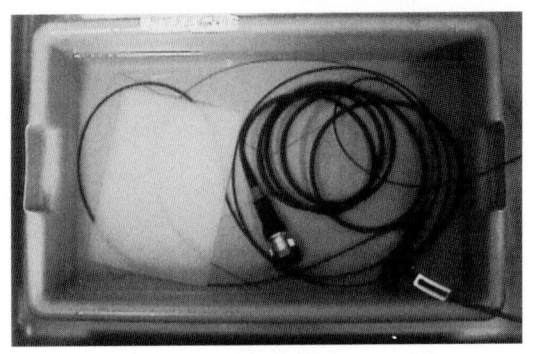

図X・9　内視鏡の薬液中への浸漬
　すべての面に薬液を確実に接触させるため，ガーゼで屈曲部の浮上を防止する。

具体的な手順を以下に示す。
①エピドラスコピー終了後，すぐに水あるいは中性洗剤を含ませたガーゼで拭くことにより付着した血液や粘液を除去する。エピドラスコピー終了直後にエタノールやグルタールアルデヒドを用いると，これらの消毒液によって蛋白の変性や凝固が起こるため消毒効果が減少するので注意を要する。
②内視鏡を光源からはずし，光源との接続部に水がかからないよう注意して，内視鏡本体を流水で十分洗浄する。
③酵素洗浄剤（サイデザイム® など）を使用し，内視鏡に付着している汚れ（血液，蛋白，粘液など）を除去する。酵素洗浄剤は，規定の濃度で規定時間温水中に満たし，化学的な洗浄効果を期待する（図X・2，X・9）。酵素洗浄剤，消毒薬は温度と時間によってその効果が変化するので正しい方法で行う。マイロテック社の内視鏡 3000 E は，光源装置との連結部を除き，洗剤や消毒液に浸漬が可能となっている。超音波洗浄器を用いた方法は，内視鏡の接着部が損傷する可能性があり，推奨できない。どうしても用いなければならない場合には，強い超音波や長時間の洗浄を避けることが必要である。
④流水で十分すすぎ，乾燥させ，各部の水分を完全に取り除く。
⑤感染症（肝炎ウイルスなど）が判明している患

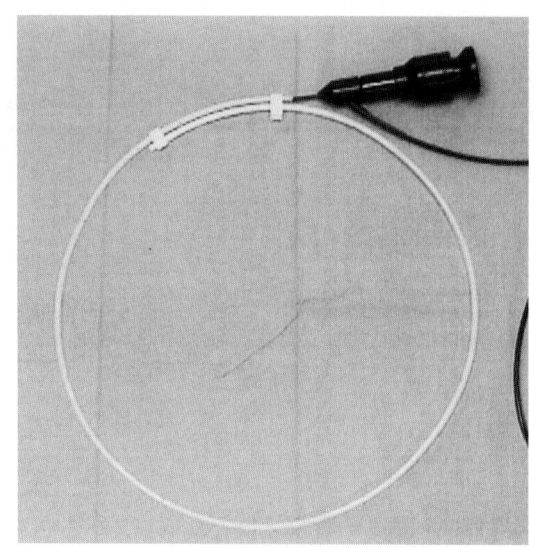

図X・10 内視鏡の破損を防ぐためのチューブ

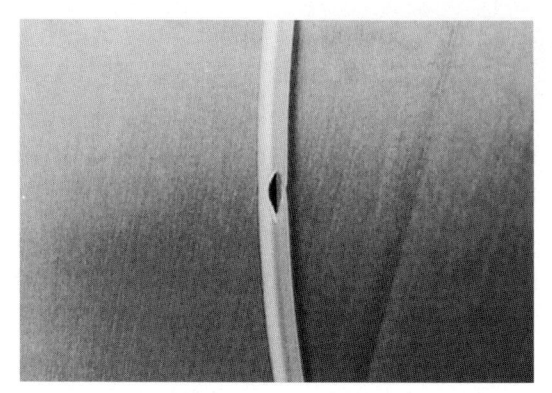

図X・11 内視鏡の滅菌効率を上げるための小孔

者に使用した場合には，上記のような洗浄後に消毒を行ってから滅菌している。消毒はグルタールアルデヒド（サイデックス® など）溶液に 20 分浸透した後，滅菌水でよく水洗する。器具を滅菌済みタオルで拭いて乾燥させる。この際に注意すべき点は，

(1) 消毒するすべての面に消毒薬を確実に接触させること（図X・9）
(2) 消毒薬の効果が十分発現する規定の濃度, 規定の時間を遵守すること
(3) 内視鏡の耐用性を考え，必要以上に消毒薬の濃度を上げたり，浸漬時間を長くしないこと
(4) 水温が 20℃以下になると消毒効果が減少するので，できれば温水を使用すること
(5) 消毒製剤は長期間の使用により，有効濃度が低下する可能性があるので，定期的に交換すること
(6) 残留消毒薬の人体への影響を避けるため，浸漬後の水洗を十分行うこと

などである。また，実際に消毒を行うスタッフの消毒薬への曝露を最小限にするため，消毒薬とは別の容器に水をあらかじめ用意し，消毒した内視鏡をただちに水の容器に移して付着している消毒薬を速やかに薄め，その後に流水ですすぐ工夫も必要である。

⑥完全に乾燥していることを確認し，滅菌する。当院ではエチレンオキサイドガス（EOG）滅菌もしくは過酸化水素低温プラズマ滅菌を行っている。どちらの滅菌法を用いても，内視鏡が破損する可能性は少ない。これに対し，オートクレブを用いた高圧蒸気滅菌法は，滅菌中の高い温度によって内視鏡が損傷する可能性が大きい。同様の理由で，たとえ EOG 滅菌でも滅菌器の温度設定によっては内視鏡を損傷する可能性がある。また，ホルマリンやグルタールアルデヒドのみを用いた方法は，滅菌として用いるには効果が不確実であるため，推奨できない。

EOG 滅菌における注意点は，①滅菌温度に注意すること（内視鏡の耐性を考慮すれば低い温度が望ましい反面，滅菌効率の上昇や滅菌に要する時間の短縮を考慮すれば高い温度が望ましい），②残留ガスは人体に対して悪影響を及ぼすので滅菌後は十分なエアレーションを行うこと，③環境への影響に問題が残されていることである。

内視鏡の滅菌は他の手術器械と同時に行われる。この時の内視鏡の軟性部の破損を防ぐため，当院では内視鏡に細くて長いチューブを被せている（図X・10, X・11）。細くて長いチューブにはガスが入りにくいため，チューブ内部の滅菌効率が悪くなる可能性がある。しかし，EOG 滅菌の場合

には，減圧下で滅菌することにより細管構造内にもガスが十分侵入し，滅菌効果がより高くなることが知られている。

　低温プラズマ滅菌法は，過酸化水素と高周波エネルギーを用いて行う滅菌法で，過酸化水素，過酸化水素プラズマ中に生成されるフリーラジカルなどの各種活性物質，紫外線などの複合作用により滅菌を行う方法である。このシステムは，高価な滅菌器を必要とするが次のような利点を持つ。
①低温低湿での滅菌が可能で，熱や湿気に弱い精密機器に適用できる
②毒性の物質を使用しないので滅菌後の残留毒性がなく安全性が高い
③滅菌時間が短時間で，滅菌終了後ただちに内視鏡を使用できる

注意すべき点として，EOG滅菌法と同様，プラズマの前駆物質として用いる過酸化水素が十分拡散しない部分の滅菌効率が低下する点である。このため，チューブなどの細管構造物の内部をより確実に滅菌するための付属品（アダプター，ブースター）も市販されている。また，本法のプラズマの作用は滅菌素材の表面に限られるため，素材の内部までの滅菌効果が期待できないこと，紙の滅菌ができないこと，なども考慮しておく必要がある。

　滅菌法に関してもさまざまな方法があり，それぞれの長所，短所を理解して使い分けることが必要である。

●保　管

　洗浄後の内視鏡は，本体および付属品にはそれぞれ専用のキャップをして，まっすぐにのばして保管することが望ましい。しかし，保管場所との兼ね合いで，丸めて保管する場合には，悪い曲がり癖がついてしまうので，大きな曲率半径を保つことが重要である。保管場所は常温，常湿の室内とし，清潔な状態で保管する。

6．滅菌を行う医療従事者の安全対策

a．感染防止

　使用後の内視鏡はすべて感染症の危険があると考えるべきである。幸いなことに，エピドラスコピーは手術室で行われることが多く，スタッフは汚染器具の危険性と病原体の伝播様式についての十分な知識があると考えられる。しかし，洗浄，消毒を行う場合には常に感染の危険にさらされていることを再確認する必要がある。汚染器具を取り扱う場合，洗浄消毒の際にも，ディスポーザブルの手袋の着用はもちろん，場合によっては，ガウン，マスクと防護用ゴーグルを着用し，洗浄中に飛散する汚染物質に曝露しない注意が必要である。

b．グルタールアルデヒドの危険性

　グルタールアルデヒドは毒性，刺激性，アレルゲン性があり，飛散により眼から，付着により皮膚から，吸入により気道から侵入し皮膚炎，結膜炎，鼻炎などを引き起こす可能性がある。消毒時にはグルタールアルデヒドの蒸気吸入と皮膚接触の危険性を最小限にとどめるためマスク，手袋，ガウン，眼鏡などを使用する。消毒は密閉した消毒装置を用い，よく換気した区域で行わなければならない。また，消毒液が飛散しないよう，注意を払う必要がある。

c．過酸化水素の危険性

　高濃度の過酸化水素溶液に直接接触すると皮膚を刺激するとともに他の酸化剤と同様，眼球の重度の損傷を起こしうる。また，過酸化水素の蒸気は鼻，咽頭，肺を刺激するが，蒸気への曝露がなくなれば消失する。なお，過酸化水素を用いた低温プラズマ滅菌器は，それを管理する医療従事者が過酸化水素に直接曝露しない構造となっている。また，過酸化水素に関連する発癌性は，現在

のところ認められていない。

d．EOGガスの危険性

　眼や上気道の粘膜刺激症状，吸入による頭痛，嘔吐，高濃度では麻酔作用や意識混濁がみられる。中枢および末梢神経に対する毒性がある。このガスへの曝露によって発癌性や催奇形性の可能性がある。このガスについては，環境への排出規制がある。

おわりに

　内視鏡の保守，とくに洗浄，消毒，滅菌は多くの手順を経て行われるので，ともすれば手を抜きたくなる部分である。しかし，患者や医療従事者の安全性を確保するうえでは欠くことのできない重要な業務である。したがって，内視鏡の適切な管理をすることは，エピドラスコピーを成功させる重要な条件のひとつである。

（五十嵐孝，瀬尾憲正）

■ 和文索引 ■

■あ
アキレス腱反射　24, 31
アクセサリーポート　80
アナフィラキシー　63, 64, 136
アルカリフォスファターゼ　37
アレルギー　64
安静　103
安静時痛　21, 33, 37
安全基準ガイダンス　146
安全対策　157
アンダーチューブ　145

■い
イオタラム酸　79
イオパミドール　79
イオヘキソール　79
五十嵐医科工業　151
意識下　100
意識下鎮静法　83
イソジン®　101, 103
遺伝的影響　147
イメージインテンシファイア(ー)　81, 144
医療被曝　139, 141
イントロデューサーセット　151
インフォームドコンセント　89

■う
うつ病　45

■え
エチレンオキサイドガス　156
エピドラスコープシステム　75, 77
エピドラスコピー　53, 56
エピドラスコピー所見　107
エピドラスコピーに必要な機器　81
エピドラスコピーの手技　81
エピドラファイバースコープ　76

■お
黄色靱帯　123
黄靱帯　3, 110
オートクレブ　156
オーバーチューブ　145
オリエンテーション　111
オリンパス光学工業　151

■か
ガイドワイヤ　84
外部被曝　140
外来　92
解離性知覚障害　24
確定的影響　140, 147
確率的影響　140, 147
過酸化水素　156, 157
下肢伸展挙上テスト　23, 26, 29
合併症　93
化膿性脊椎炎　39, 40
ガラスバッジ　144
観血的手術療法との比較　93
間欠跛行　21
間欠跛行の鑑別診断　22
患者監視モニター　75
患者体位　83
患者の選択　91
感染　65, 136, 154, 157
感染症　154
完全主義　45
完全ブロック像　124

■き
機能撮影　121
亀背変形　39
気泡　111, 113
基本安全基準ガイダンス　142
脚間槽　8
吸収線量　139, 140
急性障害　147
急性被曝　147
急性腰痛　40

■く
胸部硬膜外腔　12
局所麻酔薬中毒　63, 64
魚椎　36
筋層内注入　134

■く
楔状椎　36
くも膜下腔　114, 128
くも膜下注入　135
クリニカルパス　104
グルコン酸クロルヘキシジン　79
グルタールアルデヒド　156, 157
グレイ　139, 140

■け
経口摂取　95
頚部硬膜外腔圧　61
痙攣　57, 59
血圧計　100
結核性脊椎炎　39, 40
血管　109, 112
血管性間欠跛行　33
血管内注入　136
潔癖癖　45
ケナコルト　89
原子放射線の影響に関する国連科学委員会　142

■こ
高位脊椎神経麻酔　57, 63
後屈像　121, 122
光源　84
光源先端型内視鏡　2
光源装置　151
公衆被曝　141
後条線　122
抗生剤　104
抗生剤投与　95
硬性ファイバースコープ　3
酵素洗浄剤　155
叩打痛　21, 36, 37, 39

高張食塩水　64
項部痛　103
後方要素　123
硬膜　110, 112
硬膜外腔　109
硬膜外腔圧　59, 60, 86
硬膜外腔圧連続測定　63
硬膜外腔確認　126
硬膜外腔造影　55
硬膜外血腫　57, 63
硬膜外刺激電極埋め込み　56
硬膜外造影　62, 100
硬膜外内視鏡　53
硬膜外膿瘍　65
硬膜下腔　114
硬膜下血腫　63
硬膜下注入　135
硬膜・くも膜穿破　57, 58
硬膜穿破　57
硬膜包終末部　118
硬膜包の終末部　115
コーネル・メディカル・インデックス健康調査票　46
国際原子力機関　142, 146
国際放射線単位測定委員会　139
国際放射線防護委員会　141
故障　153
個人モニタリング　144
ゴダニウム造影　14
骨粗鬆症　36
コンサルテーション・リエゾン精神医療　41
コンピューティッドラジオグラフィ　144, 146

■さ
細管ファイバースコープ　81
細菌性・ウイルス性髄膜炎　65
再癒着　104, 128, 129
撮影　86
詐病　45

■し
シーベルト　139
しきい線量　140, 142
姿勢性要素　30
自然被曝　141

膝蓋腱反射　24
実効線量　140
脂肪組織　85, 109, 112
斜位像　122
充血　112
周術期の患者管理　91
手術室　94
手術操作中　101
手術適応　137
術後経過　104
術後硬膜外ブロック　104
術前検査　93
術前指示　94
術前の患者管理　91
術前の準備　94
照射線量　139
上切痕距離　31
消毒　101, 155
小脳延髄槽　8
静脈叢　130
静脈瘤　3
職業被曝　141, 144
食事開始　103
心因性腰痛　44
人格障害　46
神経緊張徴候　23
神経根　18, 19, 109, 112
神経根絞扼徴候　56
神経根症　53
神経根障害　30
神経根性間欠跛行　41, 43
神経根切断手術　56
神経根造影・ブロック　29
神経根損傷　57
神経症3尺度　46
神経性間欠跛行　22, 30, 31
神経損傷　103, 136
身体表現性障害　45
診断的なエピドラスコピー　91
心電図　100
深部反射　24
心理検査　46

■す
髄液漏れ　85
髄液漏　57, 58
水溶性非イオン性ヨード造影剤
　115
頭蓋内圧亢進　59
頭痛　57, 85, 103
ステロイド　65, 104
ストッキング型の知覚障害　24
ストレッチャー　98
砂時計様狭窄像　124

■せ
整形外科における精神医学的問題に関する簡易質問表　46
正常所見　112
精神的因子　91
精神病4尺度　46
正中仙骨稜　117
脊髄円錐　18
脊髄円錐上部　18
脊髄円錐上部症候群　19, 20
脊髄腫瘍　3
脊髄性間欠跛行　22
脊髄造影　32
脊髄損傷　57, 58
脊柱管内椎間板ヘルニア　19
脊柱管内の炎症　93
脊柱所見　22, 28
赤沈　37
脊椎炎　39
脊椎麻酔後頭痛　58
責任神経根　121
脊麻後頭痛　135
説明と同意　92
セファゾリン　96
線維性結合組織　109, 112
前屈像　121, 122
仙骨角　117
仙骨硬膜外造影　115
仙骨部硬膜外腔　109
仙骨裂孔　115
仙骨裂孔穿刺困難　133
仙骨裂孔部　84
洗浄　155
前条線　122
全身性痙攣　57
前投薬　98
仙尾靱帯　116
前方要素　123
専用アクセスキット　77

線量限度　145

■そ
創傷保護材　103
創処置　103
創の保護　103
創部痛　104
側面透視　134
組織荷重係数　145

■た
体位　99
大痙攣発作　60
大腿神経伸展テスト　23, 29
対物レンズ　108
ダイマー型造影剤　120
縦縞模様　128
断線　152

■ち
遅発性ショック　136
遅発性副作用　136
長期的予後　93
直腸・膀胱障害　30

■つ
椎間孔外椎間板ヘルニア　19
椎間孔部椎間板ヘルニア　19
椎体骨折　36
椎体変形　36

■て
手洗い　101
抵抗消失法　84
ディプリバン　100
適応　91
デキサメサゾン　79
デジタルラジオグラフィ　144, 146
転移性脊椎腫瘍　37

■と
等価線量　139, 140
透視室　94
透視装置　83
疼痛伝達物質　54
糖尿病性末梢神経障害　35

逃避　45
動脈性（血管性）間欠跛行　22
徒手筋力テスト　25
トラブル　153
トリアムシノロン　79

■な
内視鏡機器　151
内視鏡の性能　108
内部被曝　140
軟性ファイバースコープ　8

■に
入院期間　94
入院の時期　94
入浴　103

■ね
熱蛍光線量計　144

■の
脳圧上昇　59
脳血管障害　103
脳脊髄圧　59
脳脊髄圧上昇　103
脳脊髄液　60
脳内出血　63

■は
ハイポエタノール　79
剥離　86
白血病　146
抜糸　103
馬尾　19, 114
馬尾障害　30
馬尾神経　4, 18
馬尾性間欠跛行　41, 43
パルスオキシメータ　82, 100
瘢痕組織　111, 113
晩発性障害　147

■ひ
ヒアルロン酸分解酵素　65
非イオン性水溶性造影剤　135
非イオン性造影剤　64
皮下　113
被害・被虐意識　45

皮下組織　113
皮下注入　134
非器質性腰痛　44
非器質的腰痛　26
尾骨角　117
ヒステリー　45
必要な人員　82
ビデオガイドカテーテル　151
ビデオガイド性カテーテル　76
ビデオセット　81
ビデオモニター　73
ビデオモニターセット　73
被曝防護用プロテクター　144, 145

■ふ
不安神経症　45
フィルムバッジ　144
フェンタニル　78, 83, 100
腹臥位　83, 99
覆布　101
部分欠損像　123
プラズマ滅菌　156
プロポフォール　75, 78, 83
分裂病　46

■へ
閉塞性動脈硬化症　33
変形性脊椎症　33
変性すべり症　35, 43
扁平椎　36

■ほ
膀胱直腸障害　57, 58
放射線皮膚障害　147
歩行負荷　35
ホスホリパーゼ A2　54
発赤　112
ポピドンヨード　79
ホルマリン　156
ホワイトバランス　84

■ま
マーカイン　89
マイロテック　151
マイロテックエピデュロスコープ
　システム®　54

マイロテックセット　82
麻酔　100
末梢神経伝導速度　35
慢性被曝　147
慢性腰下肢痛　57
慢性腰痛　20, 40

■み
ミエログラフィー　135
ミオクローヌス痙攣　57, 60, 61
ミダゾラム　78, 100
ミネソタ多面人格検査　46

■め
メチルプレドニゾロン　79
滅菌　155
滅菌四角布　84

■も
網膜出血　57, 59

モニター　100
モノマー型造影剤　120

■や
夜間痛　21, 33, 37
薬物投与　89

■ゆ
癒着　86, 111, 113
癒着性くも膜炎　3, 10
癒着剥離　55, 103

■よ
腰椎すべり症　122, 125
腰椎椎間板ヘルニア　28, 41, 54
腰椎分離・分離すべり症　34, 43
腰痛性間欠跛行　36
腰痛の局在　17
腰痛の原因　18
腰痛の自然経過　40

腰部硬膜外腔　12, 62, 109
腰部疾患治療成績判定基準　104
腰部脊柱管狭窄　30
腰部脊柱管狭窄症　55, 123
腰部脊椎症　33, 43
腰部椎間板ヘルニア　123

■ら
ラド　139

■り
理学療法　104

■れ
レム　139
レントゲン　139

■わ
歪曲収差　107

■ 英文索引 ■

■A
ALP　37
arteriosclerosis obliterans　33
ASO　33
axial loading test　27

■B
bicycle test　30
BS-POP　46
BSSガイダンス　142
Burn's test　26, 27
butterfly shadow　136

■C
Cアーム　99
Cアーム透視装置　73, 74, 80
cafe-au-lait斑　21
CMI　46
CR　144, 146

■D
dorsomedian connective tissue　6
DR　144, 146
dural fold　6
dye deficit　55

■E
EOGガス　158
EOG滅菌　156
EPIP　60, 62

■F
fabere test　25
fadire test　25
failed back syndrome　54, 56, 126
FB　144
FBS　54, 56
femoral nerve stretch test　23
flip test　26, 27

■G
Gy　140

■H
Hoover test　28

■I
IAEA　142, 146
ICRP　140, 141
ICRU　139
I.I.　144

■K
Kemp徴候　22, 23, 31, 33, 35
Kempの手技　34

■L
L4神経障害　24
L5神経障害　24
lumbar peridurography　115

■M
Minesota multipphasic personality inventry　46
MMPI　46
MOB　56
multiple operated back　56
myeloscopy　2
Mylotec　151

■N
needle through needle法　8
neurotic triad　46
Newton test　25, 26
NLA　75
non-organic tenderness　27

■P
pedicle sign　37
PLA2　54
plica mediana dorsalis　121

post spinal headache　135
psychotic tetrad　46

■R
R　139
rad　139
radiculopathy　53
randomized controlled trial　43
RCT　43
rem　139
rim enhancement　40
rotation test　28

■S
S1神経障害　24
scalloping　29
skin tenderness　27
SLRテスト　23, 26
spinal conus　18
spinal epiconus　18
spinascope　2
straight leg raising test　23

■T
TLD　144
Tuohy針　115

■U
UNSCEAR　142

■V
von Recklinghausen氏病　21

■W
winking owl sign　37

■X
X線照射　153
X線造影剤　119
X線透視モニター　73, 74

エピドラスコピー	〈検印省略〉

2002年10月22日　第1版発行

定価（本体7,000円＋税）

　　　　監修者　花　岡　一　雄
　　　　編集者　五　十　嵐　孝
　　　　発行者　今　井　　　良
　　　　発行所　克誠堂出版株式会社
　　　　〒113-0033　東京都文京区本郷3-23-5-202
　　　　電話（03）3811-0995　振替00180-0-196804

ISBN4-7719-0257-7 C3047 ￥7000E　　印刷　三報社印刷株式会社
Printed in Japan ©Takashi Igarashi, 2002

・本書の複製権・翻訳権・上映権・譲渡権・公衆送信権（送信可能化権を含む）は克誠堂出版株式会社が保有します。

・JCLS ＜㈱日本著作出版権管理システム委託出版物＞
本書の無断複写は著作権法上での例外を除き禁じられています。複写される場合は，そのつど事前に㈱日本著作出版権管理システム（電話03-3817-5670，FAX 03-3815-8199）の許諾を得て下さい。